U0377077

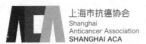
上海市抗癌协会
Shanghai
Anticancer Association
SHANGHAI ACA

医苑新星

阿托莎的处方笺

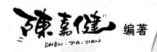

乳腺癌的历史与命运

陈嘉健 编著

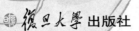
复旦大学出版社

谨以此书致敬

肿瘤医学界披荆斩棘的前辈们

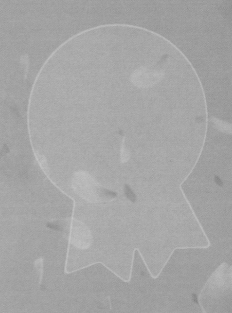

序 言

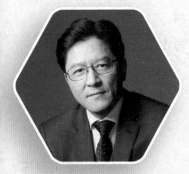

吴 炅 M.D. Ph.D.

复旦大学附属肿瘤医院副院长

复旦大学附属肿瘤医院乳腺外科主任医师

中国抗癌协会乳腺癌专业委员会主任委员

  这是陈医生第二次将书稿堆在我的办公桌上，不知不觉间居然就看完了。然后就明白了，这几年来都没有发表过多少学术论文的陈医生，原来时间都花在这里了。花开耕耘处，无心插柳的陈医生收获了一座花园。

  展开书稿，时间的芬芳扑面而来。在这部作品中，陈医生讲述了一个长达4600年的故事，围绕着乳腺癌这种古老的疾病，从首次在历史中显露身影一直到现在，娓娓道来了每个时代对于她的认知与应对。这是一个波澜壮阔的故事，连我都被深深吸引。

  《"健康中国2030"规划纲要》明确指出，要把以治病为中心转变为以人民健康为中心，全面提升全民健康素养。"健康素养"，其实是一个境界很高的词汇，它所代表的不只是了解某一方面的知识，掌握某一方面的技能，而是更深层次地在宏观上建立正确的医学科学发展观，修炼内在对于健康观点与意见的辨识能力，能够采用批判性思维分析健康信息，并将健康知识运用到日常生活实践中。毫无疑问，在医学科普中最为重要的，是对于医学人文的融会贯通。

  这也正是陈医生这部新作的境界所在。尽管这部作品中的内容大多围绕着乳腺癌展开，但读者并不限于女性，建议广大的适龄人群，包括中小·学生和大学生，都可以将这部作品作为医学科学的首选启蒙读物，相信这样的一个故事不会让任何一位读者失望。

我也希望今后可以有更多这样优秀的科普作品出现。

借此，共勉。

2022.12.05

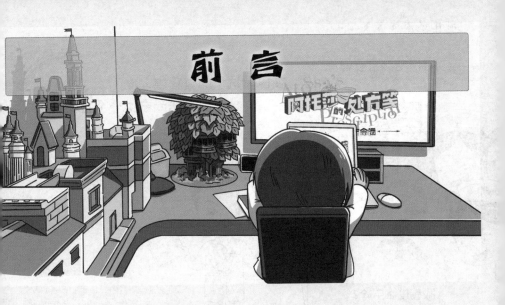

前 言

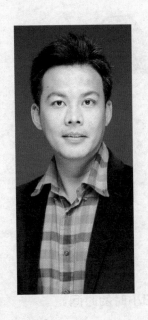

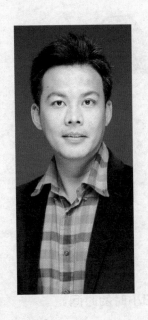

登场人物

陈嘉健 肿瘤学博士

复旦大学附属肿瘤医院副主任医师、主任助理

上海市科普作家协会会员

上海市医苑新星健康讲师

上海市抗癌协会乳腺癌专业委员会青年委员会委员

上海市抗癌协会癌症预防与筛查专业委员会委员

上海市医学会普外科分会乳腺外科学组组员

欧洲肿瘤外科学会技能培训认证导师

入选上海市首轮健康科普青年英才计划

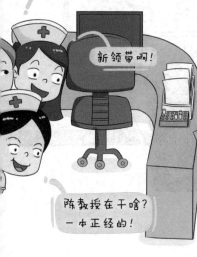

在日常抗癌的过程中，
我来给大家讲一个**故事**。

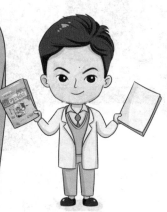

这个故事很长，
长到需要跨越上下4600年；

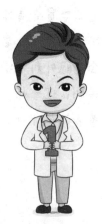

但也很短，
短到只需要占用您3小时的时间。

在这个故事里，我们可以看到人类在文明发展的进程中，对于乳腺癌本质认知的逐步深入；也可以了解到人类在不断试错的过程中，对于乳腺健康管理理念的逐层迭代。

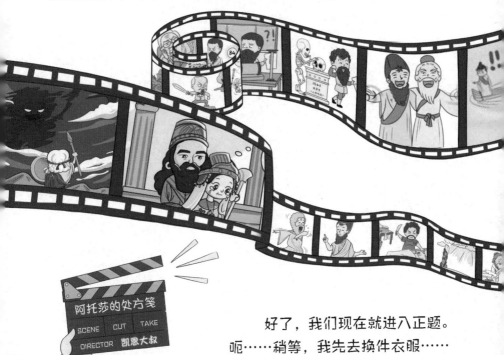

阿托莎的处方笺
SCENE　CUT　TAKE
DIRECTOR　凯恩大叔

我换一下衣服就来~

好了，我们现在就进入正题。
呃……稍等，我先去换件衣服……

竟然赤膊一刚！

竟然连8块腹肌都PS出来了啊！

陈教授为了科普太豁得出去啦！

古埃及男神套装

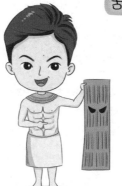

故事，得从潜藏在古埃及莎草纸文稿中的那道阴影开始说起……

目　录

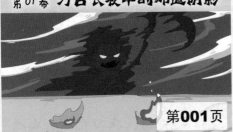
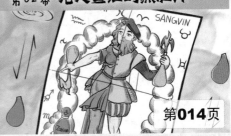
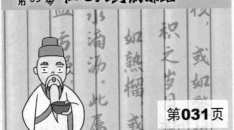
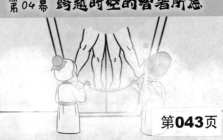
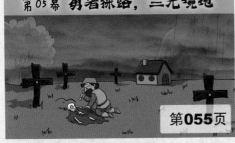
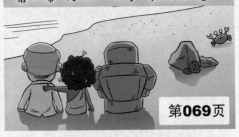
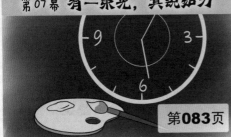
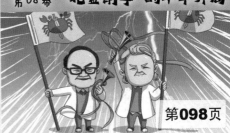
1

第09幕 恶魔翅膀的神圣白色
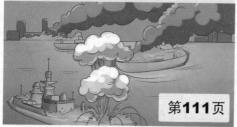
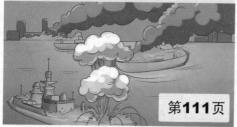

第10幕 阿瑟·沃波尔的坚持
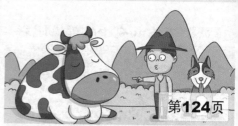

第11幕 豪斯泰德的精神封印
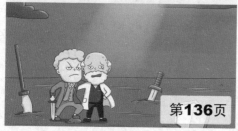

第12幕 梦想，在刀光剑影之后
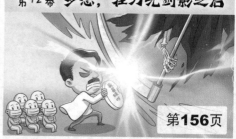

第13幕 土木有灵，深藏锦囊
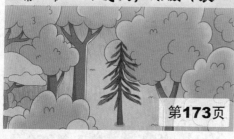

第14幕 追寻秩序崩坏的起源
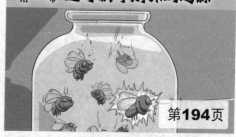

第15幕 狙击阿喀琉斯之踵
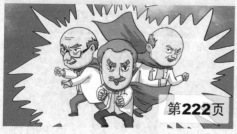

第16幕 刀道，从根治到金缮
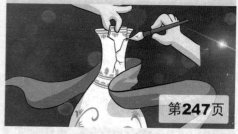

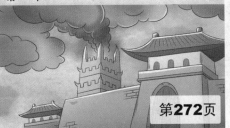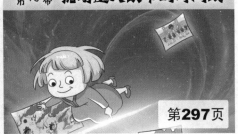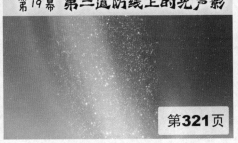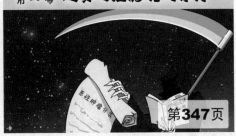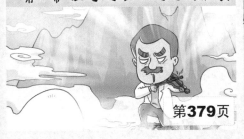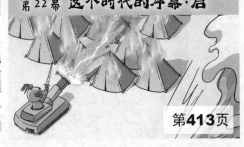

万古长夜中的那道阴影

登场人物

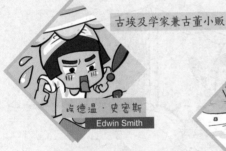

古埃及学家兼古董小贩

埃德温·史密斯
Edwin Smith

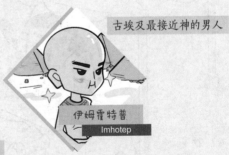

古埃及最接近神的男人

伊姆霍特普
Imhotep

大流士一世的御医

德摩西迪斯
Democedes

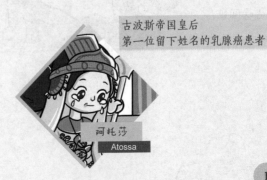

古波斯帝国皇后
第一位留下姓名的乳腺癌患者

阿托莎
Atossa

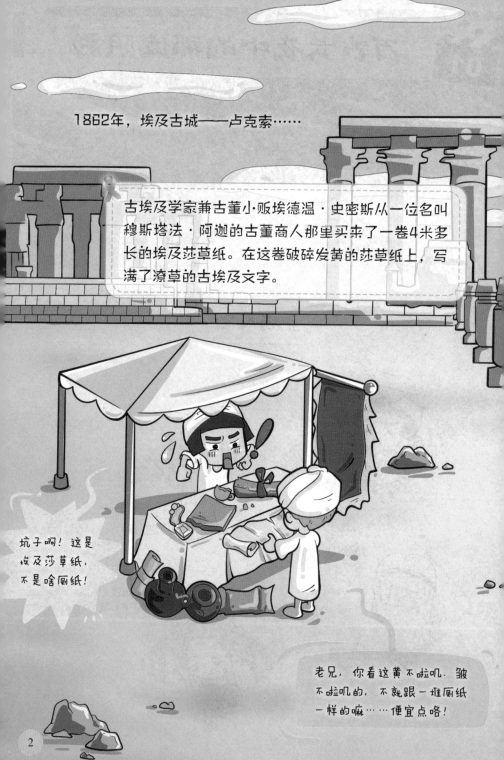

1862年，埃及古城——卢克索……

古埃及学家兼古董小贩埃德温·史密斯从一位名叫穆斯塔法·阿迦的古董商人那里买来了一卷4米多长的埃及莎草纸。在这卷破碎发黄的莎草纸上，写满了潦草的古埃及文字。

坑子啊！这是埃及莎草纸，不是啥厕纸！

老兄，你看这黄不啦叽，皱不啦叽的，不就跟一堆厕纸一样的嘛……便宜点咯！

这篇古埃及文稿完成于公元前1600年，在1930年被翻译成英文并出版，其中记载的很可能是公元前2625年古埃及版神农——伊姆霍特普的"教诲"。

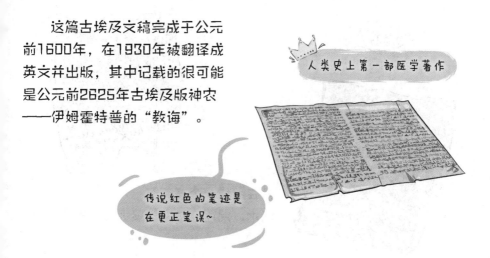

人类史上第一部医学著作

传说红色的笔迹是在更正笔误~

这位埃及历史上最接近神的男人，身兼埃及第三王朝法老左塞尔的宰相、御医、大祭司、作家、天文学家、大法官、农业大臣、建筑总监等职务，并且设计了第一座金字塔，还完善了木乃伊制作技术。

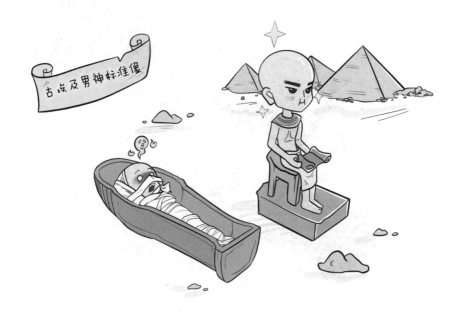

古埃及男神标准雕像

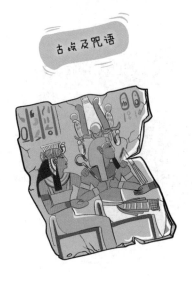

古埃及咒语

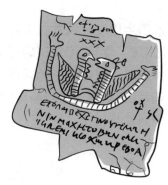

就在那样一个充满着
法术、咒语、祷文与魔力的世界中……

这位被誉为史上第一位留下姓名的医师男神竟然
宛如一名穿越者，用直白的语言描述了48个病例，在
每个病例中都记录了解剖、诊断，也
有预后等方面的描述。

伊姆霍特普
病案集

嗯……
这个是手部骨折，
这个头骨碎了……

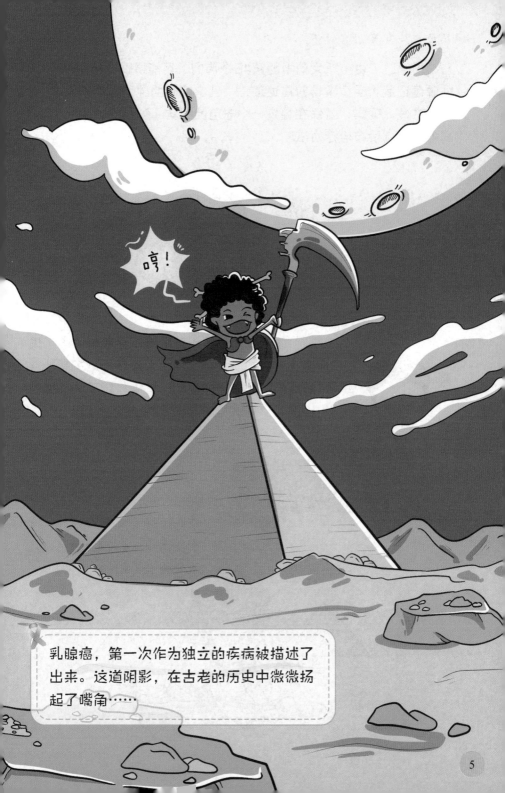

乳腺癌，第一次作为独立的疾病被描述了出来。这道阴影，在古老的历史中微微扬起了嘴角……

埃德温·史密斯文稿中的第45个病例，可能是现存最早的乳腺癌记载。伊姆霍特普描述道："乳房隆起的肿块，体积大、分布广泛、硬实，就像在触摸一个赤色的果实。"病例的最后，赫然写着"没有治疗方法"。

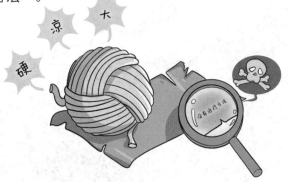

在现存的乳腺相关古医学记录中，除了埃德温·史密斯文稿之外，古埃及十八王朝的莎草纸卷中也有一些记载，其中包括了一些似曾相识的"秘法"与"神方"。

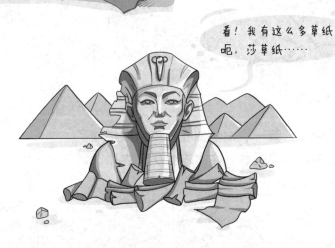

比如在一些书卷中还记录了刺激母乳分泌的"秘法"——需要摆出特定的姿势，同时食用酸玉米面包，并用罂粟按摩乳房。

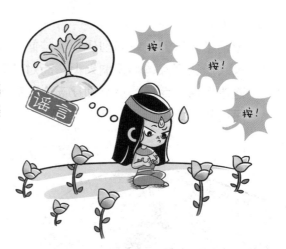

有一卷莎草纸文稿中还提到了乳腺疾病的治疗方法，比如用菱锌矿、牛脑、黄蜂屎调成膏药，直接敷在乳房上，持续4天……

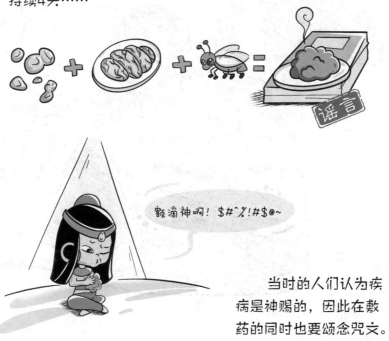

当时的人们认为疾病是神赐的，因此在敷药的同时也要颂念咒文。

扯远了，我们重新回到伊姆霍特普的文稿。在当时最接近神的男人承认了人类的无能为力，面对"乳腺癌"赫然写下"没有治疗方法"之后，这个神秘而令人恐惧的阴影，再次隐匿在了历史长河之中。

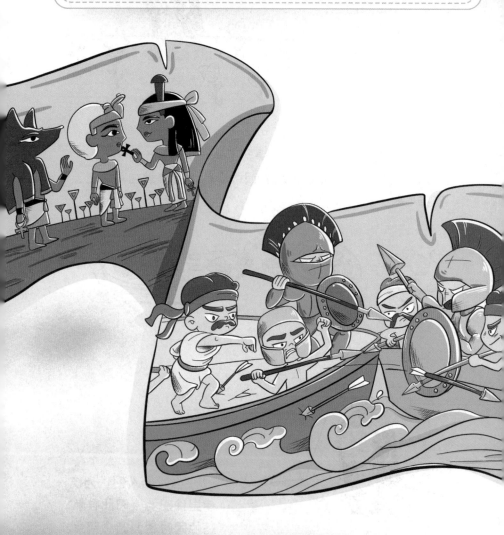

再度现身已是2000年之后……希波战争的前夜……

阿托莎是居鲁士大帝之女，公元前524年嫁给其兄冈比西斯二世，后嫁与古波斯帝国的国王——大流士一世。

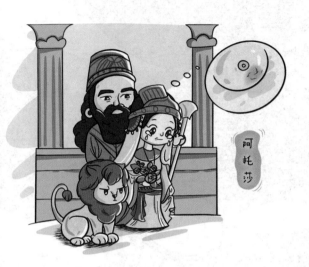

36岁那年，阿托莎发现自己乳房有一个肿块，逐渐增大，甚至破溃出血。

作为皇后，阿托莎却拒绝检查，也拒绝尝试任何治疗，自我封闭，脾气愈发暴躁。

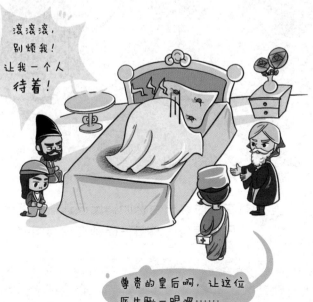

她经常将自己裹在床单里，带着乳腺癌的阴影与外界隔绝。

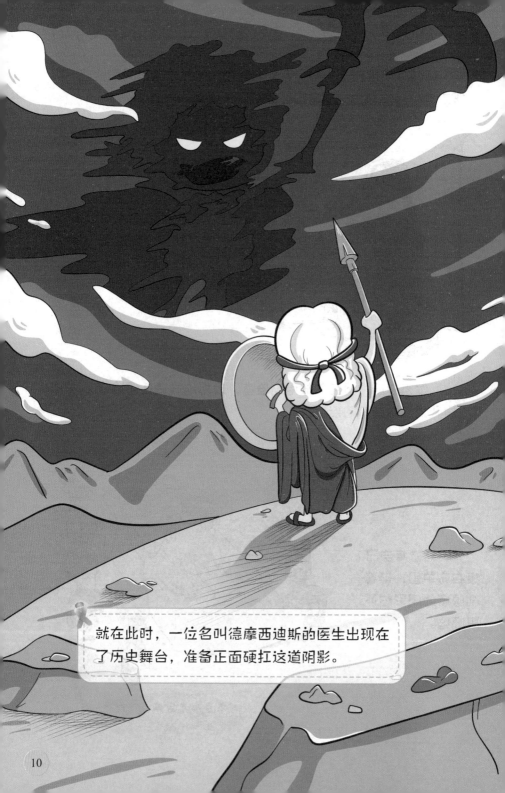

就在此时，一位名叫德摩西迪斯的医生出现在了历史舞台，准备正面硬扛这道阴影。

对了，插个嘴，德摩西迪斯其实是大流士一世的奴隶。当年这位希腊医生沦为一名波斯贵族的奴隶，尔后大流士抄了这名波斯贵族的家后，所有家财包括这位奴隶医生又一起打包充公了……

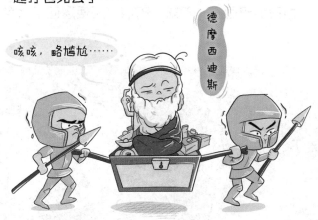

最终出乎意料的是，阿托莎皇后竟被这位希腊奴隶医生说服，用布包裹住自己癌变的乳房，由这位奴隶医生亲自操刀，割下了整个乳房，暂时摆脱了病痛的折磨。

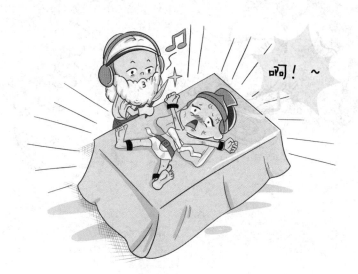

更出乎意料的是，这位希腊奴隶兼御医的脑回路也异常清奇。他一心重返故乡，怂恿阿托莎皇后游说大流士一世，放弃原本出征东斯基泰的计划，改为向西征讨自己的祖国——希腊。而他，顺便溜回了故乡。

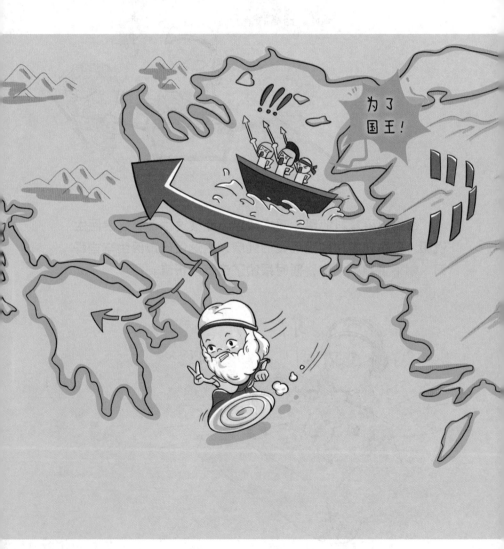

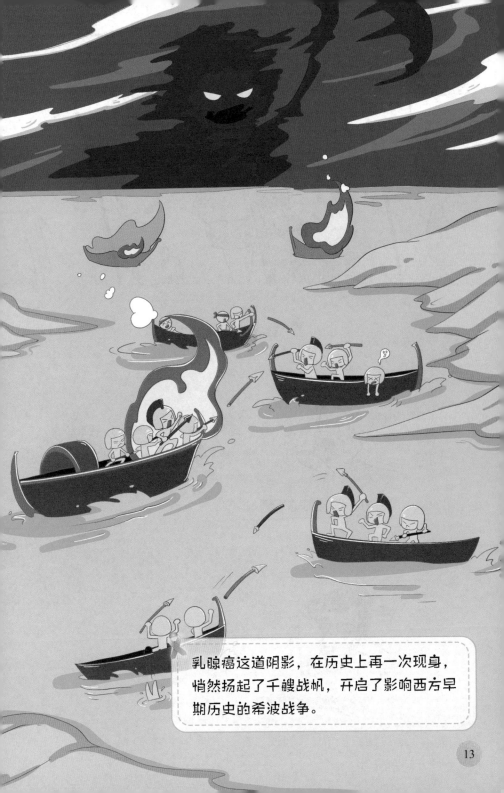

乳腺癌这道阴影，在历史上再一次现身，悄然扬起了千艘战帆，开启了影响西方早期历史的希波战争。

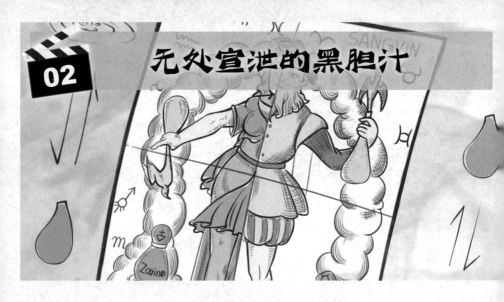

无处宣泄的黑胆汁

02

登场人物

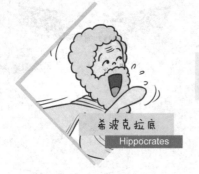

古希腊伯里克利时代的医师，被尊为"西方医学之父"，提出"体液论"

希波克拉底
Hippocrates

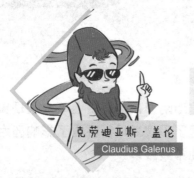

古罗马时期医学权威、动物解剖学家、哲学家，被尊为"医学教皇"

克劳迪亚斯·盖伦
Claudius Galenus

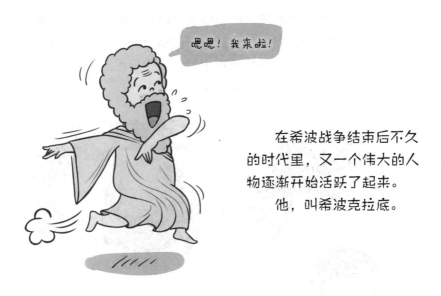

在希波战争结束后不久
的时代里，又一个伟大的人
物逐渐开始活跃了起来。
他，叫希波克拉底。

欧洲医学就起源于希波克拉底所处的古希腊时
代（公元前430—前136年），他的学说与理论拉
开了西方医学科学体系的帷幕，而他的"希波克拉
底誓言"，至今仍是国内外诸多知名医学院校医学
生誓言的"母版"。

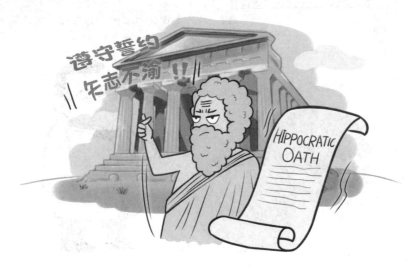

在希波克拉底的时代，一个描述癌症的词语"Karkinos"首次出现在了医学文献中，它源自希腊语"螃蟹"一词。这个词的诞生可能就是希波克拉底提出的，或许是把周身血管蔓生的肿瘤与横行舞爪的螃蟹联系到了一起。

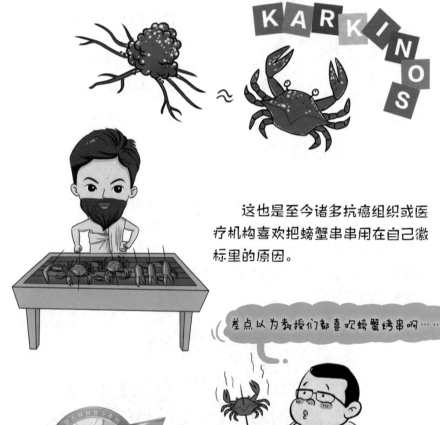

这也是至今诸多抗癌组织或医疗机构喜欢把螃蟹串串用在自己徽标里的原因。

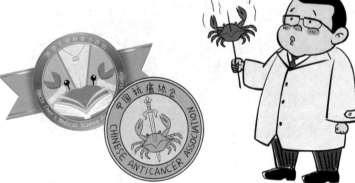

差点以为教授们都喜欢螃蟹烤串啊……

希波克拉底被誉为"西方医学之父"，他基于当时著名的"四根说"，提出了对西方医学影响深远的体液论，认为人体含有4种不同的体液，包括血液、黏液、黄胆汁和黑胆汁。4种体液对应4种体质，并与土、风、水、火四大元素相联结。

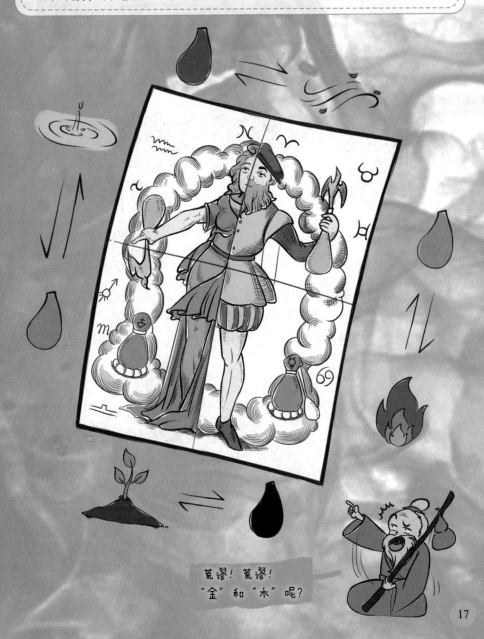

荒谬！荒谬！
"金"和"木"呢？

17

　　基于这种体液论，医生认为生病是由于体内某种体液过量所致，因此往往会采用催吐、通便、流汗或食用特定食物等方法来恢复体液平衡，以达到治疗目的。

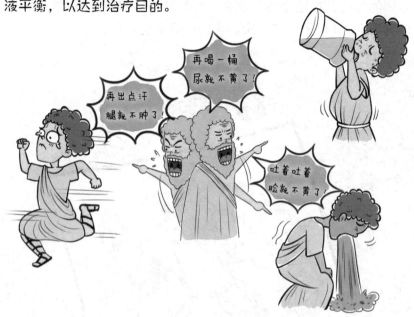

　　也就是基于这一套理论，希波克拉底认为乳腺癌始自停经，让女性乳房充血，进而形成小肿瘤，逐渐演变为癌症。同时他也提出，癌症最好不要治疗，这样可以活得更久。

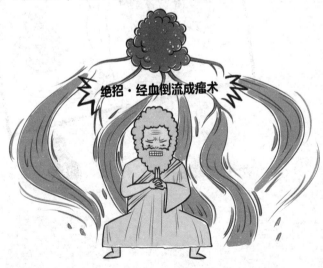

500年之后，希波克拉底的头号粉丝克劳迪亚斯·盖伦将精神导师的体液论推向了极致。

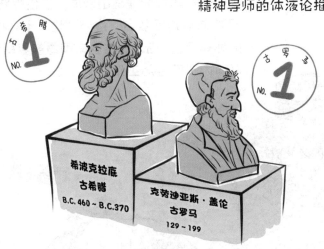

希波克拉底
古希腊
B.C.460 ~ B.C.370

克劳迪亚斯·盖伦
古罗马
129 ~ 199

盖伦出生于小·亚细亚爱琴海边的一个建筑师家庭。公元147年，当盖伦18岁时，他的父亲在梦中受到医神阿斯克勒庇俄斯的"指示"，决定让儿子学习医学。

人类啊！
让你的儿子学医去吧~

大哥好说好说啊……
明天就让那小子学医去！

从家乡及附近的城市，到当时的医学中心——埃及的亚历山大城，盖伦辗转学习10年后返回故乡，成为"格斗士学校"的外科医生，5年后来到帝国首都罗马城，从事内科医生的工作。

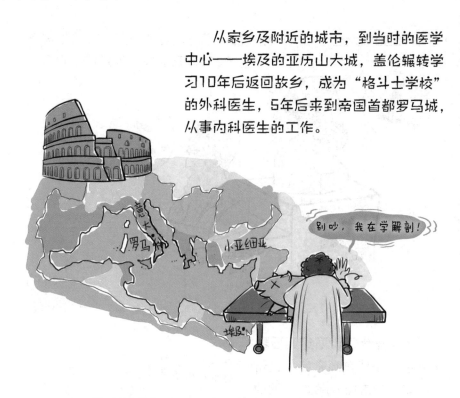

盖伦延续了希波克拉底的理论，提出癌症是黑胆汁淤滞所致，无处宣泄的黑胆汁凝结纠缠而形成癌症。这一观点，对西方医学的影响长达1000余年。

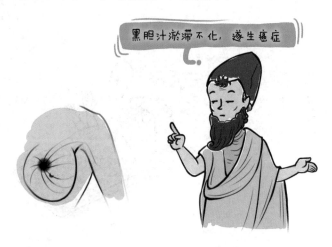

基于盖伦的理念，黑胆汁无处不在，因此黑胆汁凝聚而成的癌症就是一种系统性恶变状态，手术只能切除肿瘤原发的部位，而黑胆汁还是会流回原处，重新长出新的肿瘤。所以，若非肿瘤严重溃烂，就不应该手术切除，而是需要通过食疗以及涂抹药剂来清除黑胆汁，以达到治疗的目的。

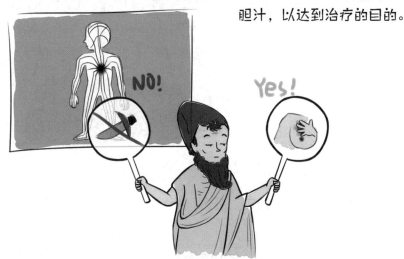

对了，作为古代人的盖伦还有一个很奇葩的论点，认为女性的身体天生有瑕疵，所以胸口才会长有乳房，这样可以保护心脏。这一观点在当时被普遍接受，得到了柏拉图、亚里士多德等哲学家的支持。

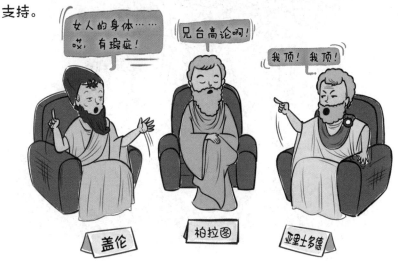

患者们把命运交给盖伦，开始排列组合般地尝试着世间所有能找到的东西来清除黑胆汁。

偏方、秘方、药剂、药膏、疗法，千奇百怪，无奇不有……

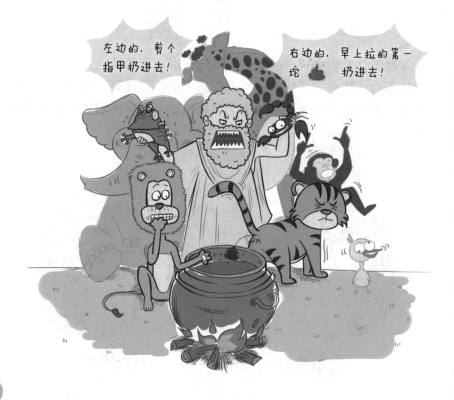

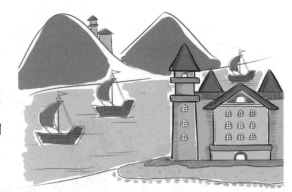

中世纪初期，欧洲第一所医学院成立于意大利南部的海港小·城萨莱诺。

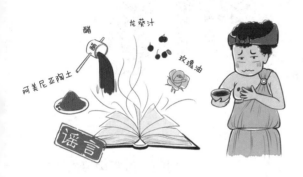

在当时的教科书中也有记载一些乳腺癌的民间偏方，还记载有"煮沸过的男人排泄物也可治疗恶性肿瘤"，如同古埃及人使用黄蜂屎、古希腊人使用蝙蝠灰一般。

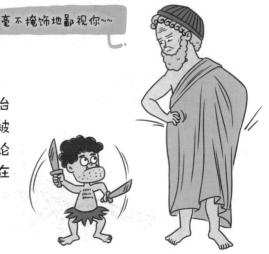

毫不掩饰地鄙视你~~

从古希腊时代开始，针对乳腺癌的手术切除治疗就已经出现，但并不被主流所接受。一则在理论上被盖伦所鄙视，二则在技术上……

当时整个"手术"的过程相当血腥与残忍。来自拜占庭的艾修斯可能是最早记录乳腺癌手术的人。

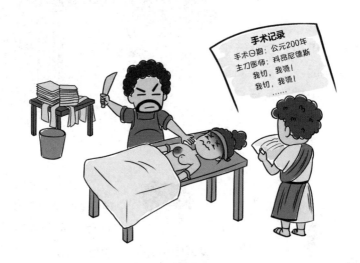

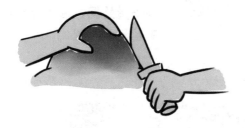

切割，过程中没有麻醉，没有消毒，只有呻吟、惨叫，甚至是让医生都闻之丧胆的嚎叫。

烧灼，是为了止血，这是会持续好几个世纪的止血方法。

嘶~

嘶~

嘶~ 嘶~

而盖伦也强调，手术过程中多出血反而是好事，这样才能放尽黑胆汁。

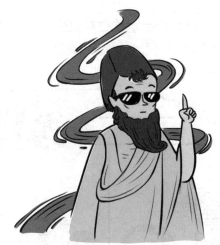

就这样反反复复地切割与烧灼……

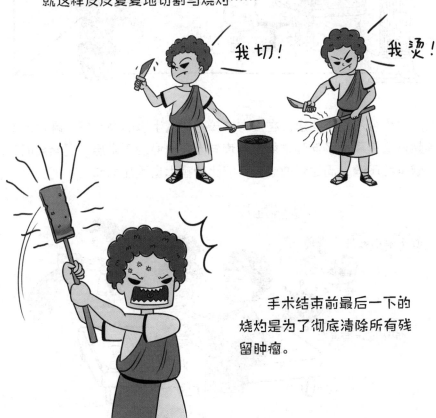

我切！

我烫！

手术结束前最后一下的烧灼是为了彻底清除所有残留肿瘤。

25

　　这样的手术往往在医生诊所的某个暗室，或者是理发店的后间进行……可想而知，接受这样的"手术"，对于病人而言需要多大的勇气……

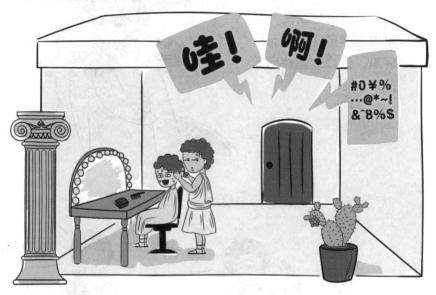

　　更令人无奈的是，在没有麻醉药与抗生素的中世纪，哪怕患者鼓足勇气承受了伴随有刻骨疼痛与大量出血的手术后，仍然会面临感染的风险，而这样的感染可能比肿瘤本身更加致命。

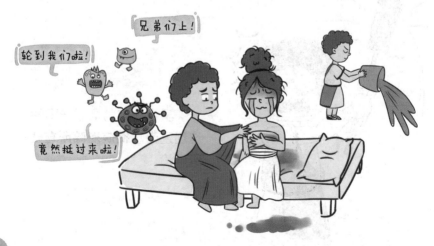

除此之外，实施这样的手术，对于外科医生也有严苛的要求，他们需要极端冷静与冷酷，需要异于常人的坚定与执着，才能保证不被患者的惨叫所惊扰。

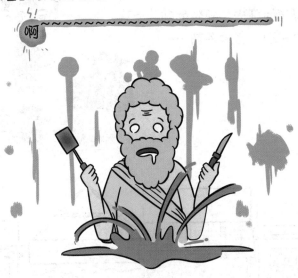

因此，手术治疗仍然只是在一些极端的情况下才会实施。尤其随着中世纪教会势力的兴起，宗教相信祈祷可以治病，对人体和疾病治疗的探索也随之停滞。1162 年，教会明令禁止乳腺癌手术，因而匪夷所思的药方与疗法更加横行。

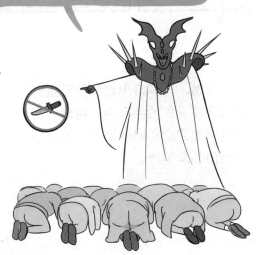

街道上、药铺里摆满了令人大跌眼镜的"抗癌药物"：铅制剂、砷提取物、野猪的牙齿、狐狸的肺、象牙、蓖麻、白珊瑚、各种泻药……

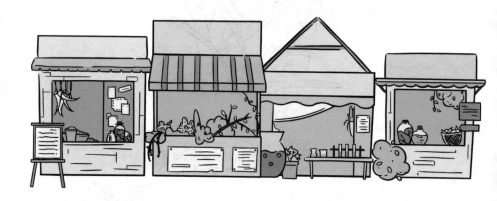

当然，"科班出身"的医生们还是会遵循盖伦的教诲，采取一系列复杂的放血和通便治疗，以尽可能地消除黑胆汁。

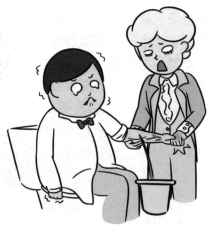

尽管对于乳腺癌仅知晓皮毛，但中世纪的医生们就这样按照自己所信奉的理念坚持尝试着，有的尝试着用各种动物成分、植物成分以及腐蚀性甚至有毒的化合物进行治疗，有的尝试用刀切除肿瘤……

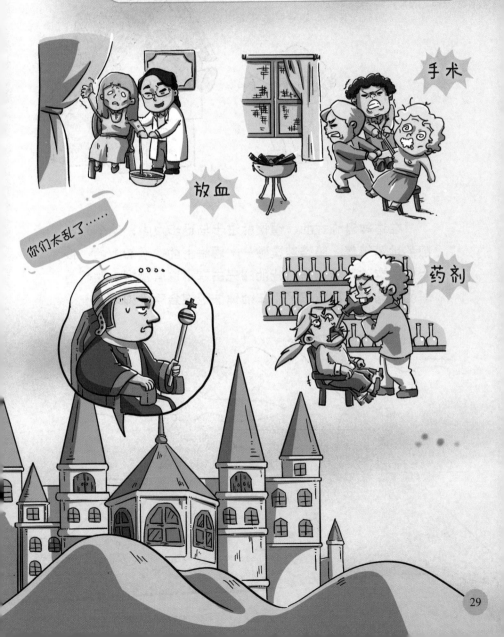

每个人都坚信自己走在正确的
大道上……争论不休……

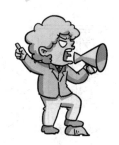

我从没见过，也没听说过
有手术能治好的癌症！

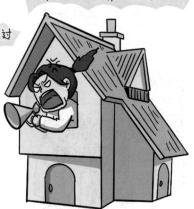

饮食疗法与局部敷药毫无用处，
只有开刀！只有开刀啊！

在这种盘旋式的、缓慢的进步与退步之中，这个时代
煎熬地等待着，等待着突破——思维上的、认知上的、技
术上的突破。而当新时代的曙光击穿了这层禁锢，照耀着
新的道路时，被信奉了千年的体液论终会跌下神坛……

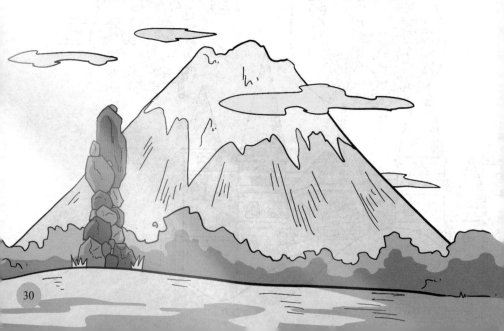

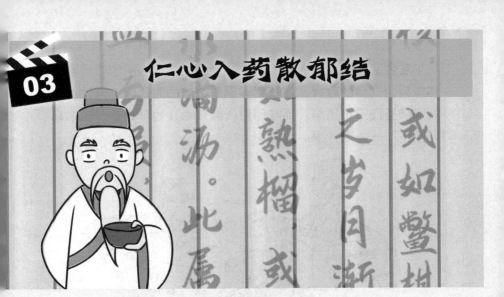

仁心入药散郁结

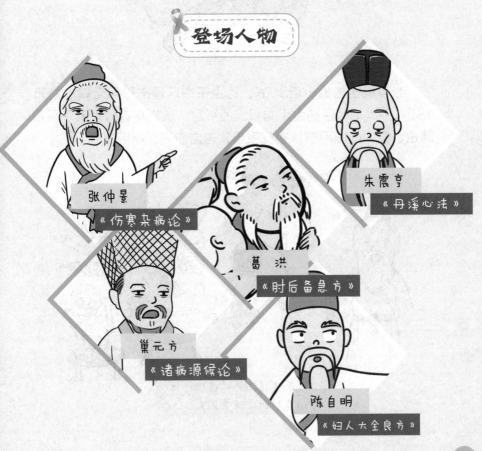

登场人物

张仲景
《伤寒杂病论》

朱震亨
《丹溪心法》

葛洪
《肘后备急方》

巢元方
《诸病源候论》

陈自明
《妇人大全良方》

在古罗马，盖伦拥有着至高无上的权威。由于他的哲学体系非常契合宗教的教义，在基督教思想统治的时代里，盖伦的医学观点神圣而不可质疑。而在同时代的东方，也孕育着一位未来"医圣"——张仲景。

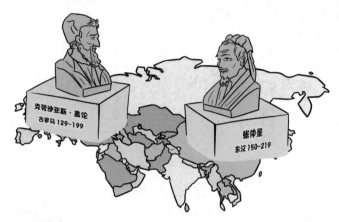

张仲景比盖伦小·近20岁，约生于东汉桓帝和平元年（公元150年）。他对医药方术有极大的兴趣，认为有病时求助于巫祝迷信者是"降志屈节，钦望巫祝，告穷归天，束手受败"。

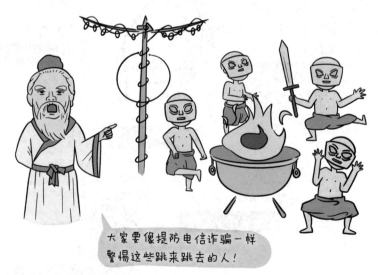

大家要像提防电信诈骗一样警惕这些跳来跳去的人！

张仲景收集、精究前人医学著作以及民间药方疗法，穷尽一生心血著下传世巨作《伤寒杂病论》，确立了辨证论治的原则，为中医的理论体系打下了框架。

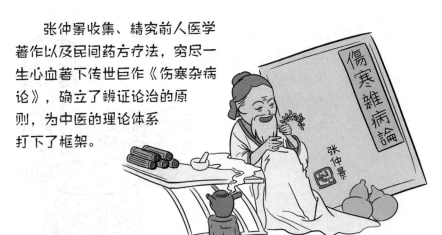

这是中国最早的记录啦~

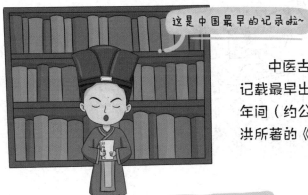

中医古籍中有关乳腺癌的记载最早出现于东晋成帝咸康年间（约公元341年），由葛洪所著的《时后备急方》。

咋滴啦~
是放在时后的啊~

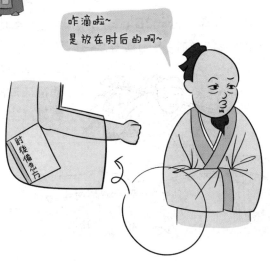

葛洪，字稚川，公元283年生于一个
士族家庭，从小备受宠溺，但13岁时其
父撒手人寰，从此家道中落。
少时的葛洪以砍柴所得换回
纸笔，在劳作之余抄书学习。

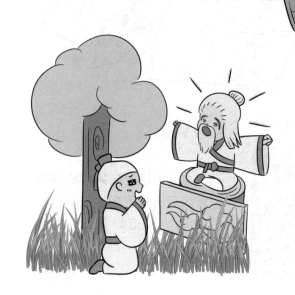

约16岁时，葛洪拜三
国时期著名炼丹家左慈的
徒孙郑隐为师。郑隐的神
仙、遁世思想对葛洪一生
有很大的影响，让他始终
有意归隐山林炼丹修道，
著书立说。

晋永兴元年（公元304年），葛洪立下军功被封"伏波将军"，
但次年他即辞官前往洛阳搜寻炼丹制药之术，后辗转在徐、豫、荆、
襄、江、广诸州之间。战乱
的颠沛流离让葛洪身心俱疲，
看破红尘，最终隐居深山。

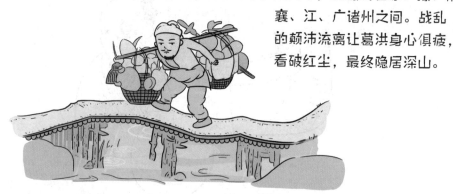

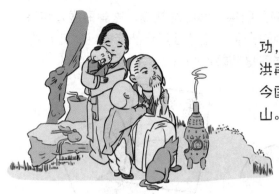

东晋开国，朝廷念其旧功，赐爵关内侯。10年后葛洪再次归隐山林，隐居于现今国家5A级景区——罗浮山。他在朱明洞前建南庵，修行炼丹，著书讲学，世称"小仙翁"。

作为东晋道教理论家、著名炼丹家与医药学家，葛洪著书颇丰，《肘后备急方》便是其中之一。书中对乳腺疾病的记载有"痈结肿坚如石，或如大核，色不变，或做石痈不消""若发肿至坚而有根者，名曰石痈"等，这些描述已经符合乳腺癌的临床表现了。

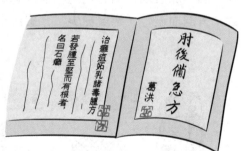

肘後備急方
葛洪

治癰疽妬乳諸毒腫方
若發腫至堅而有根者，
名曰石癰

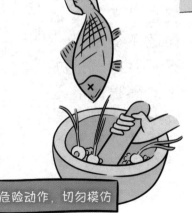

危险动作，切勿模仿

除了描述临床表现之外，在治疗方面也有建议，"若恶核肿结不肯散者，吴茱萸、小蒜分等，合捣敷之，丹蒜亦得。又方，捣鲫鱼以敷之"。

古代中国医学中"痈"用来形容红肿热痛、脓肿形成等病证，大抵是指一些现代医学中归为急性化脓性炎症的病变。"乳石痈"的命名反映出当时的医者仍将乳腺癌归入痈类疾病，但额外强调了其坚硬如"石"。

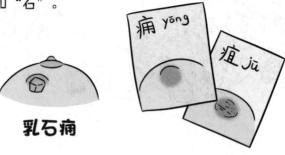

乳石痈

到了隋代，隋炀帝大业年间太医令巢元方著下《诸病源候论》50卷。其中"乳石痈候"中详细描述了他对乳腺癌的思考。"坚如石""核皮相亲"非常形象地描绘了乳腺癌"质地坚硬""皮肤粘连"的临床表现，同时也提出病因可能在于外邪入侵与正气不足导致"气滞血瘀""寒多热少"，最终形成"乳石痈"。

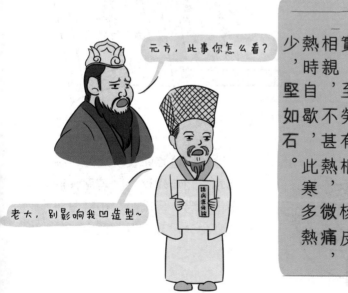

　　自春秋战国、秦汉时期，到魏晋、隋唐时期，包括西晋皇甫谧所著的《针灸甲乙经》、唐代药圣孙思邈的《备急千金要方》、唐代王焘的《外台秘要》等名家著作中，都没有实质性地把乳腺癌从"痈证"中区分出来。

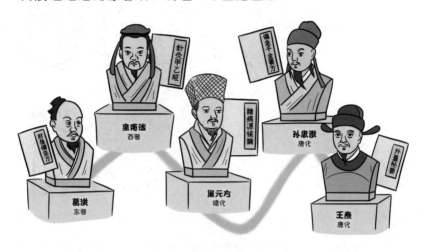

　　直到南宋，医学名家陈自明正式提出"乳岩"一词。

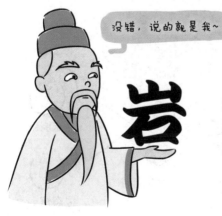

没错，说的就是我~

　　陈自明，字良甫，南宋光宗绍熙元年（公元1190年）出生于中医世家，从小随父学医，14岁时已通晓《黄帝内经》《神农本草经》及《伤寒杂病论》等经典医学著作。

作为建康府明道书院医谕，陈自明认为前人所著妇科诸书都过于简略，便游历各地，访求医学文献，集各家所长，附家传经验，辑成《妇人大全良方》，这是我国历史上最早的一部妇产科学专著。

《妇人大全良方》中对乳腺癌的临床表现以及自然转归有详尽贴切的描述："若初起内结小核，或如鳖棋子，不赤不痛，积之岁月渐大，巉岩崩破，如熟榴，或内溃深洞，血水滴沥。此属肝脾郁怒，气血亏损，名曰乳岩。"

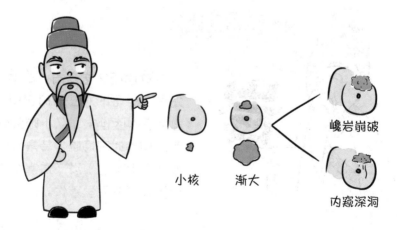

小核　　渐大　　巉岩崩破　　内窥深洞

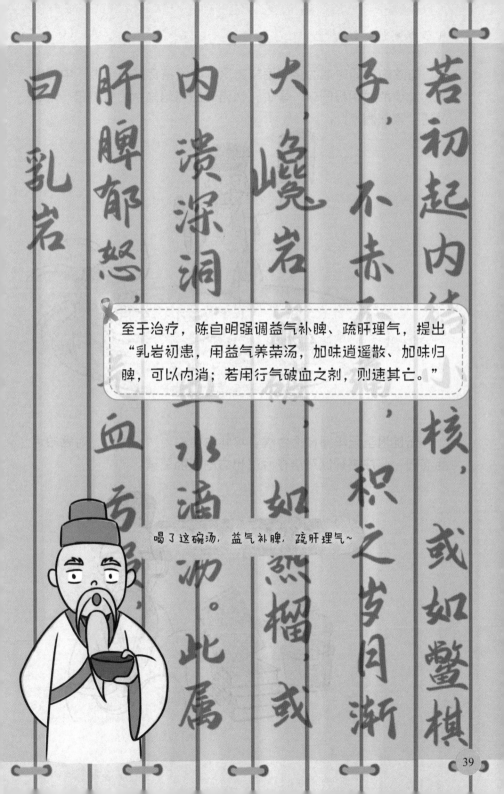

若初起内结小核，或如鳖棋子，不赤不痛，积之岁月渐大巉岩崩破，如熟石榴，或内溃深洞出血，水涸沥。此属肝脾郁怒，气血亏损……曰乳岩

至于治疗，陈自明强调益气补脾、疏肝理气，提出"乳岩初患，用益气养荣汤，加味逍遥散、加味归脾，可以内消；若用行气破血之剂，则速其亡。"

喝了这碗汤，益气补脾，疏肝理气~

与陈自明同时期的金代医家窦汉卿在《疮疡经验全书》中提出了乳腺癌的"阴极阳衰"学说，认为乳腺癌始自"阳气不足，阴寒过盛，寒痰凝聚"。

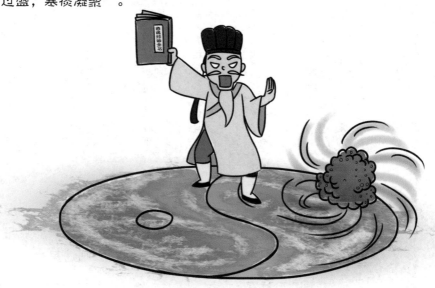

元世祖至元年间名医朱震亨将乳腺癌称为"奶岩"，对乳腺癌的病因、临床表现以及治疗方法也有自己的总结。

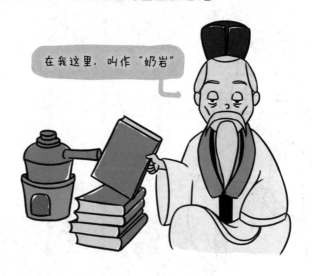

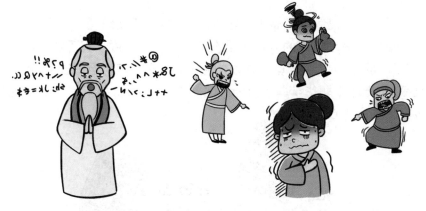

在他的《丹溪心法》中特别强调了情志因素的影响，其中有写道："若不得于夫，不得于舅姑，忧怒郁闷，昕夕积累，脾气消阻，肝气横逆，遂成隐核如大棋子，不痛不痒，数十年后方为疮陷，名曰奶岩。"

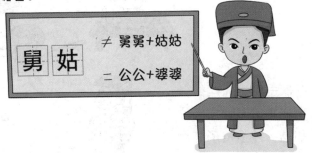

对了，插一句嘴，史料记载中"癌"字最早出现在南宋乾道六年（公元1170年）成书的《卫济宝书》。《卫济宝书》是一本外科专著，其中"分痈疽为五发：一曰癌，二曰瘭，三曰疽，四曰痼，五曰痈"。可见此时"癌"仍属于"痈疽"，形容深部的瘀肿，而非现今的恶性肿瘤。

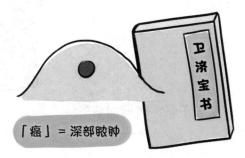

现今的"癌"字来源于"岩"。古时"岩"通"嵒"，形容表面凹凸不平、质地坚硬的肿物，后人加上"疒"即成了真正的"癌"。1915年的《中华大字典》中首次收录了"癌"字，但仍读作yán。1961年大修《新华字典》时为了区别读音一样的"癌症"与"炎症"，故改其读音为ái。

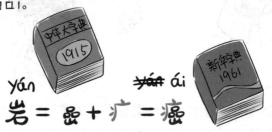

受儒家思想的深刻影响，古代中国医学家始终寻求和谐，注重传承与发扬，尊经法古而罕见疑古创新，乳腺癌的中医认知就在一代又一代医家校勘、辑复、著书的过程中逐步筑就。

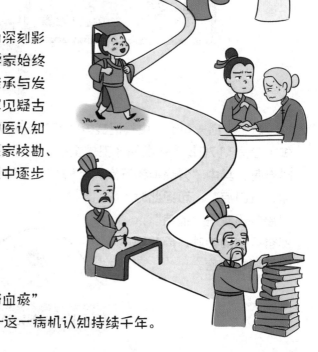

"情志不畅、气滞血瘀"
——这一病机认知持续千年。

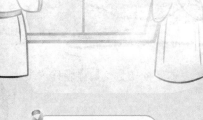

登场人物

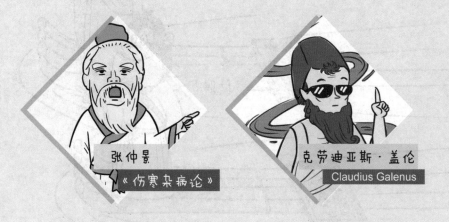

张仲景
《伤寒杂病论》

克劳迪亚斯·盖伦
Claudius Galenus

古代中国的"东方医圣"

古罗马时期的"西方医圣"

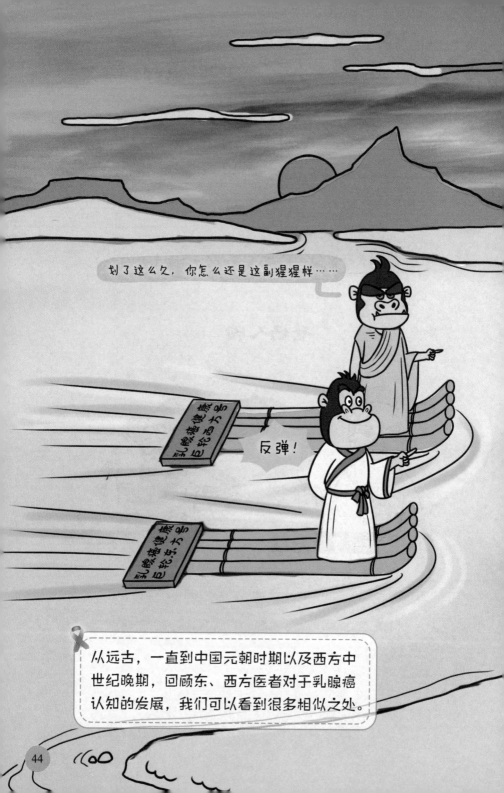

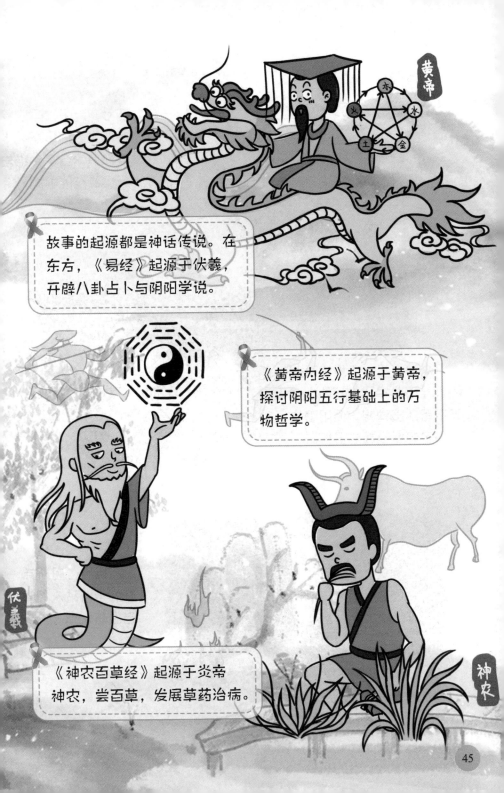

黄帝

故事的起源都是神话传说。在东方，《易经》起源于伏羲，开辟八卦占卜与阴阳学说。

《黄帝内经》起源于黄帝，探讨阴阳五行基础上的万物哲学。

伏羲

神农

《神农百草经》起源于炎帝神农，尝百草，发展草药治病。

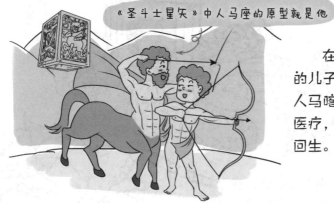

《圣斗士星矢》中人马座的原型就是他

在西方，太阳神阿波罗的儿子阿斯克勒庇俄斯从半人马喀戎那里学会了狩猎与医疗，后来甚至能够起死回生。

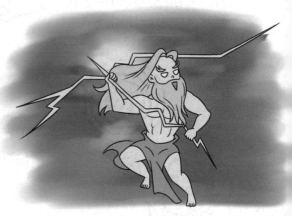

众神之王宙斯担忧更多的人会因此得到永恒的生命而不再敬畏神明，便用雷电劈死了阿斯克勒庇俄斯。

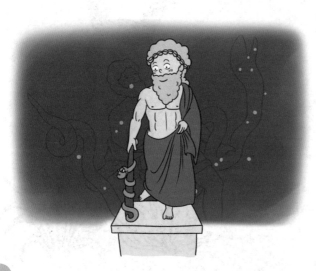

最终，阿斯克勒庇俄斯被人们奉为医药之神。

蒙昧时期，人类在迷雾中彷徨无措，相信疾病的发生与超自然因素有关。

在东方，殷商时代的人类相信如果祖先发怒就会引发疾病。因此，他们会用甲骨进行占卜，以实现与祖先神灵的交流。

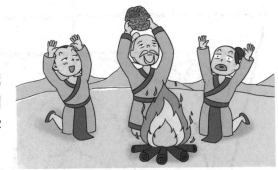

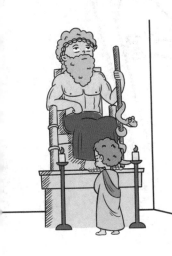

在西方，古人相信凡人罹患疾病是神明所为，疾病痊愈也是神明之功，因此念诵神秘的咒文、占卜仪式上特殊的动作与姿态、巫师的咒语等都是恢复健康的重要部分。

逐渐的，人类开始探索，尝试自然界各种可及的动物、植物或矿物成分。在东方，《神农本草经》载药365种；在西方，《埃伯斯文稿》中记载有700种药物。

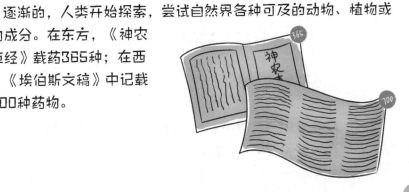

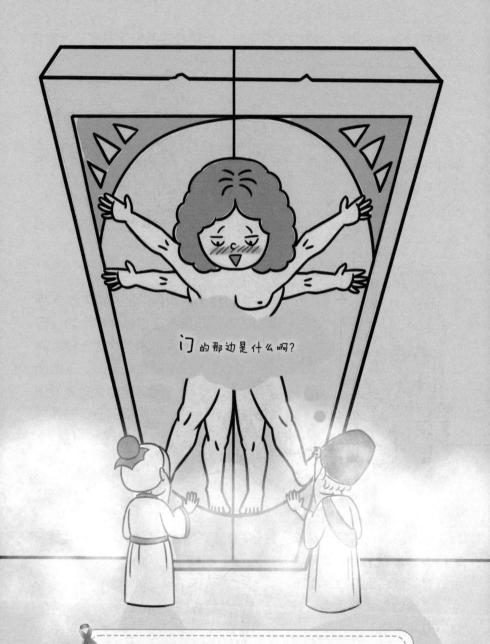

经验累积的过程中，人类透过迷雾去构建万物至理，用哲学观点去探索医学。

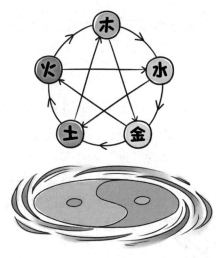

在东方，《黄帝内经》提出阴阳五行学说，五行相生相克，六腑为阳，五藏为阴。

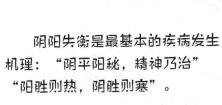

阴阳失衡是最基本的疾病发生机理："阴平阳秘，精神乃治""阳胜则热，阴胜则寒"。

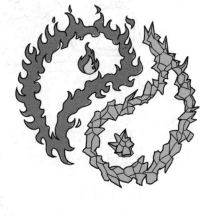

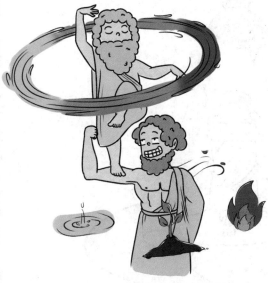

在西方，恩培多克勒夸口自己可以治愈疾病，返老还童，起死回生，同时提出了"四根说"——所有物质均由气、土、水和火这4种元素构成。希波克拉底在此基础上提出了体液论，血液、黏液、黑胆汁与黄胆汁分别与宇宙四元素对应，体液的失衡将引起疾病。

　　基于不同的哲学观点产生了对于疾病不同的理解，诞生出相应的治疗手段。

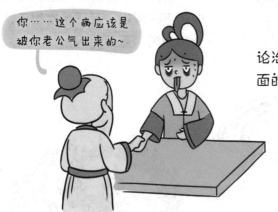

　　在东方，张仲景提出辨证论治，通过所有能收集到的表面的"证"包括气色、脉象、舌苔、体征等，去推想内在机理的改变，提出解决的方案。

　　各代名医逐步总结出乳腺癌源自郁怒伤肝、气滞血瘀、阴寒过剩，治疗需要温阳扶正、疏肝理气。

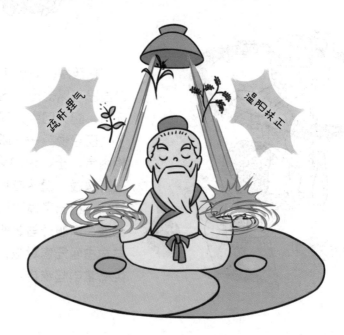

在西方，盖伦传承了体液论的观点，并且自认为已从对猪、象、猿猴等动物的解剖中掌握了人体机理，认为乳腺癌源自黑胆汁淤滞，提出需要采用药剂，甚至放血术来清除黑胆汁。

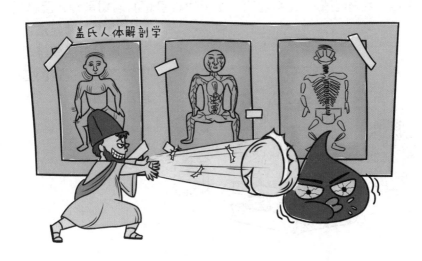

"气滞血瘀"与"黑胆汁淤滞"，
　　　是古代东、西方智者的异曲同工。

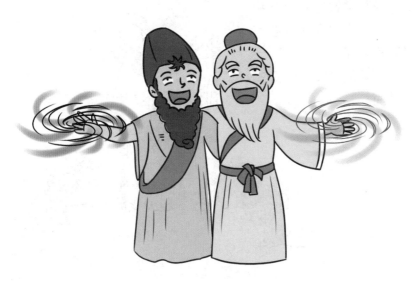

"先贤智者"的思想可以影响千年之久。

在东方，黄帝针灸、神农本草、素女脉诀，口传心授，研习简编，掇拾百家，著书立说。由于儒家思想的深刻影响，医者们往往也以"尊经法古"的态度对待医学经典，阐释经典，理论的壁垒层层加固。

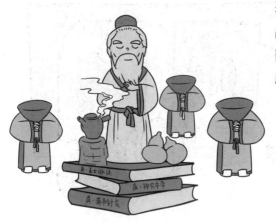

在西方，盖伦在希波克拉底的哲学体系之上，基于常识性的概念以及严密的逻辑建立了自己的医学理论，并且与宗教形成关联，得到了教廷的鼎力支持，被尊为"医学教皇"。教廷也像保卫《圣经》一样捍卫着盖伦的著作与医学观点。

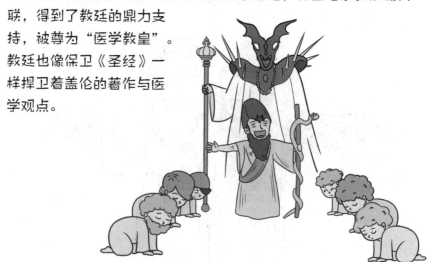

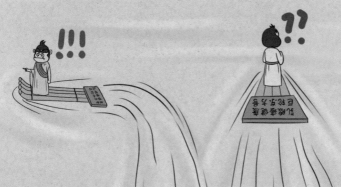

故事发展到这里，尽管东、西方对于乳腺癌的治疗方法已然大相径庭，但从对于疾病的认识而言还是不谋而合的。当然，其中需要略去中世纪教廷统治下最荒诞的那几节。然而，为何几乎并肩而行的两艘巨轮，其中一艘会骤然满舵转向，全速启航？

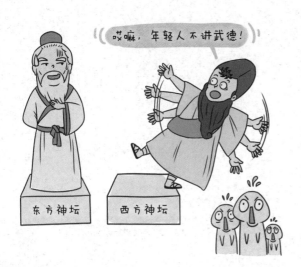

张仲景与盖伦，同时代的两个"医代天骄"，为何一个在千年后飞升医圣，而另一个在千年后跌下神坛？

大抵还是因为这样一个人的诞生……

而他，也曾一度被斥为：

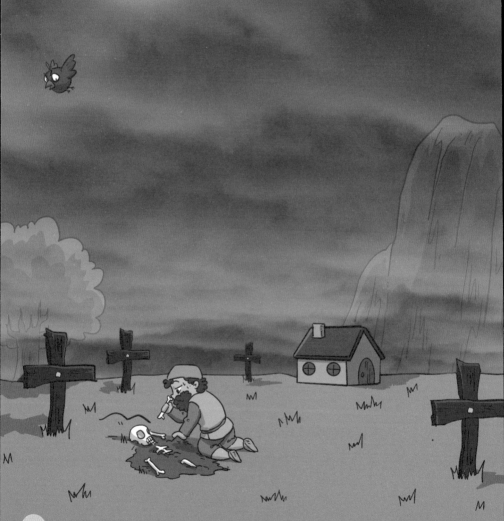

叛逆者……

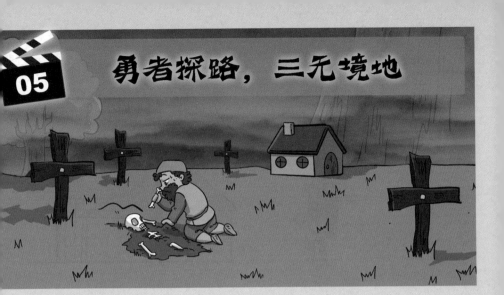

05 勇者探路，三无境地

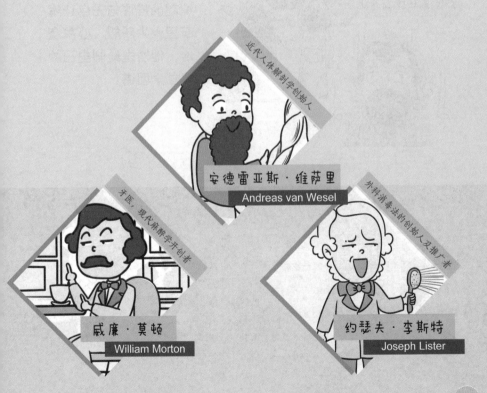

近代人体解剖学创始人

安德雷亚斯·维萨里
Andreas van Wesel

牙医，现代麻醉学开创者

威廉·莫顿
William Morton

外科消毒法的创始人及推广者

约瑟夫·李斯特
Joseph Lister

1533年，19岁的安德雷亚斯·维萨里来到巴黎大学学习盖伦的医学理论，从此对解剖学产生了浓厚的兴趣。

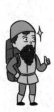
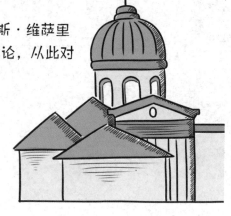

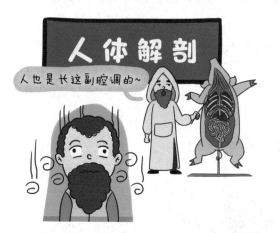

然而，大学解剖学课程的荒谬与无序让维萨里大失所望、心灰意冷，他决定绘制自己的解剖学图谱。

于是，绞刑场与墓地成了维萨里经常出没的"便利店"，时常顺走"标本"带回自己的解剖室进行研究。

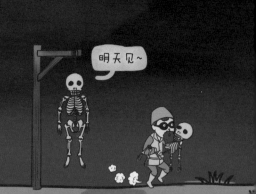

5年后，他推出了精心编制的画板和著作《解剖图谱六幅》，详尽地描绘了动脉与静脉的走行，以及神经和淋巴结的位置。

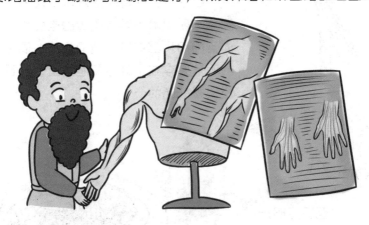

维萨里努力地检视着人体，希望可以通过他的发现来解释他的偶像——希波克拉底与盖伦的理论。然而他却失望地发现，盖伦所有的研究结果都不是源自人体，而是来源于巴巴利猕猴，以及其他诸如兔、狗、羊、猪等哺乳动物。

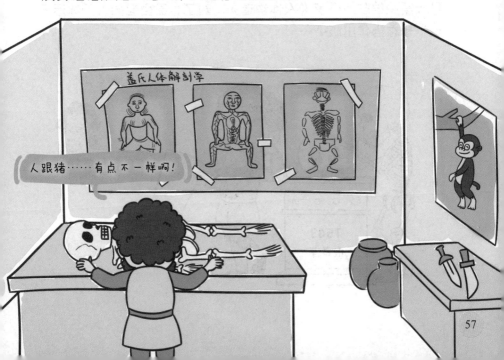

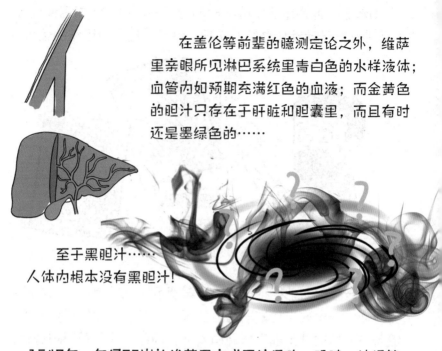

在盖伦等前辈的臆测定论之外，维萨里亲眼所见淋巴系统里青白色的水样液体；血管内如预期充满红色的血液；而金黄色的胆汁只存在于肝脏和胆囊里，而且有时还是墨绿色的……

至于黑胆汁……
人体内根本没有黑胆汁！

1543年，年仅28岁的维萨里完成了按骨骼、肌腱、神经等几大系统编制的巨著《人体构造》。对了，哥白尼的《天体运行论》也在当年出版……

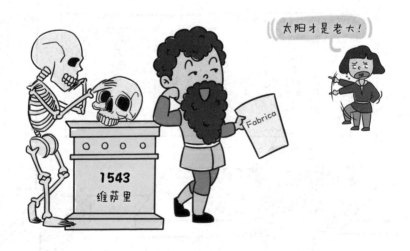

太阳才是老大！

1543
维萨里

Fabrica

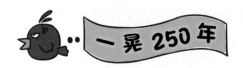

一晃 250 年

200多年后，又一位解剖学家——马修·贝利对传统的体液论发起了挑战。与维萨里相反，贝利研究的是疾病状态时的人体解剖，他发现即便是在肿瘤中也找不到黑胆汁……千百年来根植于医患心中那条栩栩如生的黑胆汁通道终于开始瓦解。马修·贝利的著作《人体重要部位的病态解剖》也为肿瘤切除手术奠定了理论基础。

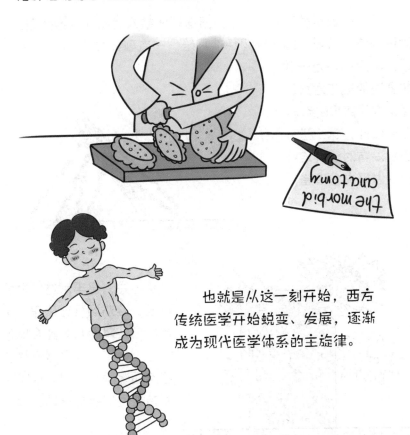

也就是从这一刻开始，西方传统医学开始蜕变、发展，逐渐成为现代医学体系的主旋律。

维萨里和贝利的贡献受到了外科医生的关注，因为遍布全身的黑胆汁并不存在，那么外科手术切除肿瘤就可能达到治愈的目的。

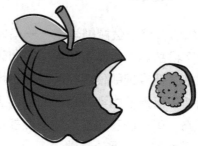

从大约公元前500年，德摩西迪斯代表人类向乳腺癌挥刀，尝试治疗古波斯帝国皇后阿托莎开始，一直到体液论体系的崩塌，手术，作为一种非主流的治疗方式已经存在了2000多年。尽管如此，这个世界还是没有对这种治疗方式做好充分准备。

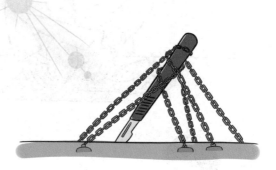

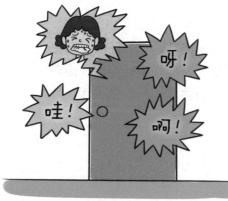

呀！

哇！

啊！

首先，是手术过程中的痛苦，冷酷到几近残忍。尽管后期外科医师可能会以酒精迷倒患者，并且以极快的速度切除肿瘤，但手术对于患者来说仍然是一场磨难。

先逃出来凉快凉快~

第二，哪怕是在手术台上历经磨难幸存下来的患者，也很有可能会面临严重的术后感染，不久后在家中更为悲惨地死去。

这两重阴霾，让外科医生望而却步，直到300年后才被先后瓦解，从而开启了外科医师"唯我独尊"的时代。而当人们树起丰碑时，回首却发现在这个时代里，已经有人在不被关注的角落里为300年后的突破埋下了小小的伏笔。

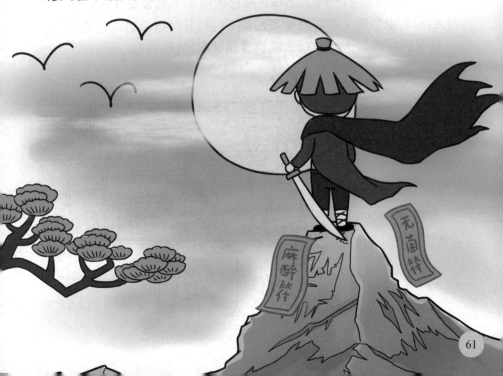

瑞士炼金术士兼医生巴拉塞尔士可以说是16世纪医药化学领域最为著名的代表人物，他在平日繁忙的捣鼓工作中发现了乙醚具有麻醉作用。

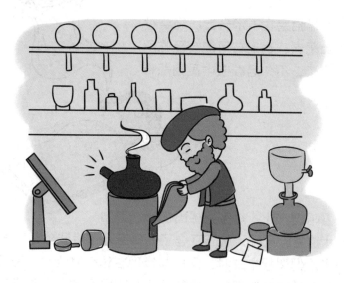

300年后的一天，当年轻的牙医威廉·莫顿与学识渊博的朋友查尔斯·杰克逊聊及如何减轻拔牙的疼痛时，后者提到了巴拉塞尔士的发现，建议莫顿试用乙醚。

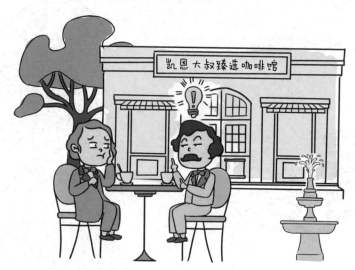

果不其然，1846年9月3日，莫顿在一位叫
埃本·弗罗斯特的患者身上
试用了乙醚，当恢复知觉又
缺了牙的弗罗斯特
直呼"不痛！不痛！"
时，莫顿看到了展
现在他眼前的一条
幸运、成功和荣誉
之路。

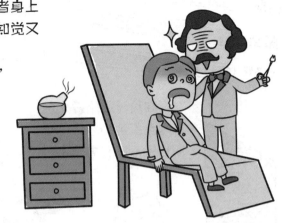

1846年10月16日，莫顿在美国波士顿马萨诸塞州总医院的
外科手术厅进行了一场麻醉术的公开演示，他使用乙醚麻醉让患
者进入麻醉状态，并在其颈部进行了一个小手术。这短短几分钟
的麻醉，标志着麻醉学的诞生，以及外科学新时代的开启。

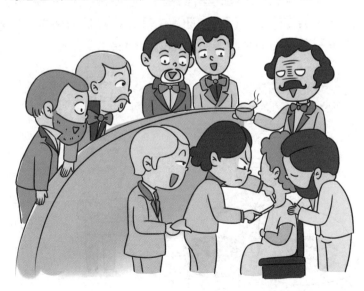

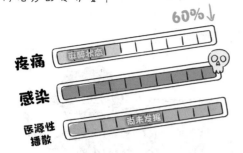

麻醉让患者告别了疼痛，使得外科医生能进行持续几小时的手术，但普遍存在的术后感染仍然无解。

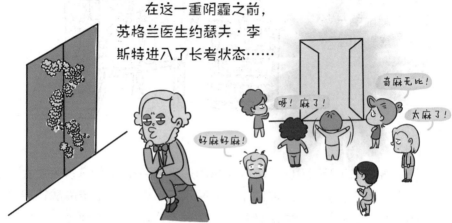

在这一重阴霾之前，苏格兰医生约瑟夫·李斯特进入了长考状态……

李斯特想到法国化学家路易·巴斯德的实验——把肉汤暴露在空气中会变浑浊，而在密闭真空环境中却依旧清亮，认为是空气中肉眼不可见的微生物落入汤中滋生的缘故。

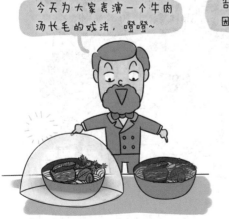

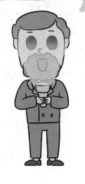

联想到伤口的感染，是否也是由这样的微生物所引起的呢？

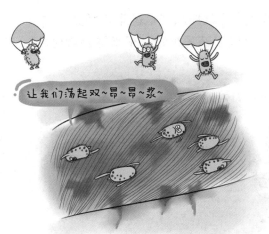

因为手术中暴露的伤口，这种血与肉的组合，分明就是更有利于细菌生长的天然培养皿啊！

同时，他又想到了污水处理厂用来净化污水的石炭酸，这种在1834年由德国化学家龙格在煤焦油中发现的化学物质是否可以用来防止术后感染呢？

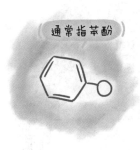

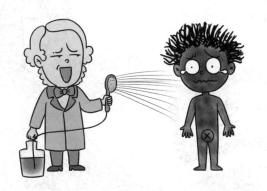

1867年，李斯特在一个大面积开放性创伤的小男孩身上尝试了这种抑菌方案，并且获得了神奇的效果。

不久，之后，李斯特的发明就加入了抗癌手术前线，与麻醉技术"双剑合璧"。破除了两重阴霾，手术破蛹成蝶。

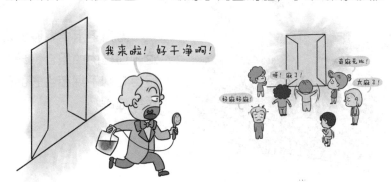

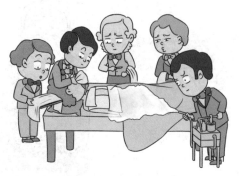

1869年，李斯特用一张餐桌做手术台，乙醚做麻醉剂，石炭酸做抗菌剂，为他的妹妹伊莎贝拉·皮姆切除了乳腺癌。

从19世纪70年代开始，手术已经成为李斯特治疗乳腺癌的常规治疗手段，手术范围也延伸到了腋窝淋巴结。

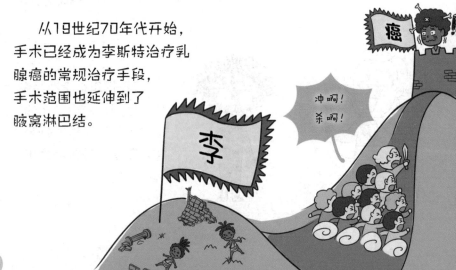

到了20世纪初，医师们已经认识到，乳腺癌在出现转移之前都是可以通过手术切除的，并且其中一部分患者可以获得治愈；然而有时，又会有一大部分看似只长在乳房里的乳腺癌，术后还是会出现复发，甚至转移到其他部位。

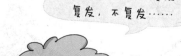

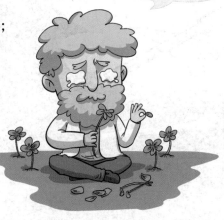

那么在癌症最早期的时候，是否可以通过一种激进的、积极的、彻底的，甚至是扩大的手术方式彻底根除乳腺癌呢？

外科医生的想象逐渐被打开，对于技术的痴迷，对于潜能的自信，对于生命掌控的期待，救世主般的使命感被激活，外科医生缓缓地站起，华丽地转身，挥出梦想中可以净化一切的"神之一刀"。

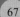

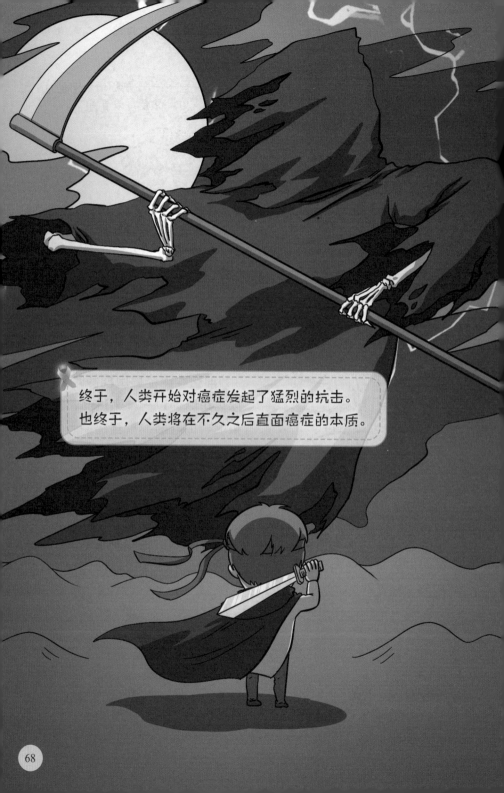

终于，人类开始对癌症发起了猛烈的抗击。
也终于，人类将在不久之后直面癌症的本质。

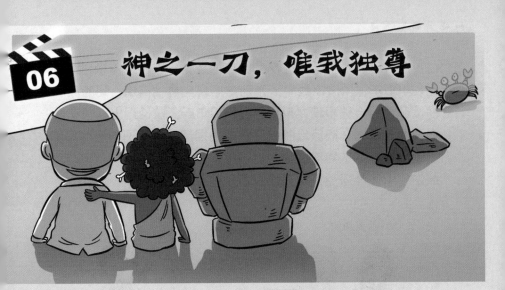

06 神之一刀，唯我独尊

登场人物

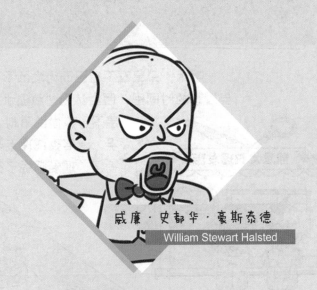

威廉·史都华·豪斯泰德

William Stewart Halsted

近代外科学之父

　　古代医学对于手术治疗乳腺癌的争论一直不曾停歇过。公元前400年，希波克拉底认为乳腺癌是全身性疾病，切除原发部位肿瘤只会让事情变得更糟。500年后，盖伦提出乳腺癌源自黑胆汁聚结，而原发肿瘤只是体内深层功能失调所致的局部表象。在肿瘤认知模式被"体液论"统治的时代下，"癌症"就像是黑色的河流，挥刀斩水者，自取其辱……

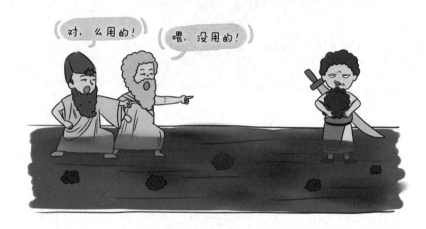

　　手术，只是万不得已而为之的下下之选。在相当漫长的时间里，医生认为"放血术""手术"都是下等人做的事情，很少亲自动手，大多委托理发师来"操刀"。于是，理发师成了业余外科医师。

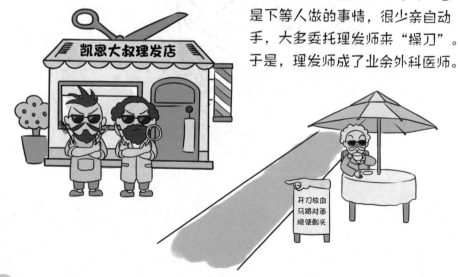

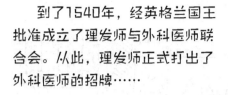

到了1540年，经英格兰国王批准成立了理发师与外科医师联合会。从此，理发师正式打出了外科医师的招牌……

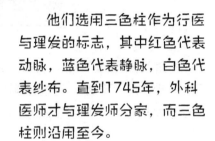

动脉

静脉

纱布

他们选用三色柱作为行医与理发的标志，其中红色代表动脉，蓝色代表静脉，白色代表纱布。直到1745年，外科医师才与理发师分家，而三色柱则沿用至今。

理发师与外科医师联合会成立后的第三年，维萨里发表了他的巨著《人体构造》。"体液论"的认知壁垒终于出现了裂痕。癌症似乎不是一条河，而是一座山，巍峨，却岿然不动。外科医师们开始思考，乳腺癌是否可以通过局部的手术切除而彻底治愈。

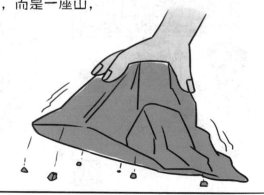

1690年的夏天，玛格丽特·波庞蒂一脸阴郁地走进了荷兰外科医生艾德里安·赫维提斯在法国巴黎开的诊所。不久之前，

她在乳房里摸到了"胡桃"般大小的硬块，因恐惧手术而尝试喝汤抹药无效后，再次找到了赫维提斯要求切除肿瘤。

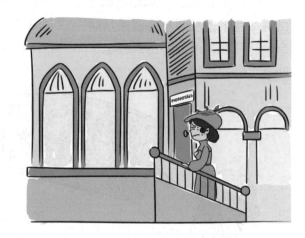

赫维提斯同意了她的请求，挑选了2名外科医生在他的指导下成功地实施了手术。这是法国首例成功的乳腺癌切除手术，手术的"神秘感"也吸引了20位当地名流前来观摩。

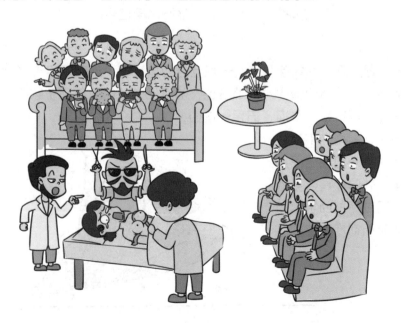

赫维提斯最大的贡献在于区分了"肿瘤切除术"与"乳房切除术"，提出当癌症弥漫到整个乳房时就必须切除乳房；当病灶只局限于"腺体"内，则可以使用肿瘤切除术，而无需切除整个乳房。

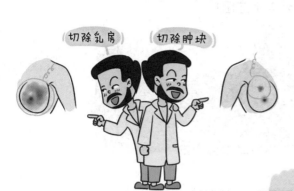

1757年，法国手术学奠基人吉恩·路易斯·帕蒂特更提出乳腺癌是局部疾病，并且通过淋巴道扩散，因此乳腺癌的手术需要将乳房、可触及的淋巴结，以及与肿瘤粘连的胸大肌一并切除。

然而这样的切除手术似乎并不能彻底根除乳腺癌。在英国伦敦，圣卢克医院里的外科医生查尔斯·摩尔被接踵而来的乳腺癌术后复发病例所挫败后，开始认真总结经验教训。他记录下每一次手术的肿瘤位置、手术范围，以及最终出现复发的部位，赫然发现复发位置恰恰多聚集在最初手术范围的边缘。

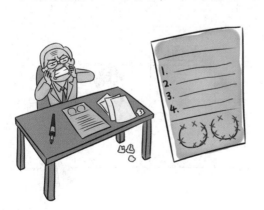

摩尔认为，乳腺癌的复发是因为最初手术时切除不够彻底，残余肿瘤组织死灰复燃所致。既然复发部位更多的在手术范围边缘，那么就必须扩大手术范围！

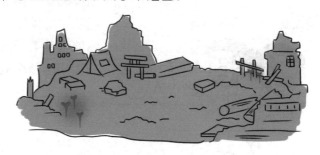

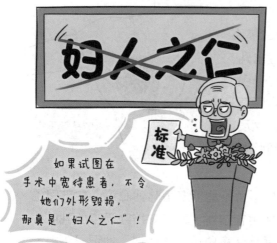

如果试图在手术中宽待患者，不令她们外形毁损，那真是"妇人之仁"！

1867年，摩尔确立了当时的乳腺癌手术标准，为了降低复发风险，必须切除整个乳房，包括乳房皮肤、淋巴结、脂肪、胸部肌肉以及腋窝组织。这一手术标准在20世纪也被广泛接受。

此时，麻醉术、无菌术即将破茧而出，传统的与现代的观念也还处于过渡阶段。医院里的实习医生们提着"脓液桶"在过道里奔走，手术刀插在口袋里晃来晃去，手术缝线蘸唾液捻顺……

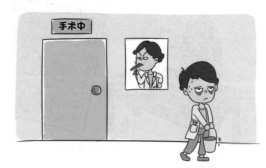

就在这样的时代背景下，一个在今日每一位乳腺外科医生必须熟悉的人物登场了，他叫威廉·斯图尔特·豪斯泰德。

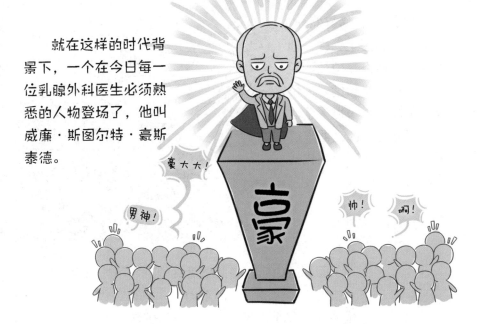

1852年，豪斯泰德出生于一个富裕的纽约服装商人家庭，但他不想继承父业去做一名商人。20年后，他被哥伦比亚大学医学院录取，几年后，他成为纽约贝尔维尤医院的一名外科实习医生。

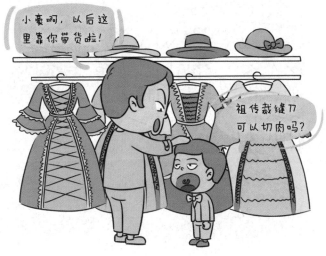

1877年，像其他一些美国年轻医生一样，他前往欧洲研修，伦敦、巴黎、柏林、维也纳、苏黎世、莱比锡……抛下了放血器和脓液桶的豪斯泰德经历了一场知识的洗礼，磨砺着他的刀锋。

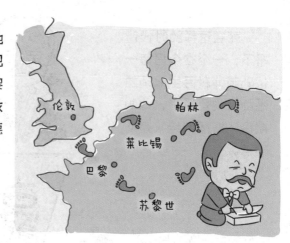

回到纽约后，豪斯泰德开始沉溺于外科学的世界。"自信""果敢""创造力""忘我""开拓者""英雄主义""个人英雄"……1889年，处于黄金时期的豪斯泰德受聘于约翰·霍普金斯医院，他亮起刀锋，向抗击乳腺癌的战场突进。

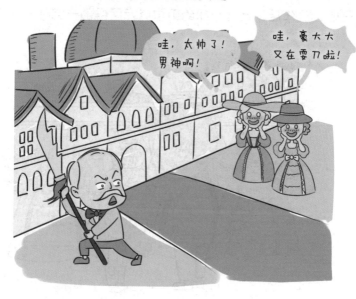

　　基于当时认为乳腺癌是局部病变的理念，豪斯泰德提出了更加激进的手术方式，除了切除乳房以及腋窝区域组织外，同时还切除胸大肌与胸小肌，并且把这一手术方式称为"乳腺癌根治术"。"根治术"（radical）一词取自拉丁语"根"的意思，彰显着豪斯泰德坚定的信念——他要将癌症连根拔起。

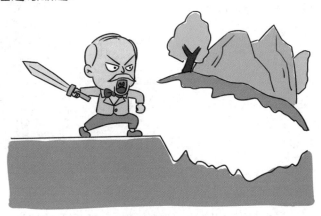

　　然而他的"根治术"也无法阻止乳腺癌的复发。豪斯泰德认为这还是因为没有切除干净，于是他不断挺进，扩大他的"根治"范围。到了1898年，豪斯泰德开始切除锁骨，清扫锁骨下区的淋巴结。

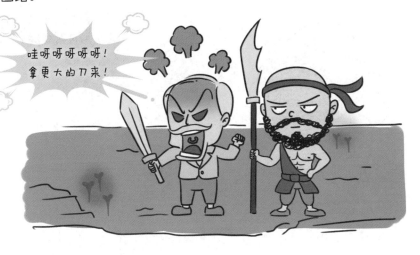

哇呀呀呀呀呀！
拿更大的刀来！

豪斯泰德宛如那个时代的精神领袖，他的学生们也坚持着老师的理念，后浪带着"英雄梦"追逐着前浪，将手术范围推向锁骨上区域，深入纵隔，甚至尝试着切除肋骨、锁骨……

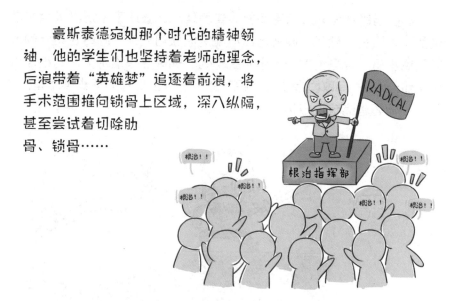

豪斯泰德与他的"信徒们"不断扩大范围的手术宛如一场酷刑，患者不仅失去了乳房，甚至会被摧毁形体，肌肉的切除使得肩膀内陷，同时影响手臂活动，腋窝过大范围的手术破坏手臂淋巴液的流通，手臂甚至可能肿得跟腿一般粗。

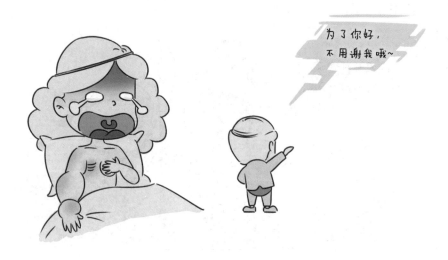

1889年，豪斯泰德在新奥尔良举行的美国外科协会年会上公布了关于根治术的最新随访结果；1894年，他发表了关于根治术的论文。乍看之下，扩大的手术范围确实将局部复发率控制在了6%，远远优于其他外科医生，但仔细观察数据就会发现——癌症并未被根除，有一半患者术后不到3年就死于被认为已经"被根治"的乳腺癌。

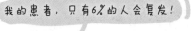

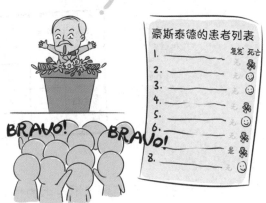

这些数据的背后隐藏着一些深刻的问题——根治术真的能治愈乳腺癌并延长患者生命吗？乳腺癌真的是可以依靠不断扩大手术范围就能够治愈的吗？然而，豪斯泰德并未停下脚步去反思，反而更加固执地坚持自己的理论，手术的范围延伸到了颈部。

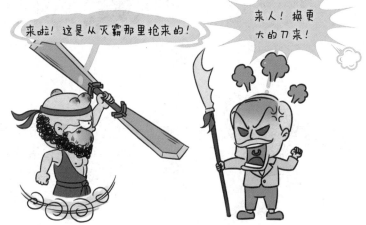

1907年7月，豪斯泰德发表了他的最新研究，他根据手术范围将患者分为3组，研究的结果竟然提示了乳腺癌患者最终是否能够幸存，与手术的范围几乎没有什么关系，而更多地取决于术前癌症本身的扩散范围。

ANNALS OF SURGERY

Vol. XLVI   JULY, 1907   No. 1

ORIGINAL MEMOIRS.

THE RESULTS OF RADICAL OPERATIONS FOR THE CURE OF CARCINOMA OF THE BREAST

BY WILLIAM

分组	总病例数	术后存活超过5年的病例数			总数	比例
		存活无转移	存活发生转移	死亡		
第一组	88	13	5	6	24	27.3%
第二组	16	3	1	1	5	31.2%
第三组	87	23	4	3	30	34.5%

同时切除乳房、腋窝及锁骨上组织

分步切除乳房、腋窝及锁骨上组织

只切除乳房与腋窝组织

豪斯泰德似乎意识到了根治术的悖论：

如果乳腺癌已经严重到了必须要切除所有肌肉的程度，那么就意味着已经扩散到全身，只处理局部的病变已经没有意义。

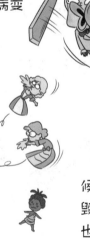

而疾病还很局限的时候，这种不分青红皂白、毁形损体的手术方式似乎也有些"过分病态"了。

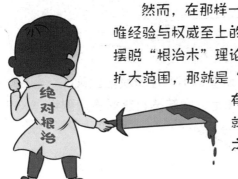

然而，在那样一个缺乏检验与论证方法、唯经验与权威至上的时代，外科医生们很难摆脱"根治术"理论的影响……因为如果不扩大范围，那就是"非根治"，就意味着没有不遗余力地去清除癌症，就意味着"敷衍""妇人之仁"。

他们固执于自己的信念，一意孤行，带着最初的善意，实施扩大的手术；他们陶醉于自身精湛的技艺，俨然自视为表演家，把手术室当作剧场，每一台手术都是精心的表演。

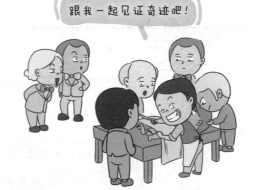

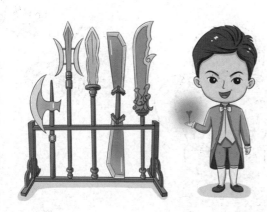

救世主般的善意、英雄式的手术、立竿见影的技术性效果，依旧死灰复燃的乳腺癌……根治术的逻辑原地转圈，停滞不前，更加扩大范围的手术是否真的可以治愈乳腺癌？

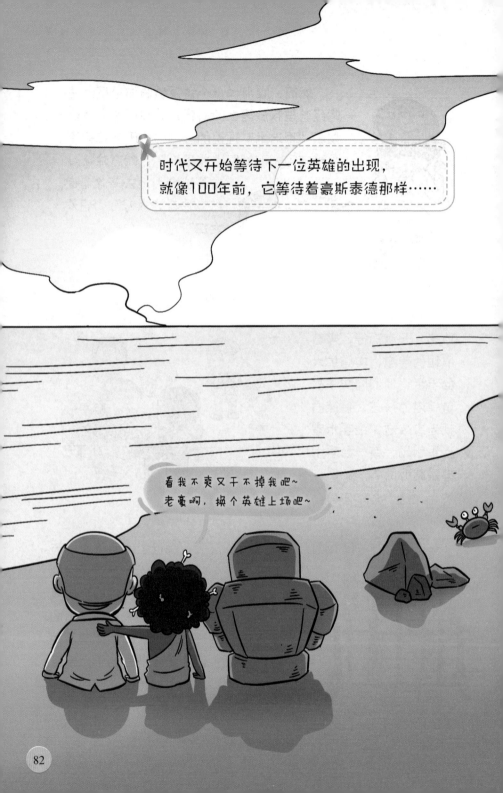

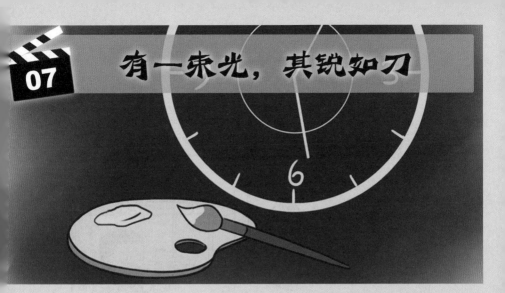

有一束光，其锐如刀

07

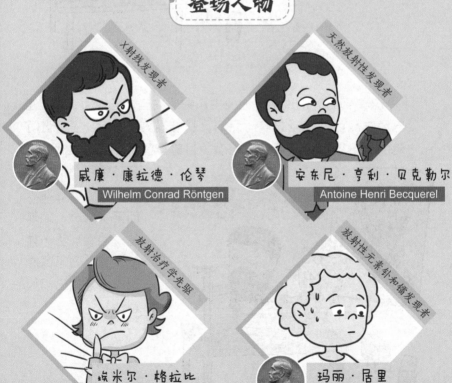

登场人物

X射线发现者

威廉·康拉德·伦琴
Wilhelm Conrad Röntgen

天然放射性发现者

安东尼·亨利·贝克勒尔
Antoine Henri Becquerel

放射治疗学先驱

埃米尔·格拉比
Emil Grubbe

放射性元素钋和镭发现者

玛丽·居里
Marie Curie

1895年11月8日的夜晚，时任德国维尔茨堡麦米伦大学校长的威廉·康拉德·伦琴在进行阴极射线的实验中无意中发现了一种能量强劲的放射线。接下来的时间里，他反复验证这个偶然观察到的现象，竟然发现木板、纸、书等物件在这种射线下几乎都是透明的……

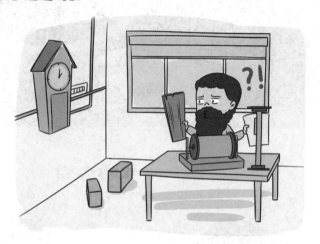

1个月后，他说服了他的夫人安娜充当实验对象，把她的手放在放射源和感光底片之间，赫然看到荧光屏上显示出了她的手骨以及金属戒指的轮廓。骨骼毕露的影像让安娜产生了恐惧，"仿佛看到了死亡的征兆"。而至于伦琴，他确信，他发现了一种能量强大到可以穿透所有活体组织的射线。

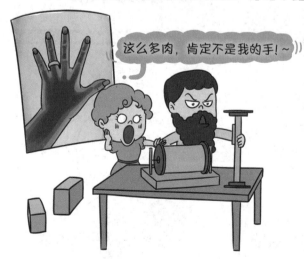

这么多肉，肯定不是我的手！～

1895年底，伦琴发表了一则通讯《一种新的射线，初步报告》。在通讯中，他用了代数中表示未知数的符号"X"来命名这种射线——X射线（简称X线）。直到今天，为了纪念伦琴的成就，X线在许多国家也被称为伦琴射线。伦琴也是史上第一位诺贝尔物理学奖获得者。

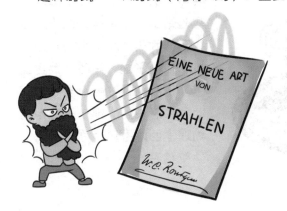

1896年1月20日，法国科学院的例会中，著名数学物理学家亨利·庞加莱展示了伦琴的研究报告以及X线照片。在场的安东尼·亨利·贝克勒尔显然受到了启发，第二天便开始探究他所钻研的荧光物质是否也隐藏着看不见的射线。

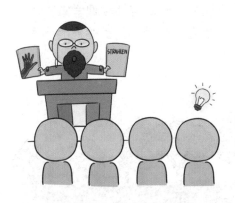

铀盐是贝克勒尔的研究目标之一。那些天巴黎阴雨连绵，贝克勒尔把未曝光的感光底片置于铀盐之下并搁在抽屉里，打算等到天晴时放到太阳下照晒。然而贝克勒尔却在不经意间发现，哪怕不经太阳照晒，只要有铀盐在，就可以在底片上留下黑影。

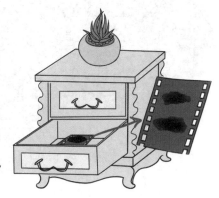

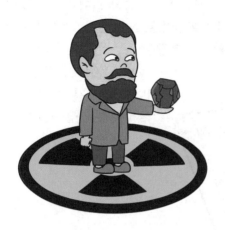

5月18日的法国科学院例会中，贝克勒尔分享了最新的实验结果——某些天然物质会主动释放类似X射线的现象，其中包括了铀。同时，他也提出了"放射性"的概念。当时他并未意识到，那一天他为核物理学的隆重诞生打下了第一块奠基石。

与此同时，贝克勒尔的两个朋友——年轻的物理学家和化学家皮埃尔·居里和玛丽·居里也在自然界寻找更强大的化学放射线源。

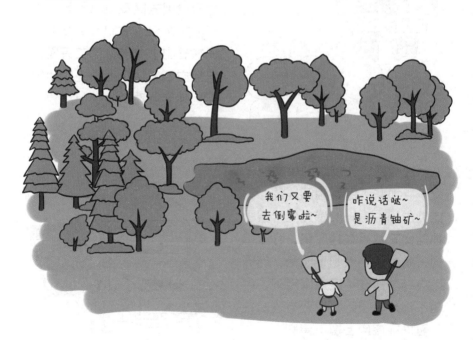

1898年，居里夫妇在今天称为捷克共和国的约赫姆塔尔遍布泥炭的森林中发现了一处沥青铀矿。这里矿石的总放射性明显要强于铀的放射性。居里夫妇认定，这里必定含有某种未知的放射成分，其放射性远远大于铀的放射性。

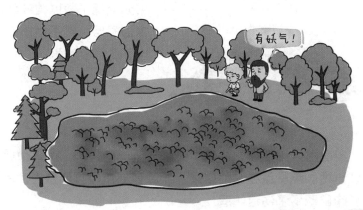

居里夫妇开始着手蒸馏沼泽般的淤泥，分别于1898年7月与12月发现了新放射性元素84号及88号。

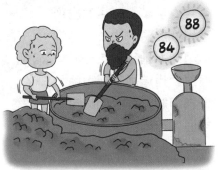

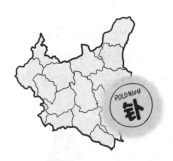

新放射性元素84号被居里夫人以其祖国波兰的名字命名——钋。

而新放射性元素88号的放射性竟然比铀强百万倍，可以在黑暗中自燃，发出幽幽的蓝光，居里夫妇将它命名为"镭"，取自希腊文的"光"。

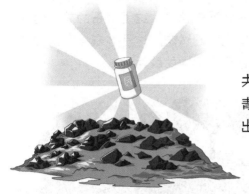

1902年年底，居里夫妇消耗了数以吨计的沥青铀矿后，终于成功提炼出了0.1克的镭。

但居里夫妇也在此过程中付出了巨大的代价，皮埃尔只是将装有镭的瓶子放在胸前口袋里，放射线就带着能量穿透衣服在其胸口留下了伤疤。居里夫人手掌上的皮肤出现磨损、发黑、脱皮，仿佛从里向外地被烧焦一般，最终镭也造成了严重的骨髓抑制，导致她终身贫血，后因白血病去世。

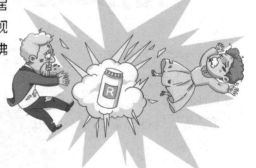

在放射线的研究过程中，研究者们逐渐发现它会损伤组织细胞，尤其选择性地杀灭体内分裂最旺盛的细胞，比如皮肤、指甲、牙龈、血细胞等组织细胞。这种选择性杀灭快速分裂细胞的能力也被快速应用到了抗癌战役之中。

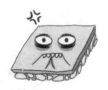

1896年，芝加哥奈曼医学院的21岁医学生埃米尔·格拉比在组装X线设备时发现射线可以造成手部皮肤的灼伤，由此联想到这样的射线有潜力可以用来对付不健康的组织。不久之后，在芝加哥的一个射线管厂内，格拉比临时制作了一支X线管，用来照射乳腺癌术后胸壁复发且全身多发转移的老年妇女罗丝·李。

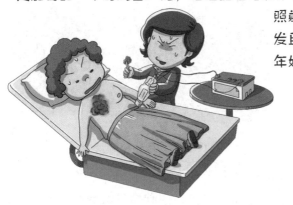

格拉比连续18个晚上，持续用射线对罗丝的巨大肿瘤进行照射，治疗的过程十分痛苦，却也小有成效。但就在治疗后的几个月里，患者还是去世了。

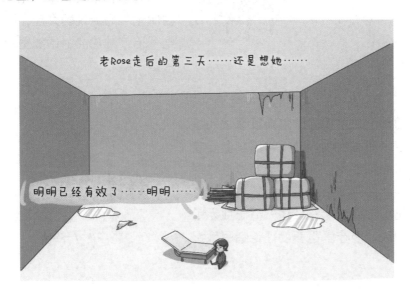

格拉比意识到，X线对转移后肿瘤的效果可能微乎其微，只能用于治疗还没有发生远处转移的肿瘤。

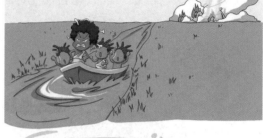

我实在看不出来这种治疗方式有什么局限性~

肿瘤放射治疗学却也由此萌芽，不到10年的时间里，放疗诊室在欧美如雨后春笋般涌现，医师们对于放射线治疗癌症的狂热也不断膨胀，尤其是在居里夫妇发现镭之后，医生用于治疗肿瘤的射线能量已提升数千倍。

1906年，法国医学电生理学家伯格尼和法国波尔多海军学校的组织学和微生物学教授特里邦多发表了一篇论文，强调放射敏感性与细胞的增殖能力成正比，而与肿瘤分化程度成反比——这一概念成为早期放射治疗学重要的理论指导依据。

1913年, 后来在第二次世界大战期间曾参与原子弹研究工作的美国物理学家威廉·戴维·库利吉采用了钨块充当X线的阳极, 成功研发了X线管, 使得仅在实验室中产生的X线可以进入医疗领域, 同时在治疗中放射线的质和量都可以得到控制。

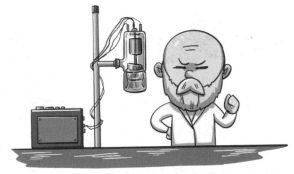

然而, 放疗也有先天的短板——与手术一样, 只是一种局部治疗的方式。乳腺肿瘤在X线照射下可以被摧毁, 但对于已经出现扩散的肿瘤, 治疗效果就非常有限。即使医生把照射剂量加大2倍, 甚至4倍, 同样无法改善疗效。

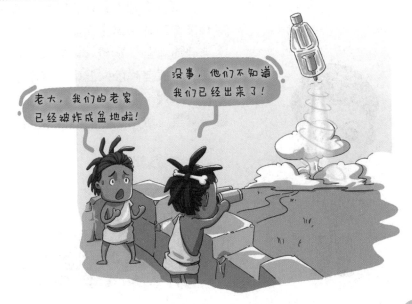

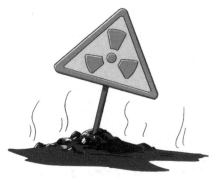

并且不加选择地滥用放射线照射，会使患者因剂量远超人体耐受范围而留下瘢痕、失明和灼伤。

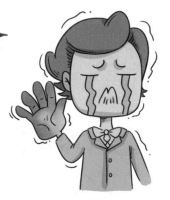

奋战在放射线探索之路上的先驱们也或多或少地受到了长期辐射的影响。格拉比的手骨坏死和坏疽，不得不一根一根地切除手指，他的脸也因诱发的病变一再手术；居里夫人终身贫血，后因白血病去世……然而更骇人的是，超剂量辐射还可能诱发癌变。

在居里夫妇发现镭后不久，镭就被发现能使硫化锌发出浅绿色的荧光，商人与政府看到了商机。第二年，镭就出现在了各式各样的产品中，例如浴盐、牙膏、手镯、腰带、茶杯、鞋油，甚至避孕套里，进入了生活的方方面面。

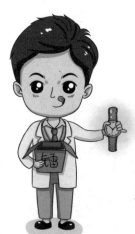

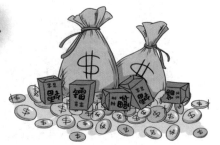

1917年，数十名年轻女孩感到很幸运，因为她们能在美国新泽西州的一个大型仓库里从事战争后援工作。名为"美国镭"的公司提供的这份工作很轻松，只需要用含镭的发光颜料绘制钟表上的表盘。

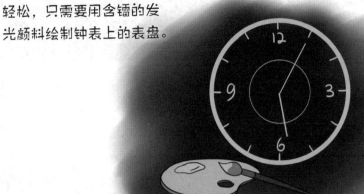

　　她们被告知这些发光颜料非常安全，因此在处理这些放射性涂料时没有采取任何防护措施，并经常用舌头舔笔尖以确保能在表盘上画出精细的刻度线条。

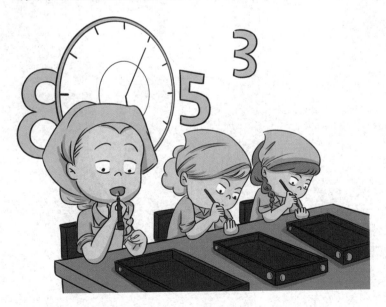

溅落到衣服与皮肤上的颜料还能发出荧光，让年轻女孩们在昏暗的舞池里备受瞩目。有趣的工作与可观的报酬，镭工厂里的年轻女孩在1920年时已多达300名。

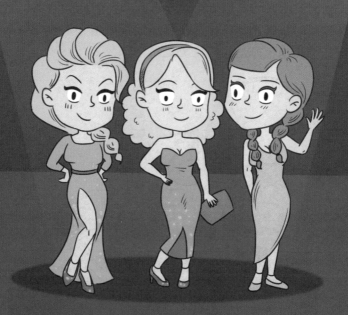

　　然而逐渐的，长期暴露在辐射之下的女孩们出现了状况，下颌痛、疲劳、贫血，甚至出现肉瘤、白血病，以及骨、舌头、颈部和下颌的肿瘤。直到1928年的秋天，随着"镭女郎"诉讼的结案，人们才彻底看清镭作为放射性物质狰狞的一面。

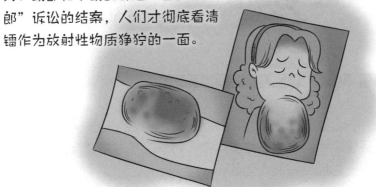

　　放射线就是这样的双刃剑，可以用来治疗癌症，但也能诱发癌变。放射线在医学领域中的应用亟待突破，技术上的，以及理念上的……

　　技术性的突破总会相对容易些。1922年，首台200 kV深部X线治疗机被成功研发，可以用于较浅表部位肿瘤的治疗。

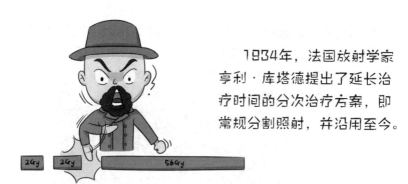

1934年，法国放射学家亨利·库塔德提出了延长治疗时间的分次治疗方案，即常规分割照射，并沿用至今。

理念上的突破，需要的可能是英雄的更迭。无论是放疗还是手术，都属于局部治疗，对于已经逃离原发部位的癌细胞，它们是无能为力的……

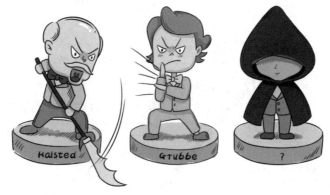

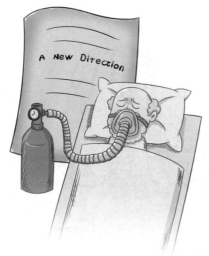

1932年，与豪斯泰德同时代倡导根治性乳房切除术的纽约外科医生威利·梅耶受邀在美国外科协会年会上发言。当时重病在床的梅耶写了一封演讲稿委托医生朋友在大会上宣读。在信中，他坦言肿瘤学已经走到了某种死胡同，亟待新的方向。

乳腺癌在发病初期是否就真的只是一种局部疾病？在乳腺癌的发生、发展过程中，癌细胞有没有可能已经脱离原发部位？当古罗马盖伦与古代中国陈自明坚定地提出乳腺癌源于"黑胆汁淤积"与"气滞血瘀"的理论时，他们相信这就是癌症的本质……事实是否真如他们所理解的那样——乳腺癌，从一开始就是一种系统性疾病？

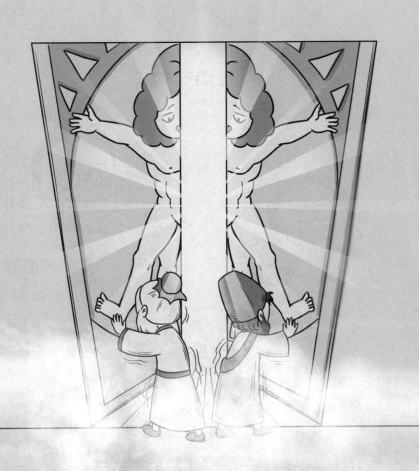

"北金南李" 的中华开局

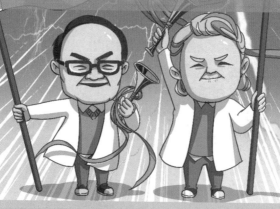

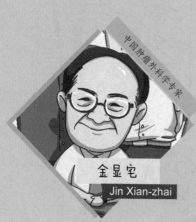

登场人物

中国肿瘤外科学家

金显宅

Jin Xian-zhai

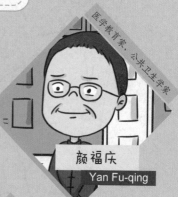

医学教育家·公共卫生学家

颜福庆

Yan Fu-qing

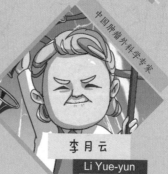

中国肿瘤外科学家

李月云

Li Yue-yun

就在西方理发师忙着替医生开刀放血之时，在遥远的东方，中国清代的医家依旧尝试着各种方剂。

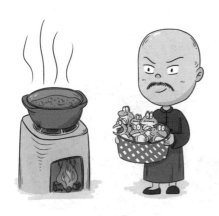

清代医家王维德在《外科证治全生集》的"乳岩治法"一章中继承了金代窦汉卿关于乳腺癌为"阴毒"的观点，首创阳和汤主治乳岩等证，并记载了用外治法治疗乳腺癌："外用大蟾六只，每日早晚取蟾破腹连杂，以蟾身刺孔，贴于患口，连贴三日，内服千金托里散，三日后接服西黄丸……"

慈禧太后亲赐三品医官并被誉为"江南第一圣手"的清末名医马培之则反对王维德的阳和汤，提出"是速其溃也，溃则百无一生。惟逍遥散最为稳妥……"。同时他也反对针刺疗法治疗乳腺癌，强调"乳岩断不可刺，刺则必败且速"。

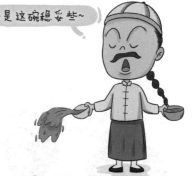

还是这碗稳妥些~

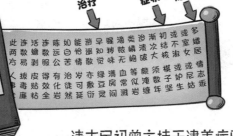

治疗　症状　病因

外科三字经

清末民初曾主持天津养病医院外科医事的近代中医名家高憩云在1905年出版了《外科三字经》，其中针对乳腺癌也提出了自己的见解。

1915年，马培之的学生之一——丁甘仁创办了上海中医专门学校。他在《丁甘仁医案》中阐述了自己对乳腺癌病因的理解，记载道："情志抑郁，郁而生火，郁火夹血瘀凝结，营卫不从。"

马培之的另一名学生邓星伯擅长外科，在所著的《邓星伯临证医集》中记载了5例中医治疗乳腺癌的病例，治法多以疏肝解郁、散结消肿为主。

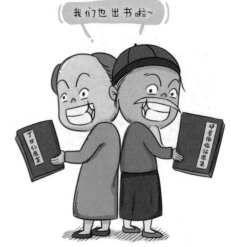

此外，在近代中医名家的专著中也记载有治疗乳腺癌的"秘方"，如《中医外科诊疗学》中的"洞天救苦丹"，《外科十三方考》中的"中九丸"等……

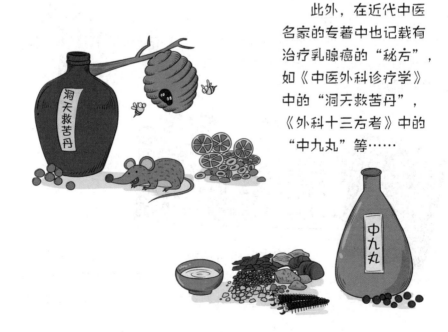

就在"散装"抗癌而彷徨无路之时，第一批承载着科学梦想的医学院在中华大地上崛地而起。

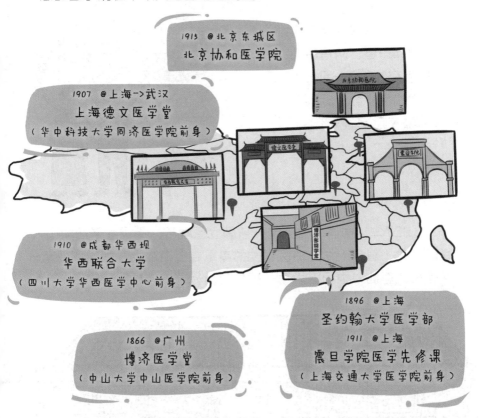

1914年春，医学教育家、公共卫生学家颜福庆联络了在北洋政府中任职的35名军政要员和社会知名人士一同发起组织了"湖南育群学会"，代湖南省政府与美国雅礼学会签订协定，合作创办湘雅医学专门学校（中南大学湘雅医学院前身）。

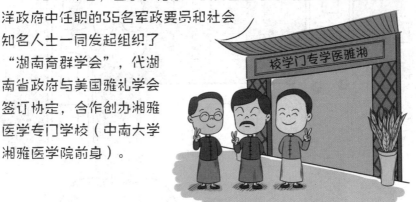

1915年，颜福庆与中国检疫、防疫事业先驱伍连德等一同创办了中华医学会，颜福庆任第一任会长。

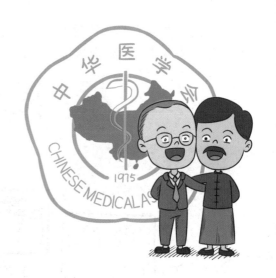

1927年，中国历史上第一所国立医学院——国立第四中山大学医学院（复旦大学上海医学院前身）在上海成立，颜福庆任第一任院长。至此，中国医学事业现代化的帷幕徐徐拉开。

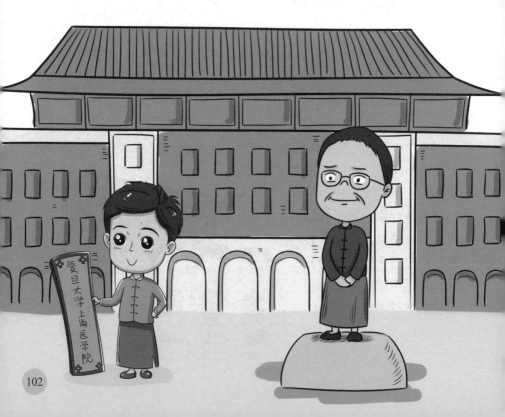

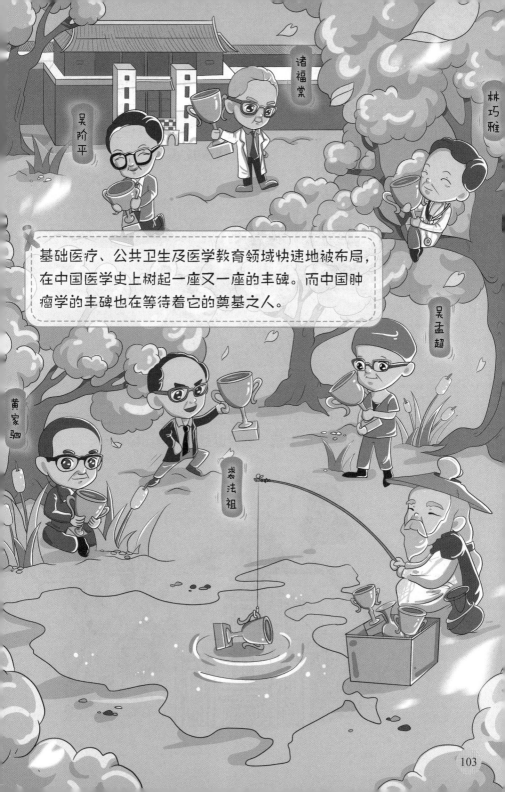

基础医疗、公共卫生及医学教育领域快速地被布局，在中国医学史上树起一座又一座的丰碑。而中国肿瘤学的丰碑也在等待着它的奠基之人。

103

　　1931年3月1日，"中比镭锭治疗院"在当时坐落于杨浦区的圣心医院内正式挂牌成立，并且在医学界先驱们的坚持与争取下，由中比庚款教育慈善委员会拨款在比利时购买了0.978克镭锭、两部深部X线治疗机和一台X线诊断机。

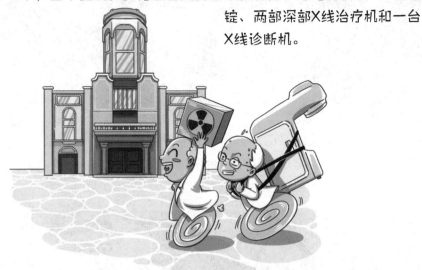

　　1937年10月，"八一三"事变后，圣心医院被日本海军司令部占领而成为华侨集中营。为躲避战火，中比镭锭治疗院被迫搬迁。

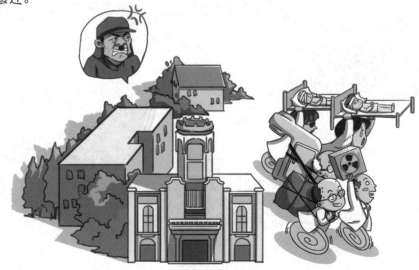

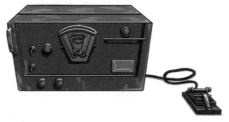

当时，日本巡逻军还发现医院附近经常有电波被扰乱的现象，怀疑医院中藏有电台，便有驻军前来搜查。

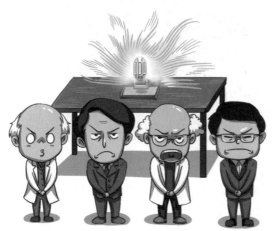

院长徐惊伯据理力争，用事实证明镭锭作为放射源可能扰乱电波，保留下了这颗极为珍贵的镭锭，守护住了中国抗癌现代化的火种。

也就在此期间，不久之后将改变中国抗癌格局的两位先导者踏上了前往美国研修的邮轮。

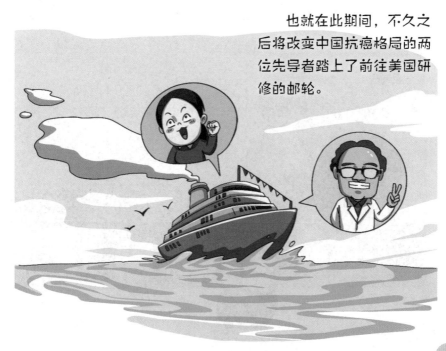

金显宅，1904年出生于朝鲜汉城，朝鲜沦为日本殖民地后，为避免日军的残酷镇压，其父将他装在背篓里，偷越鸭绿江桥进入中国国境，后加入中国籍。1926年考入北京协和医学院，因成绩优异每年都能获得100元奖学金。

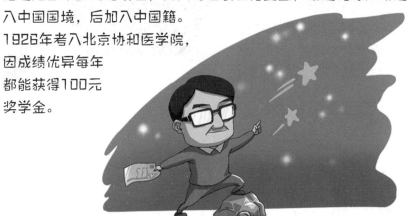

1937年，金显宅赴美留学，在纽约纪念斯隆-凯特琳癌症中心与芝加哥肿瘤研究所研修，后又赴英国、法国、比利时、德国、丹麦、瑞典、瑞士及意大利考察各国肿瘤医院或癌症中心的诊疗工作，于1939年10月返回北京，出任北京协和医院肿瘤科主任。

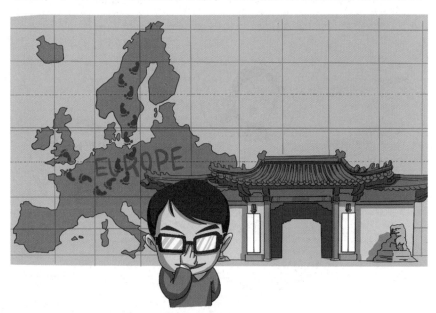

李月云, 1911年出生于广州, 初中阶段就读于北京美国学校, 深受西方教育的熏陶并练就了一口纯正的美式口语。1935年毕业于上海基督教女子医学院, 先后在上海西门妇孺医院 (复旦大学附属妇产科医院前身) 及北京协和医院实习与工作。

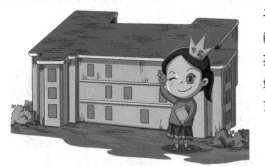

1938年, 李月云只身前往美国进修, 在宾夕法尼亚大学医学院攻读硕士学位后, 至纽约纪念斯隆-凯特琳癌症中心继续研修。第二次世界大战结束时, 眼见中西肿瘤医学水平的差距, 李月云萌生了回国改变中国肿瘤医学现状的想法。

1946年4月, 李月云在一位美国友人的资助下, 带着足够在上海开一家肿瘤诊所的全部医疗设备与器械, 踏上了回国的邮轮。

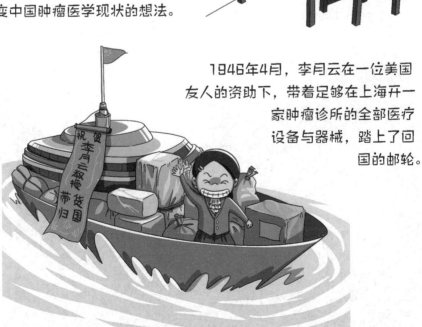

回国后最初的几年里，李月云主要从事妇科肿瘤工作。1952年7月，上海中山医院创建肿瘤外科，并聘请李月云为主任，从此开始培养中国第一批肿瘤外科人才。

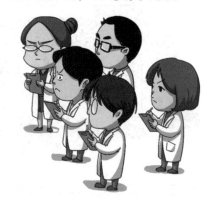

1952年，原国立第四中山大学医学院改名为上海第一医学院。1954年，原中比镭锭治疗院划归上海第一医学院并定名为上海第一医学院肿瘤医院。1956年，上海中山医院肿瘤外科划归肿瘤医院，李月云任大外科主任。外科、病理与放疗在这一时刻齐聚，上海第一医学院肿瘤医院也成为国内第一家肿瘤专科医院。

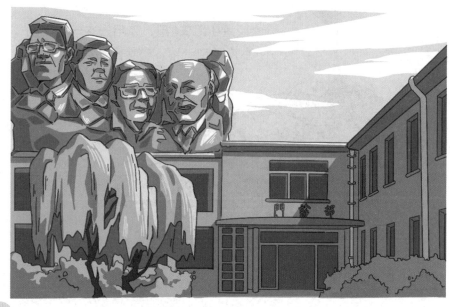

至此，北有金显宅，南有李月云，一南一北这两位先导者打造了成建制的抗癌力量。在中国肿瘤医学这张白纸上画下了浓墨重彩的第一笔，英雄集结的战鼓响彻云霄。

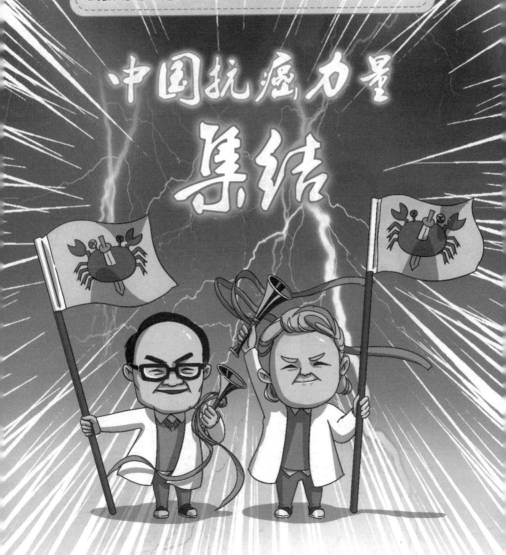

中国抗癌力量集结

在北方，金显宅麾下有李树玲、金家瑞、张天泽、王德延、王德元。

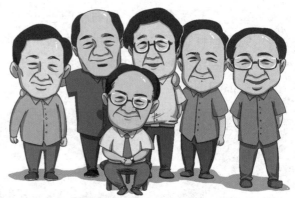

在南方，李月云麾下有沈镇宙、谢大业、俞鲁谊、李澍、关增文、马东白。两支代表中国最强抗癌战力的生力军在中华大地上砥砺前行。

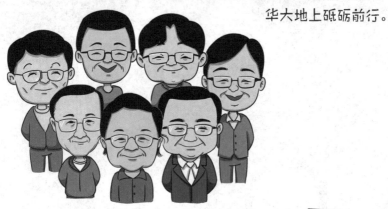

与此同时，史上第一种抗肿瘤化学治疗药物——氮芥在美国被食品药品监督管理局（FDA）批准上市。终于，在肿瘤学领域，中国在豪斯泰德时代翻篇之前完成了蜕变，列席下一个时代的演职员表中。

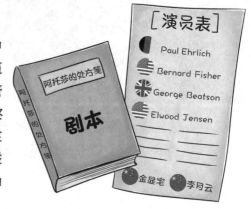

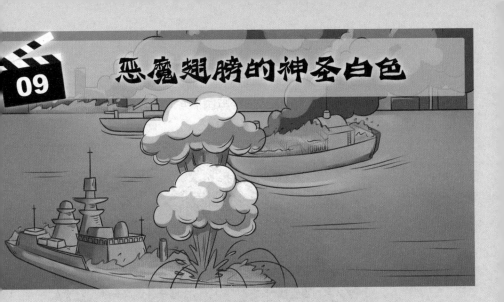

恶魔翅膀的神圣白色

登场人物

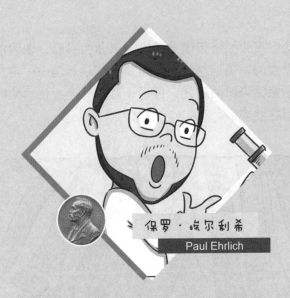

保罗·埃尔利希
Paul Ehrlich

免疫学家、化学疗法的奠基者之一,
一生憧憬着"魔法子弹"

19世纪50年代中期，满载着棉花的船只缓缓驶向西方，将货物卸在英国的港口。纺织工业在英国欣欣向荣，棉织品的出口占英国出口总量的50%。

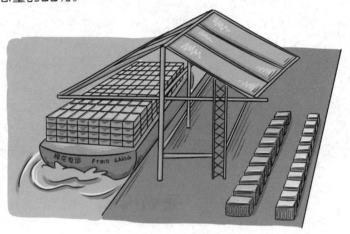

纺织工业的繁荣带动了染色工业的兴盛，增稠剂、媒染剂、漂白剂、清洁剂，提炼染料、加快着色……在这样一个沉迷于制作染料的时代，任何一种有颜色的化学物质都会被视作潜在的染料。

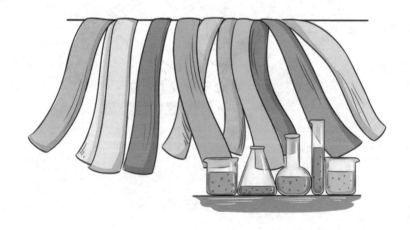

为了在欧美纺织品市场一展宏图，缺乏天然染料渠道的德国开始专注合成染料的研发，合成化学领域焕发出勃勃生机。从染料工业开始，化学家们逐渐开始向整个新型分子领域进军，争相开发包括酚、醇、溴化物、生物碱和酰胺等自然界没有的化学物质，尽管当时他们并不知道这些分子可能有何用途。

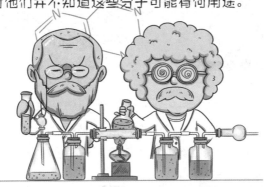

几个世纪以来，人们认为生物体与非生物体的区别就在于生物体内有一种神秘的生命"活力"，它控制和规定着生物体的全部生命活动和特征，并且无法在实验室中被复制，这就是源自亚里士多德的"活力论"。

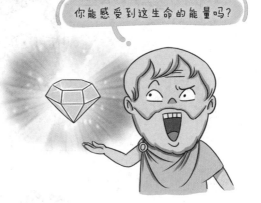

你能感受到这生命的能量吗？

就是那么简单~

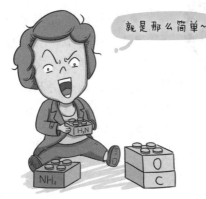

直到1828年，柏林科学家弗里德里希·沃勒用无机盐合成了只有肾脏才能产出的尿素，才妥妥地打破了"活力论"。

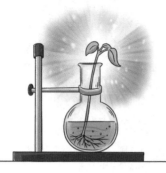

生命中的化学物质竟然可以在实验室里合成！那么，烧瓶里衍生的分子能不能影响人体内部的运作呢？化学合成领域与生命医学领域之间的结界终于开始瓦解。

1878年，德国莱比锡大学一名24岁的医学生保罗·埃尔利希在寻找论文课题时，提出了使用服装染料给动物组织进行染色。他惊奇地发现，特定的染料似乎可以区分藏在细胞中的化学物质，竟然可以使某些特定的结构因着色而凸显出来。

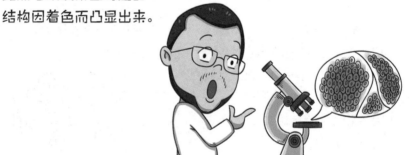

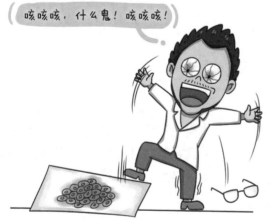

咳咳咳，什么鬼！咳咳咳！

他开始研究如何用不同的染料让不同的细胞着色，用以诊断疾病。研究过程中，有一次他竟然给自己的唾液染色，发现自己得了肺结核。

某个深夜，某一节从柏林发往法兰克福的火车车厢里，埃尔利希想到：应该能够找到一种人工合成的物质，它们将成为"魔法子弹"，可以针对某些疾病产生直接而特异的疗效。"化学疗法"——利用特定的化学物质治疗疾病这一概念，就在这个午夜时分的动荡车厢里诞生了。

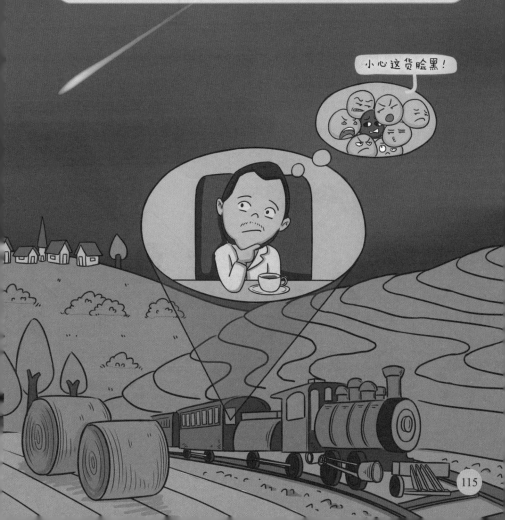

埃尔利希开始在染料工业的化学品及衍生物中寻找"有疗效的化学物质"。在一次威斯巴登举行的内科学术会议中，他宣布发现了一种可以有效治疗"欧洲18世纪的隐疾"——梅毒的化合物，并且起了一个非常工业风的名字："化合物606"。

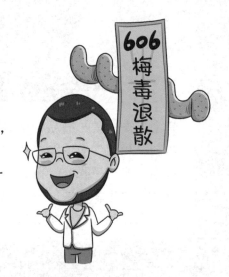

从1904年开始，埃尔利希的研究目标向癌症推进，他精心配制、设计了几套方案去寻找抗癌药物，尝试了酰胺类、苯胺类、磺胺类衍生物，以及砷和乙醇，企图杀灭癌细胞，但都徒劳无功……那些对癌症有杀灭作用的化合物，无可避免地都会累及正常细胞。

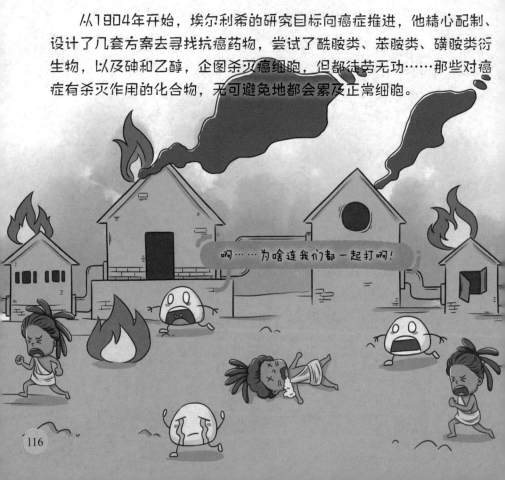

1914年7月，第一次世界大战爆发，曾经的染料化工厂纷纷转而大规模地为军用毒气生产化学原料。

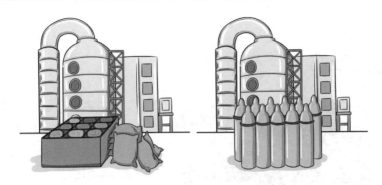

1917年7月12日，一个雾气蒙蒙的夜晚，一排排带有黄色小十字标记的炮弹砸向靠近比利时小镇伊普尔的英军驻地。炮弹内液体迅速气化，黄绿色的气体遮蔽夜空。这一晚伤亡士兵2000余名，连尸体上都有了芥末的味道。

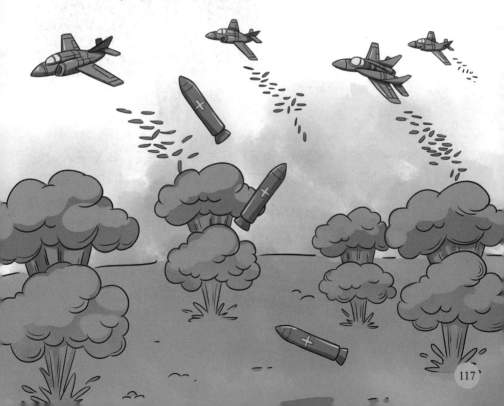

这就是当时号称"毒气之王"的芥子气，也称硫芥，由比利时化学家德斯普雷兹发现，并由德国化学家维克托·梅耶在1886年首次人工合成。

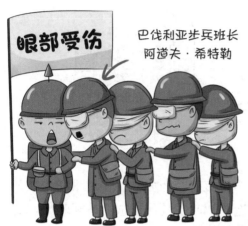

眼部受伤

巴伐利亚步兵班长
阿道夫·希特勒

芥子气可以快速产生中毒症状，在短期内造成呼吸困难、皮肤灼伤、水疱、失明等。

在第一次世界大战中共有1.2万吨芥子气被投放于战场，因此中毒造成的伤亡人数接近120万人。

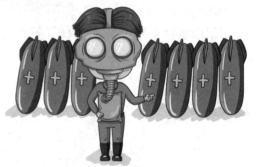

芥子气在战争中起到了快速控场与杀伤的作用，以至于人们忽视了它的长期影响——极其明显的骨髓抑制作用。1919年，美国病理学家爱德华和海伦·克伦巴尔夫妇对2年前伊普尔轰炸中的几位幸存者进行了随访，发现他们骨髓造血功能几近枯竭，甚至需要频繁输血，也极易感染……

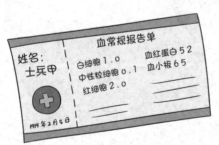

血常规报告单

姓名：士兵甲
白细胞1.0
中性粒细胞0.1
红细胞2.0
血红蛋白52
血小板65

1919年2月5日

　　尽管芥子气的毒性明显，但这种人工合成的化合物竟然可以只以骨髓为攻击目标，只清除特定群体的细胞，这是化学合成领域与生命医学领域的又一次剧烈碰撞。但这次碰撞所闪耀的火花，还是被湮没在了燎原的战火之中……

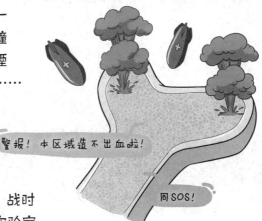

警报！本区域造不出血啦！

同SOS!

　　第一次世界大战后，战时的化学家们回到他们的实验室，为着不同的目的和目标去设计、寻找新的化学物质，同时对芥子气也进行了大量的研究。1935年，化学家用氮代替芥子气中的硫合成了一系列与芥子气相似的化合物。

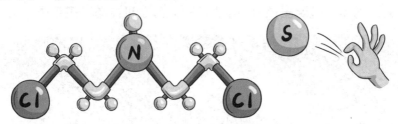

　　尽管《日内瓦公约》中禁止使用毒气及化学武器，但在第二次世界大战中仍有芥子气现身的暗影。

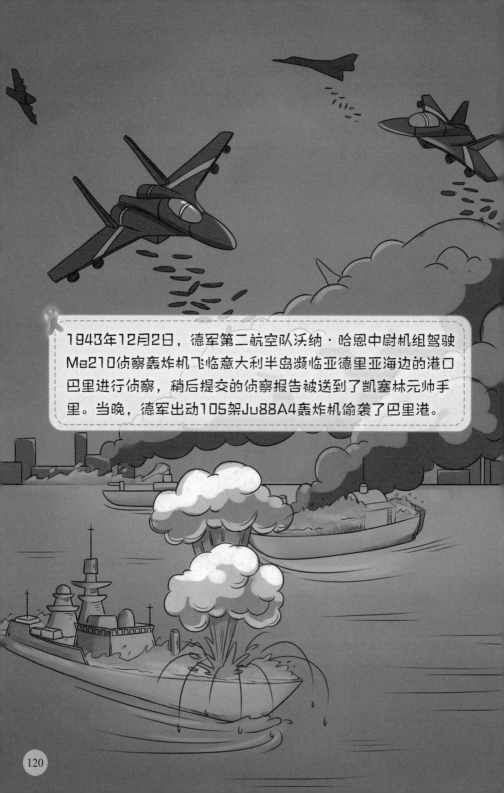

1943年12月2日，德军第二航空队沃纳·哈恩中尉机组驾驶Me210侦察轰炸机飞临意大利半岛濒临亚德里亚海边的港口巴里进行侦察，稍后提交的侦察报告被送到了凯塞林元帅手里。当晚，德军出动105架Ju88A4轰炸机偷袭了巴里港。

德军的偷袭获得了出乎意料的战果，在港口密集停泊的盟军货轮遭到毁灭性打击。然而，更大的灾难才刚刚开始。为了避免造成公众恐慌，同时也为了避免刺激德国在战争中使用化学武器，盟军领袖们命令隐瞒灾难真相，直至1967年才得以全面揭秘。

事实是，在盟军被击沉的28艘船只中，一艘名为"约翰·哈维号"的美国自由轮上运载了2 000枚M47芥子气毒气弹，每一枚炸弹中都装填了60~70磅芥子气。

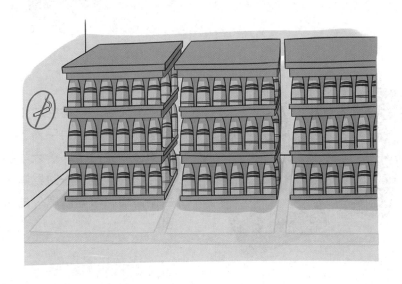

爆炸中幸存的士兵和水手大多死于后续致命的骨髓抑制，甚至还有至少5000名平民遭受了毒气污染。巴里事件加速了美军对战争毒气及其对士兵影响的研究。

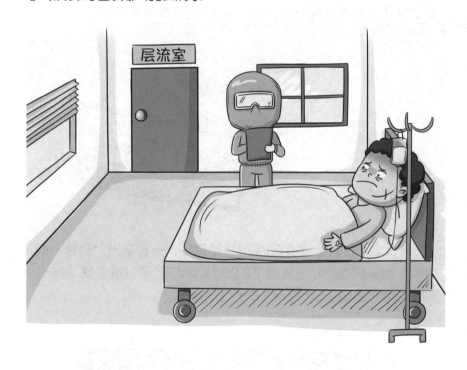

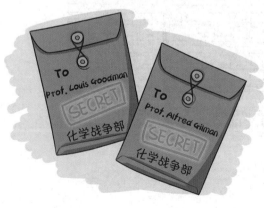

不久后，一份由"化学战争部"签发的关于氮芥研究的合同交给了耶鲁大学的两名药理学家——路易斯·古德曼和阿尔弗雷德·吉尔曼。

研究中，古德曼和吉尔曼在移植了淋巴瘤的小鼠模型中观察到了氮芥可以使肿瘤退缩。

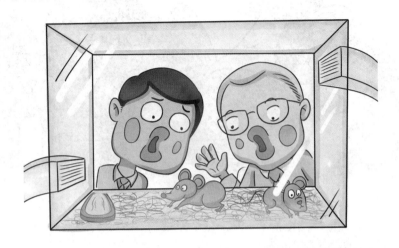

1942年，他们又说服了胸外科医生古斯塔夫·林德斯科格给一名非霍奇金淋巴瘤患者注射氮芥，竟然同样观察到了肿瘤的显著退缩——尽管缓解期比较短暂。由于与战争气体计划相关，这项研究直到1946年才解密公布。

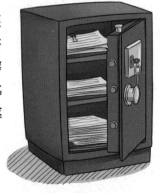

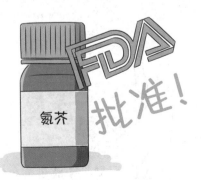

1949年，氮芥成为第一个被美国FDA批准上市的抗肿瘤药物。

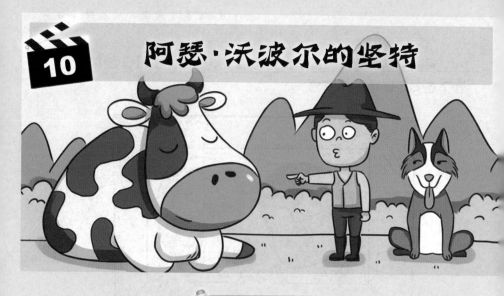

10 阿瑟·沃波尔的坚持

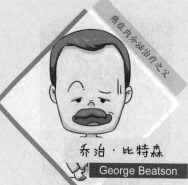

登场人物

癌症内分泌治疗之父

乔治·比特森
George Beatson

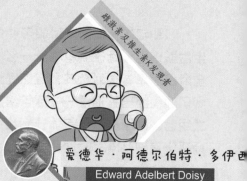

雌激素及维生素K发现者

爱德华·阿德尔伯特·多伊西
Edward Adelbert Doisy

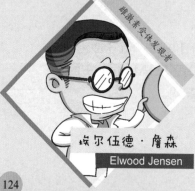

雌激素受体发现者

埃尔伍德·詹森
Elwood Jensen

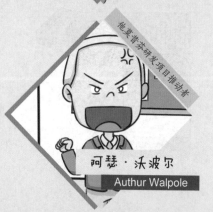

他莫昔芬研发项目推动者

阿瑟·沃波尔
Authur Walpole

　　1896年，英国外科医生乔治·比特森接诊了一位33岁乳腺癌术后广泛复发转移的患者。无法手术，没有药物……黔驴技穷的比特森想到了远在苏格兰高地的牧羊人，他们宣称摘除奶牛的卵巢可以改变其泌乳能力，改善乳房质量。

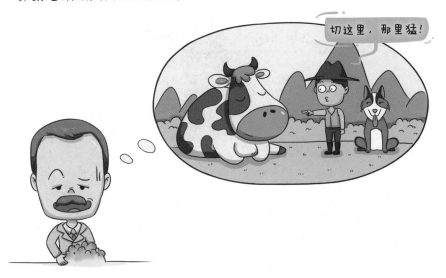

　　卵巢与乳房之间那种微妙又暧昧的联系让比特森产生了一个大胆的想法。他通过手术摘除了这位患者的双侧卵巢，5周后奇迹竟然出现了——复发的病灶开始缩小！到了术后8个月时，复发病灶消失了……

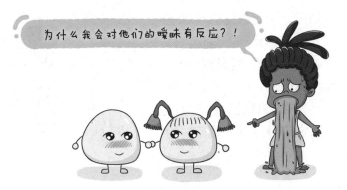

比特森在《柳叶刀》杂志中报道了这个病例，之后伦敦的外科医生试图在更多女性中重复这个发现，结果只有约2/3患者的病灶对卵巢切除会产生了反应。

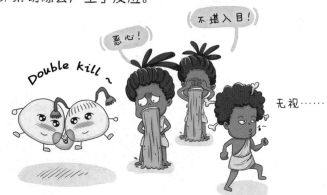

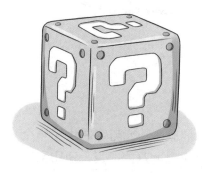

这样的结果令当时的生理学家大惑不解，这就好比头痛不医头，反而去捏脚，而且竟然捏着捏着头就真的不痛了……有两个问题留待回答。

第一个问题，为什么手术切除一个远端器官可以影响乳腺癌的病程？难道人体内真有持续循环的神秘物质，比如黑胆汁、经气脉络？这个问题在30年后，由美国生物化学家爱德华·阿德尔伯特·多伊西来回答。

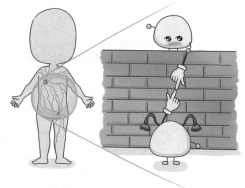

1929年，多伊西试图找出影响女性月经周期的因素，他从怀孕女性那里收集了几百加仑（1加仑=3.78升）的尿液，从中提取出了若干毫克的激素，称作雌激素。雌激素由卵巢分泌，与正常乳腺的生长和功能维持息息相关。

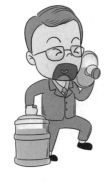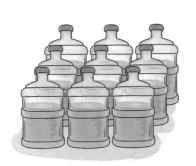

第二个问题，如果雌激素就是乳房与卵巢之间的暧昧联系，那为什么只有一部分罹患乳腺癌的患者会对卵巢切除有应答？在揭晓这个问题的答案之前，我们先来聊聊一款避孕药~

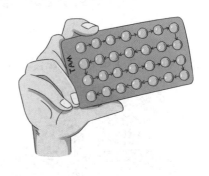

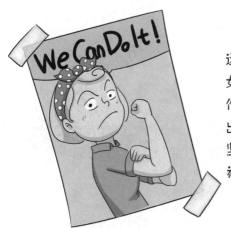

第二次世界大战的社会动员远超第一次世界大战时期，大量女性被要求"填补男人留下的工作岗位"，在舆论包装下还催生出了"铆钉罗西"的公众形象，坚毅的眼神、健壮的体魄，撸起袖子秀肌肉。

经济危机、世界大战、人口膨胀，以及女性的维权运动等诸多因素折射在医药科研领域，就是对避孕药物研发的热情持续高涨。

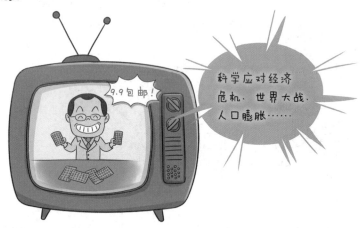

1958年，威廉·迈乐公司的研究者合成了一款命名为MER25的化合物。这款化合物在动物实验中显示出它能够让动物性交后避孕。

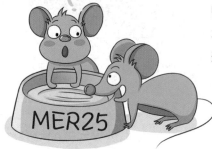

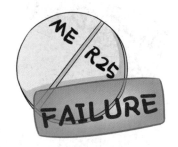

但随后MER25用作避孕药物的临床作用评价却不尽如人意，并且还伴随有严重的不良反应。尽管如此，MER25的发现还是促进了非甾体类抗雌激素药物的研发。

与其他制药公司一样，当时英国帝国化学工业制药公司（ICI）的研发重点也是寻找生育控制药物，由在染料部生物学实验室任职的生殖内分泌学家阿瑟·沃波尔挂帅进行研究。

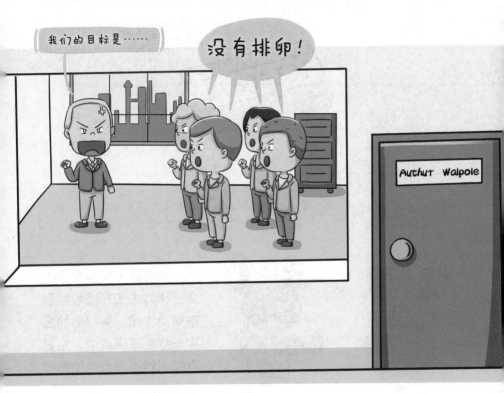

尽管沃波尔是一位内分泌学家，但他在抗肿瘤研究方面却也保持着长久不衰的兴趣，曾建立了评估化合物致癌性的动物模型，还发现了抗肿瘤化合物M9500，对雌激素在肿瘤方面的潜在应用价值也有极大兴趣。

1962年，在ICI这个才华横溢的生育控制计划团队中，合成化学家多拉·理查森合成了一种具有很强抗雌激素活性的化合物，代号为ICI 46474。

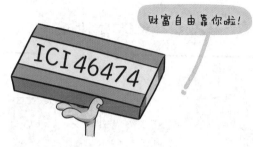

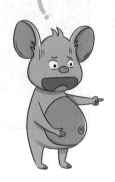
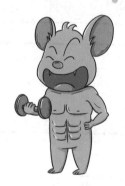

然而这个备受瞩目的化合物并未如预期般起到避孕的作用，更尴尬的是，在一些临床研究中，它甚至能引发不孕女性的排卵，促进生育……

毫无疑问，这是个失败的避孕药，但沃波尔却意识到，它在结构上与之前实验室里发现的对乳腺癌细胞有抑制作用的化合物——氯代三苯乙烯非常相似，要求ICI应该将ICI 46474的研究方向转向乳腺癌领域。

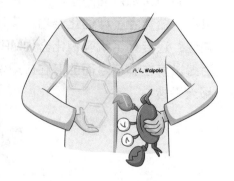

　　这时，有人跳出来回答了70年前比特森的第二个问题。1968年，美国化学家化学家埃尔伍德·詹森用放射性标记的雌激素做诱饵，发现了雌激素的受体。雌激素只有与雌激素受体结合后，才能传输信号给细胞。

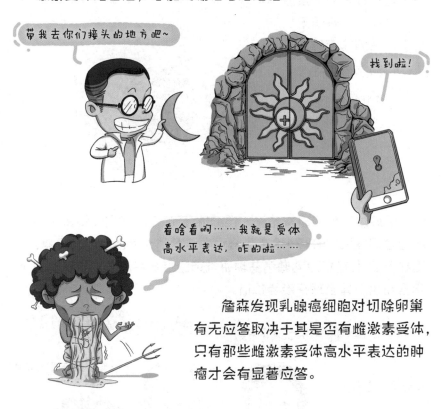

带我去你们接头的地方吧~

找到啦!

看啥看啊……我就是受体高水平表达，咋的啦……

　　詹森发现乳腺癌细胞对切除卵巢有无应答取决于其是否有雌激素受体，只有那些雌激素受体高水平表达的肿瘤才会有显著应答。

　　结合詹森的开创性研究，沃波尔坚信ICI 46474应该可以对雌激素敏感的乳腺癌起效。为了验证这个想法，沃波尔与理查森找到了当时世界著名的癌症中心——曼彻斯特的克里斯蒂医院寻求合作。

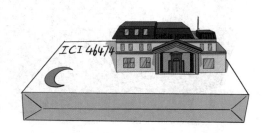

ICI 46474

1969年夏末，一个小型的临床研究在克里斯蒂医院开展，有46名晚期复发转移的乳腺癌患者接受了超过3个月的ICI 46474片剂治疗。而这款被抛弃的避孕药，竟然真的让其中的10名患者逐渐开始出现惊人的反应：肿瘤变软了、开始退缩了、肺转移瘤缩小了、骨痛消失了……

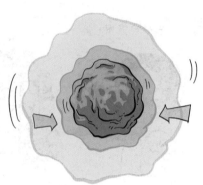

沃波尔汇报了研究结果，但ICI的董事会成员们却悔青了肠子，认为公司在ICI 46474这个化合物中耗费了太多的时间和经费，原因在于ICI制药部对乳腺癌药物研究项目没有兴趣，并且认为这个化合物也没有全球开发的价值。

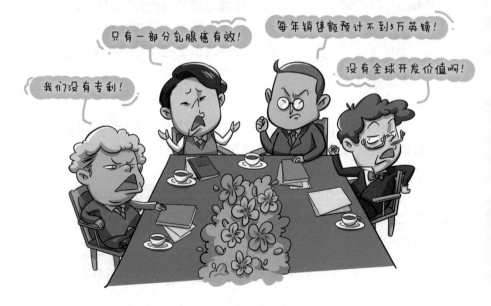

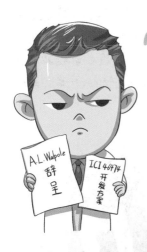

二选一，要么我走，要么给钱！

就在ICI准备终止这个项目时，沃波尔再次挺身而出，挟声誉与职位之大势要求公司对ICI 46474项目继续支持，并在伯明翰伊丽莎白女王医院开展了后续临床研究。

对了，ICI 46474——这个失败的避孕药、无心插柳的抗癌药——还有其他的名字，叫作他莫昔芬（三苯氧胺）。

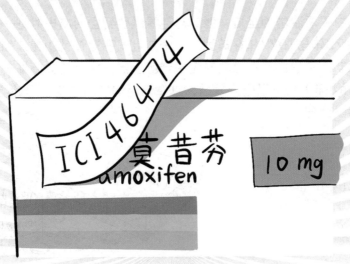

1973年，在美国马萨诸塞州舒兹伯利的伍斯特基金实验室里，年轻的生化学家维吉尔·克雷格·乔丹为他莫昔芬下了第一个注解。他通过给乳腺癌细胞染色检测之前詹森所发现的雌激素受体，结果表达雌激素受体的癌细胞对他莫昔芬高度敏感，而缺乏雌激素受体表达的癌细胞则毫无反应。

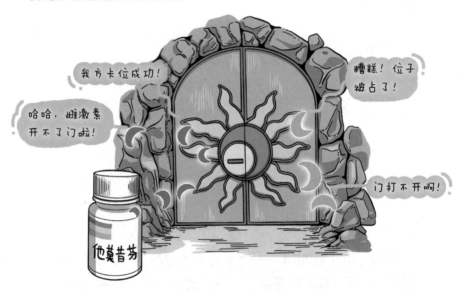

由于沃波尔的坚持，他莫昔芬得以熬到它的高光时刻——分别于1973年与1977年在英国与美国获批用于治疗乳腺癌。他莫昔芬的成功上市挽救了无数乳腺癌患者的生命，同时也为阿斯利康（即原来的ICI）带来了巨大效益，其作为通用名的药物在全球的销售额更难以估计。

更重要的是，在癌症研究史上，第一次由一个核心分子逻辑把药物、药物靶向受体及癌细胞结合在了一起，为药物的研发提供了新的思路。同时，他莫昔芬的成功在内分泌治疗领域也产生了巨大的影响，促使对芳香化酶抑制剂进行重新审视与评价，也推动了纯抗雌激素药物的研究。

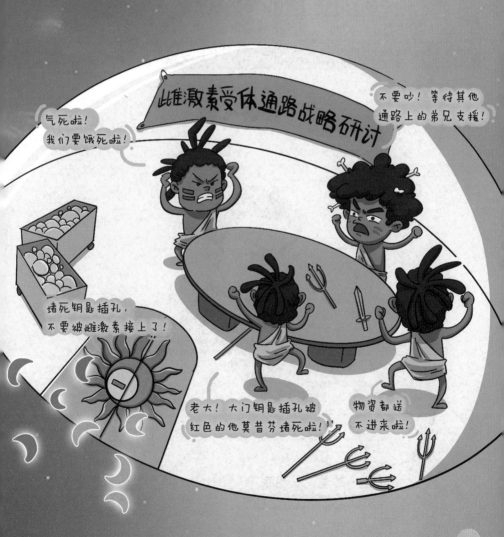

豪斯泰德的精神封印

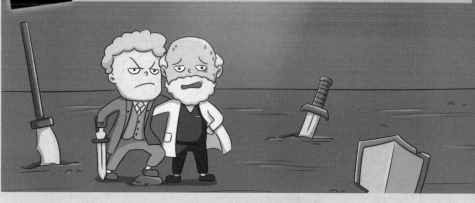

登场人物

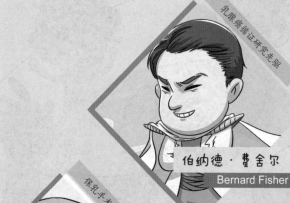

乳腺癌循证研究先驱

伯纳德·费舍尔
Bernard Fisher

保乳手术最初开拓者

杰弗里·兰登·凯恩斯
Geoffrey Langdon Keynes

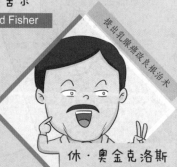

提出乳腺癌改良根治术

休·奥金克洛斯
Hugh Auchincloss

1974年6月，45岁的罗斯·库什纳（Rose Kushner）发现她的乳房里出现了一个肿块，从那一刻起，抗击乳腺癌成为了她余生为之全力以赴的焦点。

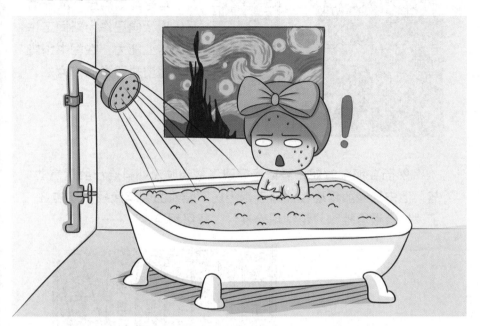

库什纳出生于美国马里兰州巴尔的摩市，父母是东欧移民。10岁时就成为孤儿的库什纳想要成为一名医生，但无法负担学费。高中毕业后，库什纳在约翰·霍普金斯医学院工作，之后将兴趣转移向了新闻行业。

这里是库什纳带来的前方报道

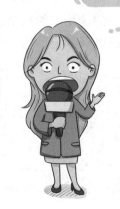

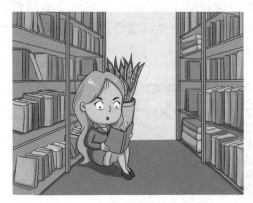

罹患乳腺癌后，库什纳开始发挥自己作为新闻工作者的专业能力，在图书馆查阅大量资料寻求治疗方法。

然而在那个时期，豪斯泰德已经成为肿瘤外科治疗的最高典范，他曾珍爱的根治性外科手术经历了惊人的繁荣发展，演变成了"扩大根治性""特别根治性""超级根治性"……

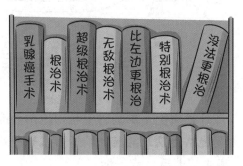

当时美国乳腺外科领域普遍的做法是在麻醉后先进行活检手术，一旦术中确诊是恶性，就直接进行根治性手术。这意味着哪怕是再年轻的女孩，再小的肿块，也有可能一觉醒来就失去了整个乳房，甚至包括胸肌以及部分肋骨……

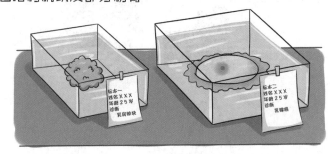

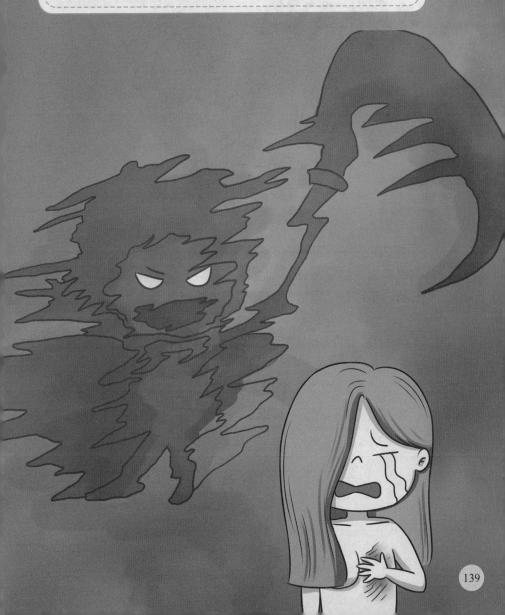

很多时候，患者在麻醉过程中会经历一场梦魇，醒来后会陷入另一场更真实的梦魇。豪斯泰德的"根治主义"对女性身体会造成一种病态的毁形，更重要的是，这种"活检－根治一站式"操作模式将患者对于自己身体的自主权排斥在了考虑之外。

库什纳决定向这种独裁式的医患关系发起挑战。她提出跟医生签订协议，先对她进行活检确诊，然后由她本人来决定后续的措施。然而，一连19名外科医生都拒绝了她的提议。

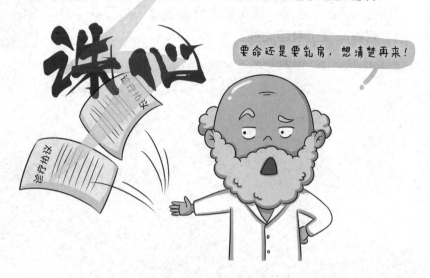

第20位——纽约州罗斯威尔帕克癌症研究所的一位华裔乳腺癌专家支持了库什纳的主张，愿意为她实施与传统根治术不同的、不那么"彻底"的乳房切除手术。

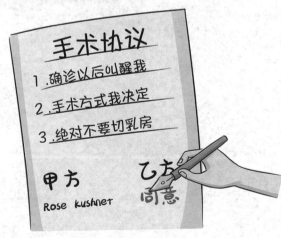

从手术中恢复后,库什纳开始写作,普及她的治疗经历,抨击疗效并未经过充分检验的根治术,批判"活检-根治一站式"的独裁操作。

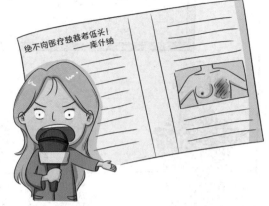

库什纳也有她的战友,例如《寂静的春天》的作者蕾切尔·卡森、美国全国广播公司新闻主持人贝蒂·罗琳,她们都富有煽动性,态度严肃却言辞巧妙,有理有据地挑战那些傲慢的正统外科医生。

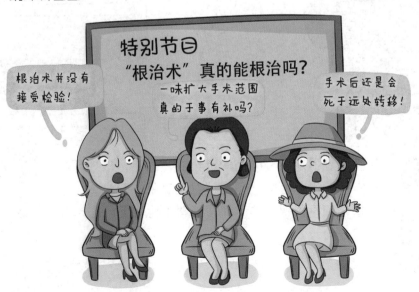

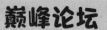

巅峰论坛

如何"扩大"根治效果？

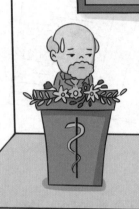

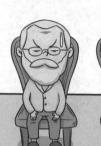

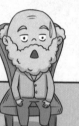

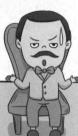

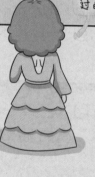

教授们，为什么被你们"根治"过的患者还会面临死亡？

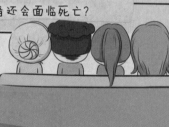

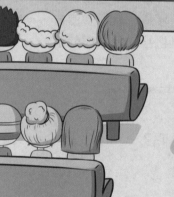

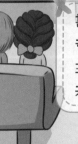

甚至，她们还积极参加学术会议，毫不留情地打断专家的演讲，批判他们无视女性对于自己身体的自主权，毫不畏惧地诘问那些外科医生为何根治术还未接受检验。

1975年，库什纳在马里兰州肯辛顿市联合开设了乳腺癌咨询热线，更是在1977年6月，成为美国国立卫生研究院（National Institutes of Health, NIH）专家组中唯一一名非医生成员。

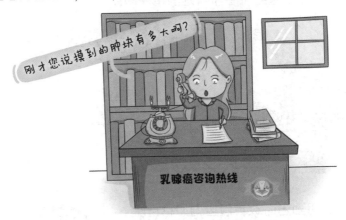

而就在当月，伯纳德·费舍尔带着NSABP B-04研究的第一次分析结果，一把甩在了豪斯泰德信徒们的面前。然后，寂静……

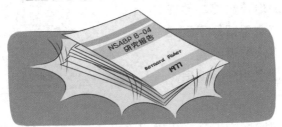

在了解NSABP B-04研究的重要性之前，我们先回到1924年，那时豪斯泰德认为乳腺癌会从乳房某一点呈弧形不断向外扩散，先经腋下淋巴结，后通过血液阴邪地杀向肝、骨等远处脏器。然而，远在英国伦敦圣巴塞罗缪医院的年轻医生杰弗里·兰登·凯恩斯对此却有所怀疑。

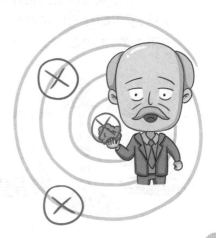

1924年8月，凯恩斯接诊了一位47岁的乳腺癌患者。肿瘤破溃、消瘦、虚弱，激进的根治性手术可能会让她无法活着离开手术台……这是凯恩斯对她的第一印象。

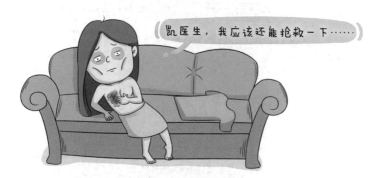

凯医生，我应该还能抢救一下……

联想到当时放疗医生例如格拉比已经证实X线在治疗乳腺癌方面的有效性，凯恩斯决定采用一种相对保守的治疗策略。他在这名患者乳房里置入了50毫克的镭，令人惊讶的是，肿块逐渐出现了明显的消退。

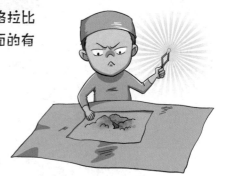

凯恩斯意识到，也许根治术并非唯一手段，采用较小的手术同样可以清除肿瘤。基于这种策略，凯恩斯在1924至1928年间尝试了多种不同的方案。

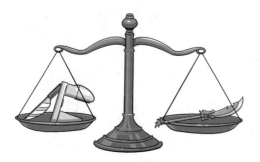

他观察到，较小范围的手术和小剂量放疗谨慎结合的治疗模式可以带来最好的治疗效果，在癌症复发率方面与号称"根治"的治疗策略也可堪比较。

然而，凯恩斯的理论与实践很大程度上被美国的外科医生忽视了，豪斯泰德的追随者们对凯恩斯的成果一笑置之，并且嫌弃地称之为"肿块切除术"。

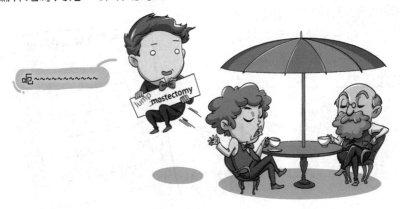

在凯恩斯被遗忘了25年后的一天，他的一位同事在休假期间到美国俄亥俄州的克里兰夫诊所作了关于乳腺癌历史的报告，着重阐述了凯恩斯相对保守的手术方式。当晚的观众中，有一位年轻的外科医生叫乔治·巴尼·克莱尔。

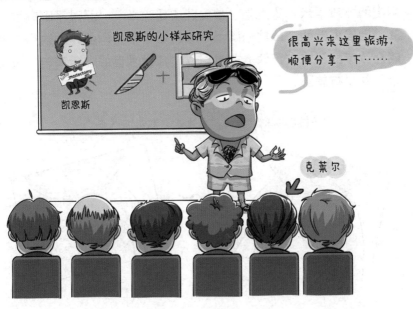

克莱尔的父亲是根治术的拥趸，但这不影响克莱尔对根治术的怀疑。实验室里种植在小鼠身上的肿瘤并不像豪斯泰德"离心理论"那样发展，而是以无法预知的不规则方式扩散。豪斯泰德不也观察到接受了根治术的患者，有一半会在术后不到3年就死于难以解释的肿瘤转移吗？

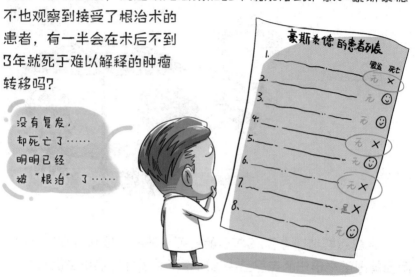

没有复发，
却死亡了……
明明已经
被"根治"了……

豪斯泰德 的患者列表

克莱尔很快就彻底放弃了根治术，转而采取类似凯恩斯的有限度的外科手术，称之为"单纯乳房切除术"。经过了6年的实践，他发现他的"单纯切除术"与凯恩斯所采用的"肿块切除术"联合放疗的策略在疗效上非常相似，并且患者的存活率与"根治术"并没有差别。

好像，似乎，仿佛，可能，大概差不多吧……

　　然而，这些只是"个人经验"。无论是凯恩斯还是克莱尔，都无法用严谨的试验去反驳豪斯泰德的根治术。要证明一种治疗方法优效于或等效于另一种治疗方法，需要积累更多的病例与数据。然而那些拥有足够多患者的医生反而多是凯恩斯与克莱尔的强烈反对者。

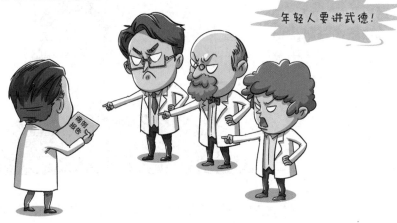

　　豪斯泰德的挑战者们同样需要英雄的加持。1971年8月，与豪斯泰德同样难以相处、坚韧不拔而又精力充沛的英雄式人物，时任美国外科辅助性乳腺和肠道外科计划（NSABP）主席的宾夕法尼亚外科医生伯纳德·费舍尔扛起了大旗，正式向根治性手术宣战。

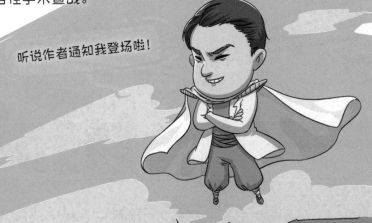

相比于乳腺癌，费舍尔其实对肝脏再生相关的实验室研究更感兴趣。然而，一个电话改变了他的科学研究轨迹。这个电话来自于他的导师——宾夕法尼亚大学附属医院的外科医生伊西多尔·拉夫丁，现任NIH下设的国家癌症化学治疗服务中心研究小组主席，曾为艾森豪威尔总统进行过手术的男人。

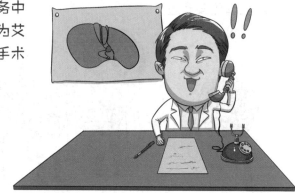

1957年春，费舍尔与其他22位外科医生应邀在NIH的石屋会面，讨论NSABP的前身——外科辅助化学疗法乳腺项目的创建。

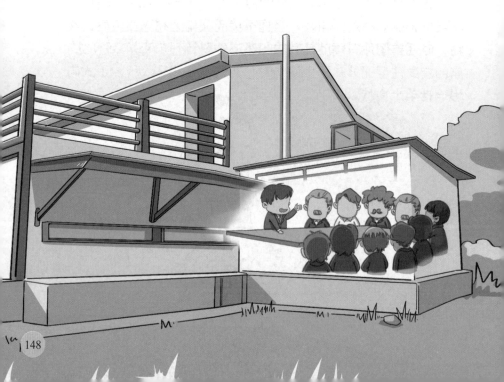

NIH在石屋举行的会议对费舍尔来说是一个转折点，这是他第一次接触临床试验。基于会议的讨论，第一个随机临床试验在1958年启动，当年4月4日入组了第一例患者。

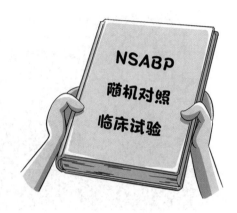

这个临床试验主要研究那些经过"根治术"的患者是否能从术后的全身治疗中获益。至1958年10月15日，累计有105名患者参与该研究，她们被随机分配接受塞替哌（一种氮芥类烷化剂治疗）或者安慰剂。

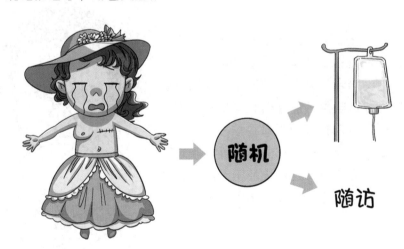

费舍尔发现，绝经前妇女可以从术后的塞替派治疗中获益。尽管如此，由于这种治疗并不能使所有患者获益，同时也有明显的不良反应，许多外科医生依旧不愿意让实施了根治术的患者使用化疗药物，并称之为"离经叛道"。

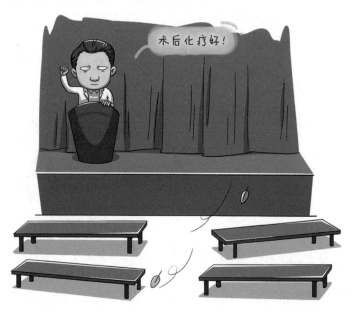

然而这个研究激起了费舍尔对于肿瘤转移生物学的浓厚兴趣。经历了"根治术"的患者可以从之后的全身治疗中获益，这是否就意味着，很大一部分乳腺癌的患者在接受"根治术"之前，已经有一部分肿瘤细胞脱离了豪斯泰德进行性扩大的手术范围，跑到了手术无法企及的地方。

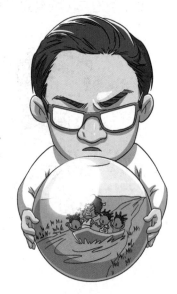

费舍尔深入审视着凯恩斯与克莱尔的数据，坚信根治术缺乏生物学基础。经过一系列的研究，他提出了一种新的假设：乳腺癌，在其发展过程中相对较早的阶段，就已经成为了一种系统性疾病。那些逃遁并隐匿着的肿瘤细胞，不是可以通过荒诞地损毁人体就能解决的。

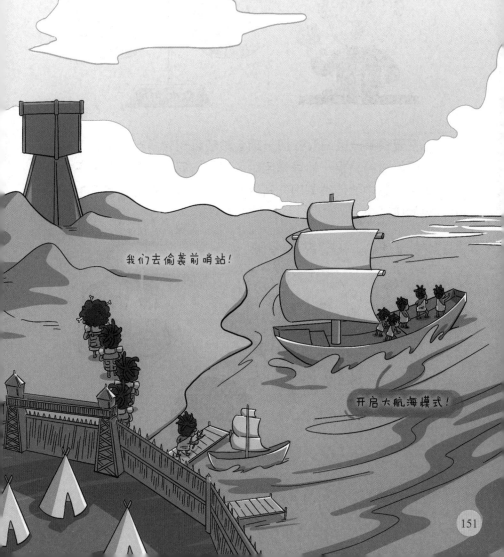

我们去偷袭前哨站！

开启大航海模式！

1967年，费舍尔被正式任命为NSABP主席。4年后，NSABP宣布将采用系统性随机对照临床试验对根治术进行检验，命名为NSABP B-04研究。当然，费舍尔知道，进行这样的试验会遇到巨大的阻力。

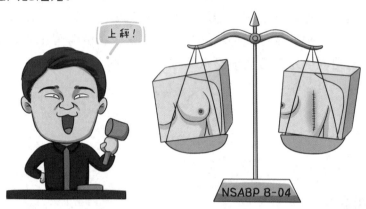

要说服一位妇女参加一项会被随机切除或者保留自己乳房的医学试验，是一件异常困难的事情。同时，深深沉浸于自身根治技艺中的传统美国外科医生，也为招募患者设置了难以逾越的障碍。

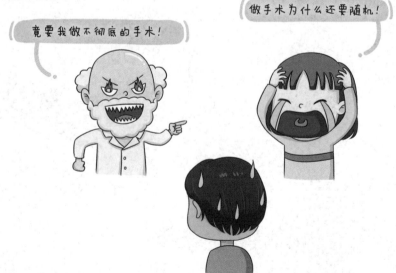

152

　　费舍尔不得不请加拿大的医生和患者来参与NSABP B-04研究。最终，美国和加拿大共有34个中心耗费3年的时间入组了1655名患者参与该研究。患者被随机分成3组：一组采用根治性切除术，一组采用单纯乳房切除术，一组采用单纯乳房切除术联合放疗。

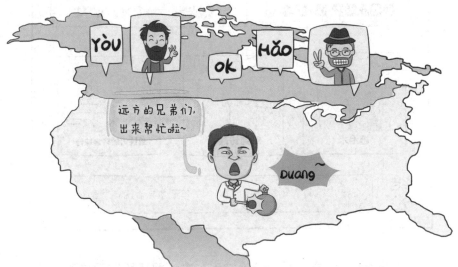

　　在费舍尔筹备NSABP B-04研究期间，纽约长老会医院的外科医生休·奥金克洛斯在1970年报道了一种"改良"的根治术——将围剿的范围缩小到了乳房腺体与腋窝淋巴结。奥金克洛斯在报道的标题中写上了："改良根治术，为什么不呢？"，仿佛是一种规劝，一种无奈，但却也是饱含坚定信念对传统根治术发起的挑战。

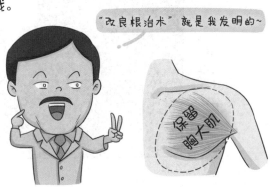

1977年，NSABP B-04研究的第一次分析结果公之于众。3个试验组的复发率、转移率与生存率在统计学上并没有明显差异。豪斯泰德的精神封印开始松动、崩解……

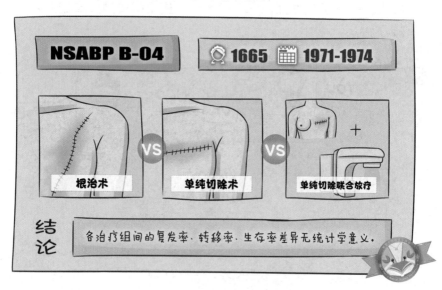

1981年，研究更新的随访结果公布，同样的毫无差别。就在当年，全美乳腺癌手术量中，根治术仅占3%，而改良根治术的占比上升到72%，并且直至今日仍是腋窝淋巴结阳性患者常用的手术治疗方案之一。

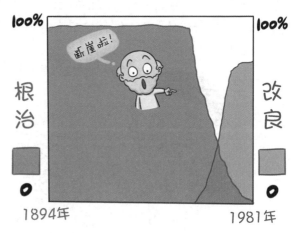

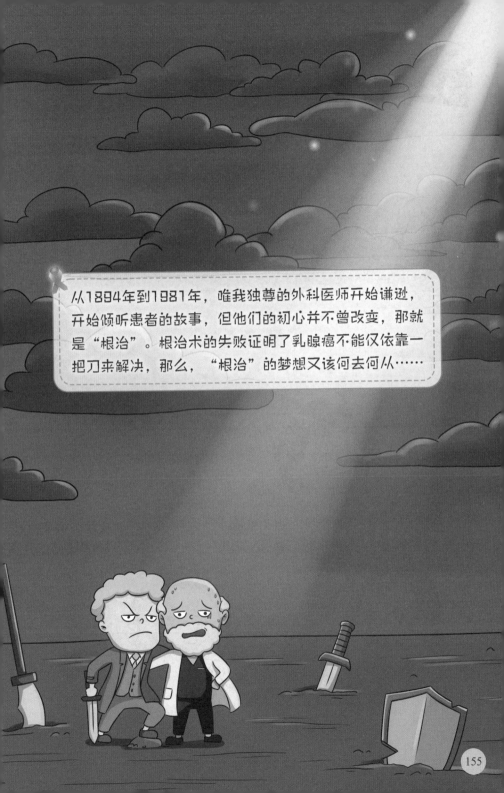

从1894年到1981年，唯我独尊的外科医师开始谦逊，开始倾听患者的故事，但他们的初心并不曾改变，那就是"根治"。根治术的失败证明了乳腺癌不能仅依靠一把刀来解决，那么，"根治"的梦想又该何去何从……

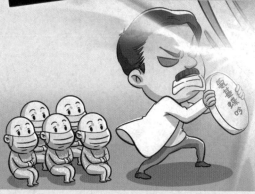

12 梦想，在刀光剑影之后

登场人物

意大利著名肿瘤学家

吉安尼·博那东纳
Gianni Bonadonna

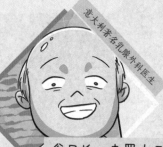

意大利著名乳腺外科医生

翁贝托·韦罗内西
Umberto Veronesi

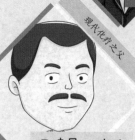

现代化疗之父

西德尼·法伯
Sidney Farber

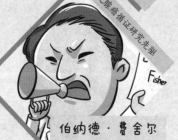

乳腺癌循证研究先驱

伯纳德·费舍尔
Bernard Fisher

1973年春末的一个午后，意大利米兰国家癌症研究所里，肿瘤学家吉安尼·博那东纳走进了首席乳腺外科医生翁贝托·韦罗内西的办公室。他在窗边的黑板上重重地写下了3个字母：CMF。

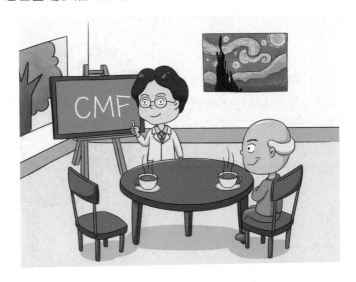

CMF方案——环磷酰胺、甲氨蝶呤、5-氟尿嘧啶——可能会是一种针对乳腺癌的理想化疗药物组合。这个重要的资讯来自美国NIH肿瘤学家保罗·卡蓬。

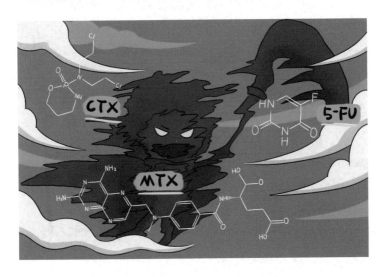

卡蓬在小样本试验中发现，手术后进行化疗可以降低乳腺癌的复发率。他用拉丁文单词"adjuvant"（即"辅助"）来描述这种形式的化疗。

卡蓬认为辅助化疗可以成为外科医生的僚机，将手术无法根除的、已经跑远了的癌细胞彻底"根治"。

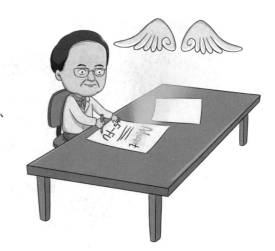

然而，传统的外科医生却对此不屑一顾，抱着怀疑甚至敌对的态度。因为他们自信于通过精湛的技术让患者实现终身缓解，而化疗医师……啧啧，只是为中晚期患者提供姑息治疗的药物罢了。

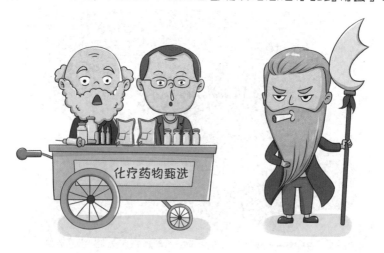

由于外科医生掌握着几乎所有乳腺癌患者的初诊权限，得不到外科医生支持的卡蓬根本无法招募到任何患者去验证他的推想。于是，他向外科医生中的改革派代表——费舍尔求助。

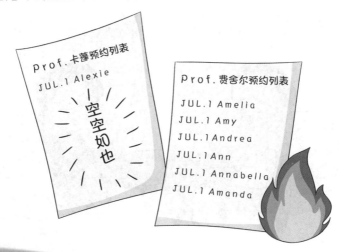

费舍尔对卡蓬的想法很感兴趣，但却爱莫能助。当时的费舍尔正在为自己的NSABP B-04研究到处奔波，甚至亲自跑到加拿大寻求合作……

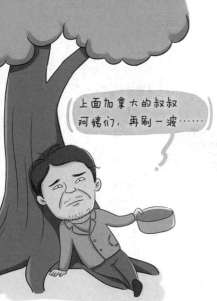

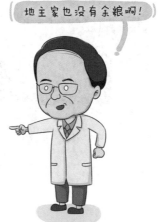

正当NIH遍访全美，寻找一个合适的地点验证"术后辅助化疗"而不得时，博那东纳从意大利跑来参观拜访。与卡蓬的交流中，博那东纳也萌生了进行临床试验以验证术后化疗有效性的想法。

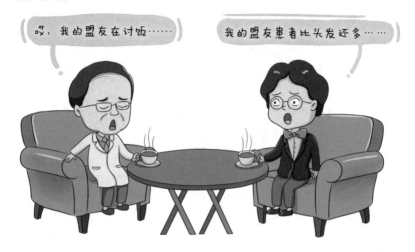

回国后，博那东纳走进了韦罗内西的办公室。看着黑板上的3个字母，显然韦罗内西已经被说服了，这位首席乳腺外科医生决定倾全力与肿瘤科医生合作。随即，他们向美国NIH申请资助，提出由他们在意大利完成这样一项大型研究。

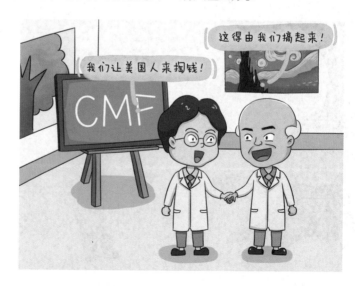

　　尽管卡蓬依旧挣扎着想在本土完成这样一个意义深远的临床试验，但苦于美国肿瘤学领域内部的巨大分歧，最终不得不同意博那东纳与韦罗内西的提议，将这样一个里程碑式的细胞毒抗癌药物的大型临床试验迁移到意大利进行。

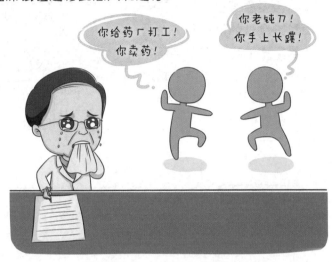

　　趁博那东纳与韦罗内西着手筹备著名的意大利米兰试验时，我们先来了解一下黑板上的那3个字母——C、M、F——的含义。

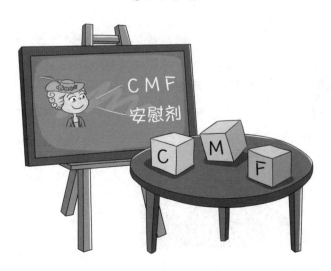

"C"，环磷酰胺。1949年上市的氮芥的毒性及不良反应明显，为了开发更具安全性的替代品，德国化学家诺伯特·布鲁克所领导的团队合成并筛选了超过1000个氮芥异构体，环磷酰胺脱颖而出。

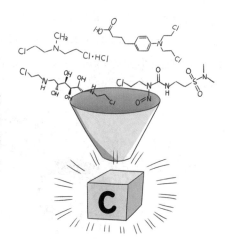

1959年，环磷酰胺被美国FDA批准为抗肿瘤药物上市，很快成为多种肿瘤的一线用药。

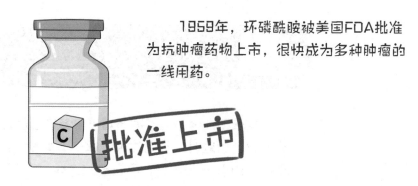

"M"，甲氨蝶呤。提起甲氨蝶呤，就必须致敬一下被誉为"现代化疗之父"的西德尼·法伯。

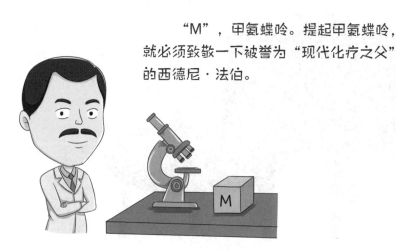

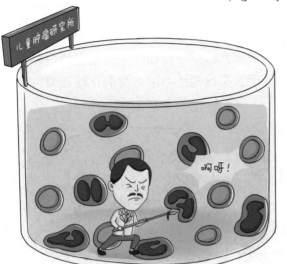

20世纪40年代末，正是新药蓬勃发展的时代。法伯正在他自己所创建的儿童肿瘤研究所中，在对抗白血病的道路上演绎着另一个故事。

对了，这家位于美国波士顿的儿童肿瘤研究所即是现今世界知名的肿瘤学术与临床诊疗中心——达那-法伯癌症研究所的前身。

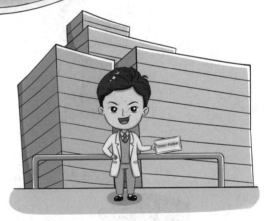

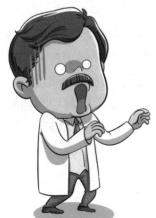

1946年的初夏，法伯进行了一次颇具"灾难性"的Ⅰ期临床试验——他给白血病患儿服用叶酸进行治疗，但却适得其反，竟然加速了白血病的恶化。

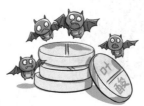

失败的临床试验引来了其他医生的愤怒，但法伯并没有因此颓丧，反而激发了灵感：既然叶酸加速了白细胞的分裂，那么切断叶酸的供给，是否可以阻止白细胞的疯狂增长呢？

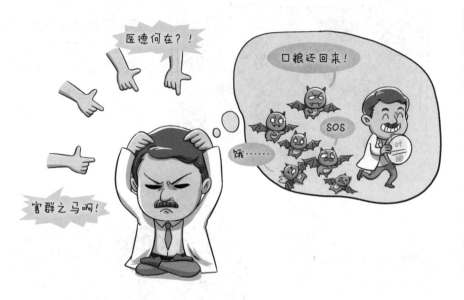

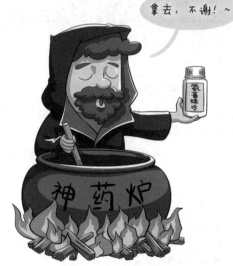

法伯不分昼夜地思考着这种可能性，怀揣着一份希冀以及老友化学家耶拉普拉伽达·苏巴拉奥提供的叶酸拮抗剂——氨基蝶呤，开启了新的临床研究。

惊人的效果出现了，1/3的受试者存活了6个月。在那个时代，对于白血病患者而言，6个月意味着"永恒"——那是神赐的时间。

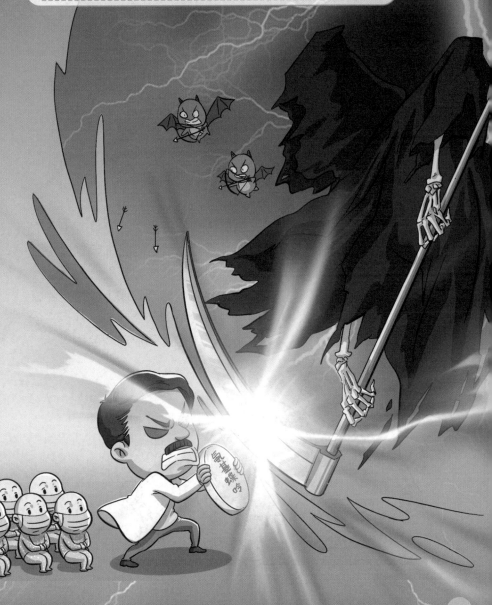

就在吉德曼与吉尔曼发表了氮芥相关研究之后的几个月，法伯在《新英格兰医学杂志》上发表了关于叶酸拮抗剂的论文，这是人类有史以来第一次真正意义上取得了临床缓解。

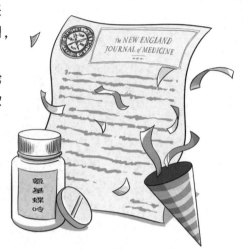

1947年，氨基蝶呤的衍生物甲氨蝶呤（或称氨甲蝶呤）被成功合成，与前者相比，甲氨蝶呤的疗效相当，但更容易制备，且毒性更小，很快取代了氨基蝶呤在临床上的应用。氨基蝶呤与甲氨蝶呤的发现也开创了人工合成化疗药物的先河。

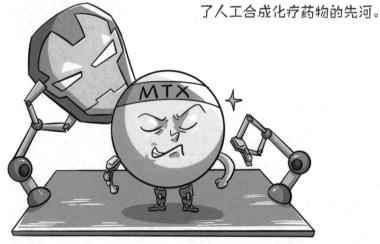

"F"，5-氟尿嘧啶。1957年，美国南加利福尼亚大学综合癌症中心的生物化学家与病理学家查尔斯·海德尔伯格基于氟乙酸中的氟原子可抑制一种至关重要的酶，以及肝癌细胞比正常干细胞更容易吸收放射性尿嘧啶这两个临床发现，邀请罗氏制药的两位研究人员合成了5-氟尿嘧啶。

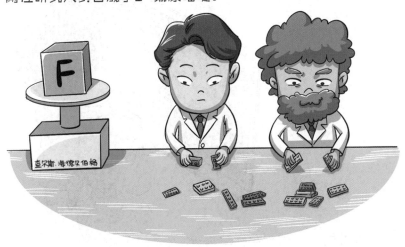

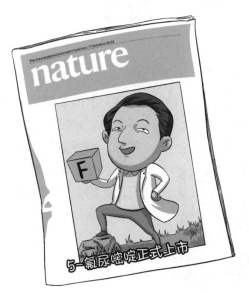

同年，海德尔伯格在《自然》杂志上报道了5-氟尿嘧啶的抗肿瘤作用。

1962年，5-氟尿嘧啶正式上市应用于临床。

1975年9月11日，博那东纳与韦罗内西的研究完成了最后一例受试患者的入组。他们将入组的患者随机分为两组，试验组中的患者在接受根治术后会进行12个周期的CMF方案化疗，而对照组中的患者在术后没有其他治疗。

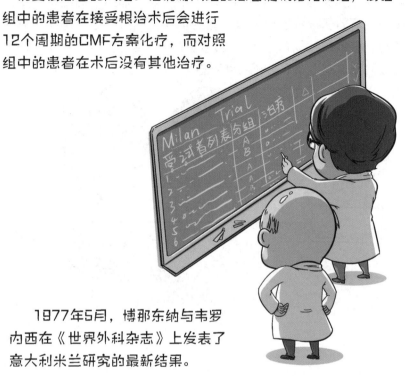

1977年5月，博那东纳与韦罗内西在《世界外科杂志》上发表了意大利米兰研究的最新结果。

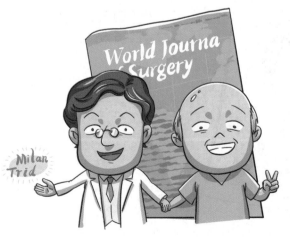

经过30个月的随访，两组患者出现了显著的差异，在观察组中有近30%的患者出现复发，而试验组中仅有12%的患者出现复发。

也就是说，辅助化疗已经阻止了约18%的乳腺癌术后患者的复发。

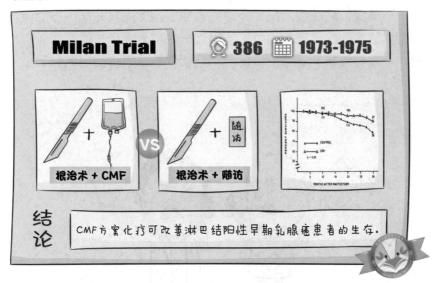

这样惊人的结果让传统外科医生不知所措。实际上，外科医生几乎很少再次看到他们的患者，也不愿意去了解患者手术后的情况。他们执着地相信可以通过精湛的技艺让患者痊愈，不想听到有多少患者会在术后不久倒下。

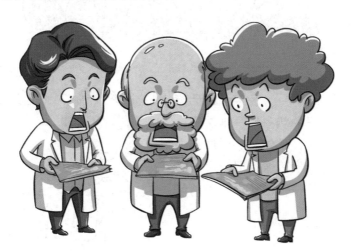

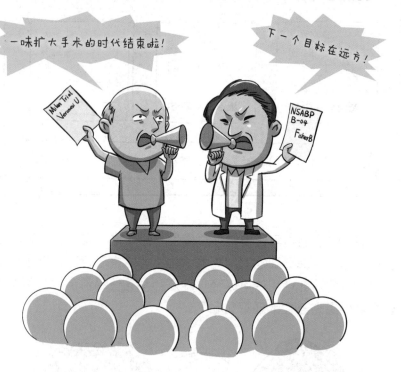

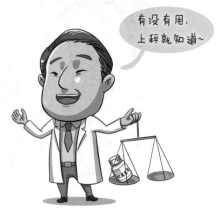

　　就在意大利米兰研究结果发表后的1个月，费舍尔的NSABP B-04研究第一次分析结果接踵而至。这两个研究的结果实锤了这样一个事实：乳腺癌术后很大可能会残留细微而又无从寻觅的病灶，这些残留癌细胞的寄宿地并不能通过一味扩大手术范围而清除；相反，一直被传统外科医生排斥的术后化疗却似乎真的可以办到……

　　1977年1月，东央西渑后终于扬眉吐气的费舍尔开始往下一个目标进发，希望可以通过临床试验来检验他莫昔芬是否可以降低雌激素受体阳性乳腺癌患者术后复发的风险。

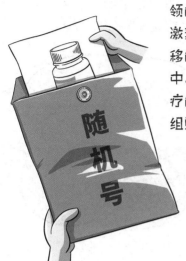

直到1980年5月16日，费舍尔率领的多中心团队一共招募了1891名雌激素受体阳性，并且腋窝淋巴结有转移的术后患者加入NSABP B-09研究中。她们被随机分为两组：一组在化疗的基础上加用他莫昔芬治疗，另一组则仅使用化疗。

1981年7月，费舍尔发布了NSABP B-09的第一次分析结果，用他莫昔芬治疗的患者，术后复发转移率降低了21%，尤其在50岁以上的女性患者中效果尤为显著，可降低48%的风险。

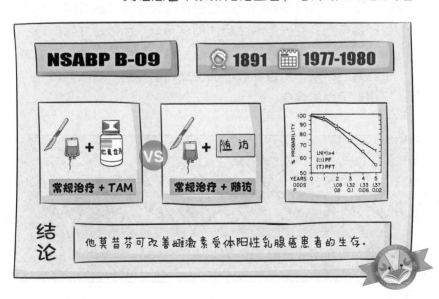

术后辅助化疗，以及术后辅助内分泌治疗……这不就是
40多年前，威利·梅耶躺在病床上仍在梦想着的，可以清除
连手术都无可奈何的潜藏病灶的"术后处理"么？

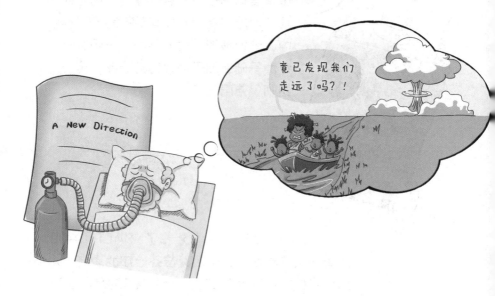

至此，乳腺癌的治疗模式已经彻底摆脱了豪斯泰德精神
封印的束缚，刀光剑影之后"彻底根治"的梦想在辅助治疗
中寻到契机。新药物的研发、新方案的尝试使药物治疗逐渐
进入鼎盛时期，抗击乳腺癌的主战场甚至也一度从外科病房
迁移到了内科病房。

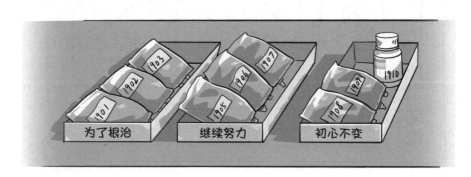

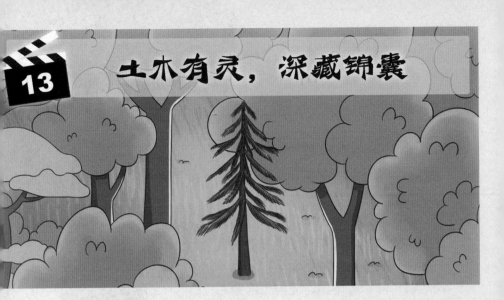

13 土木有灵，深藏锦囊

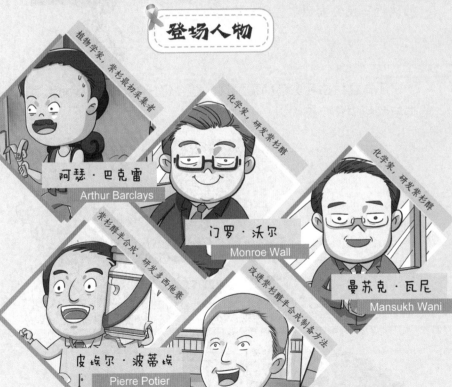

登场人物

植物学家，紫杉最初采集者
阿瑟·巴克雷
Arthur Barclays

化学家，研发紫杉醇
门罗·沃尔
Monroe Wall

化学家，研发紫杉醇
曼苏克·瓦尼
Mansukh Wani

紫杉醇半合成，研发多西他赛
皮埃尔·波蒂埃
Pierre Potier

改进紫杉醇半合成制备方法
罗伯特·霍尔顿
Robert Holton

173

20世纪50年代，为了寻找安全有
效的抗肿瘤新药，各国科学家纷纷投
身于自然界的采摘活动。宛如寻找宝
藏一般的采摘活动也带来了不少硕果，
例如来自夹竹桃科植物长春花的长春
新碱；从盾叶鬼臼的果实中提取的依
托泊苷；从中国中南、西南地区分布
的珙桐科植物喜树中提取的喜树碱……

还有在抗击乳腺癌的最前线，至今仍代表着巅峰战力的蒽环
类与紫杉类化疗药物。

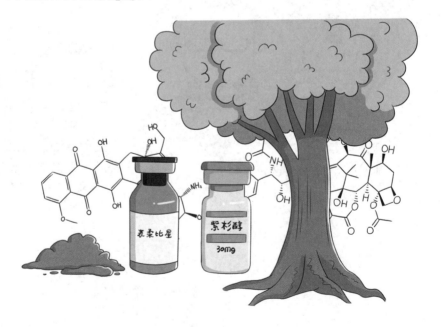

1958年，一家意大利的研究公司——法玛西亚实验室正在致力于从土壤微生物中寻找潜在抗癌物质。他们在从蒙特堡附近一座13世纪城堡周围采集的土壤样本中，发现了一种能产生红色染剂的霉菌菌株——波赛链霉菌。

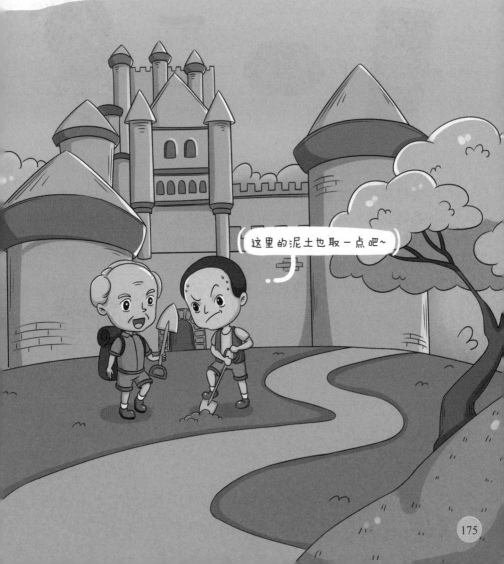

进一步的研究发现这种菌株可以产生一种具有抗癌活性的抗生素。同一时间，另一个法国的研究团队也发现了相同的化合物。这两个团队将这种新发现的抗生素命名为"道诺霉素"（daunorubicin），名字中包含了土壤样本来源地的古老部落名——道尼人（Daunii），以及形容其颜色的法语单词——红宝石（-rubis）。

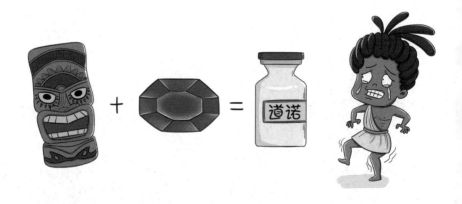

法玛西亚实验室的研究人员很快发现，利用特殊的化合物去突变波塞链霉菌，就能使其生物活性产生变化，新的菌株会产生一种新的红色抗生素，命名为阿霉素。动物实验中，阿霉素表现出了比道诺霉素更强的抗癌活性，但却依然有着与道诺霉素类似的明显心脏毒性。

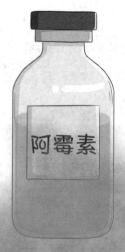

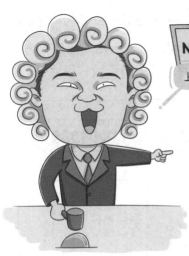

NSABP B-15 启动会

上秤！

　　直接正面硬刚标准方案，是检验新药是否有价值的基本原则。

　　1984年10月1日，再次由费舍尔执槌开启NSABP B-15研究，开始评估阿霉素的临床应用价值。

　　由于博那东纳与韦罗内西的意大利米兰研究后续的系列研究中已证实CMF方案化疗6个疗程与12个疗程等效，因此在NSABP B-15研究中，费舍尔采用了4个疗程的AC方案（阿霉素+环磷酰胺）去挑战当时的标准方案——6个疗程CMF方案。

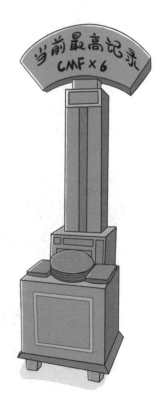

当前最高记录 CMF×6

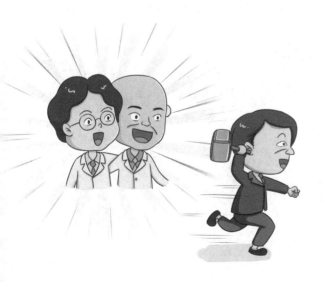

　　至1988年10月14日，费舍尔招募了2338名术后腋窝淋巴结阳性且他莫昔芬不敏感的患者并随机分为3组。随访3年后发现各组疗效与不良反应相似，而AC方案组的治疗周期更短、更方便。

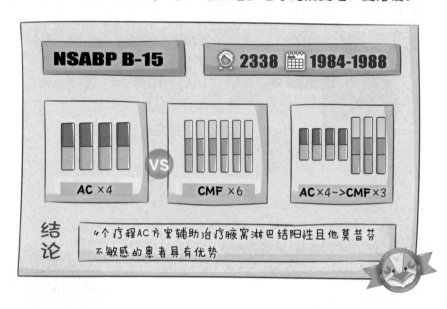

　　阿霉素和道诺霉素可以被认为是蒽环类抗生素的原型，世界范围内多个国家的研究者据此开发出了多种蒽环类抗生素或类似物。

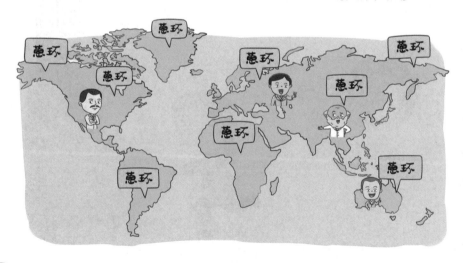

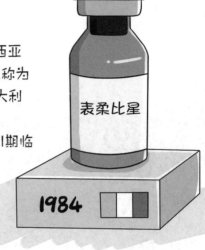

到了20世纪70年代，法玛西亚实验室成功研制出表阿霉素（又称为表柔比星），并于1984年在意大利上市，应用于多种肿瘤。

同年，紫杉醇在美国开始了I期临床研究。

紫杉醇的诞生需要追溯到1960年美国雄心勃勃的大型采摘计划。

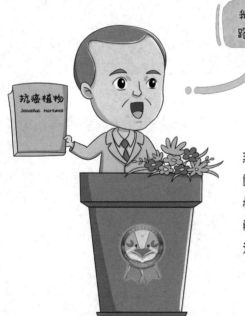

我们要在植物里淘宝，路边的野花也决不能放过！

抗癌植物
Jonathan Hartwell

当年，在有机化学家乔纳森·哈特韦尔的推动下，美国国家癌症研究所委托农业部的植物学家每年向癌症化疗国家服务中心提供1000种植物样本进行抗癌药物的筛选。

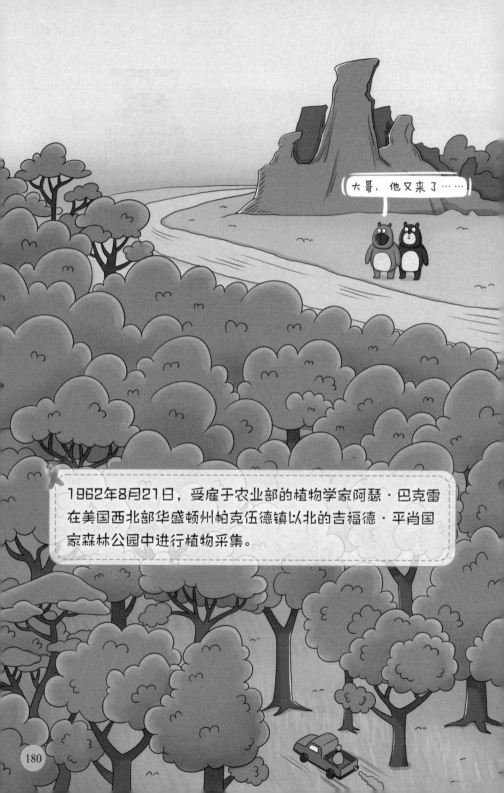

　　他从一颗高约6米的短叶红豆杉——太平洋紫杉上取了一些枝条、树叶与种子，部分做成了标本，编号"B-1645"，接着又采集了约6千克的树皮，在袋子上写下了编号"PR-4960"。

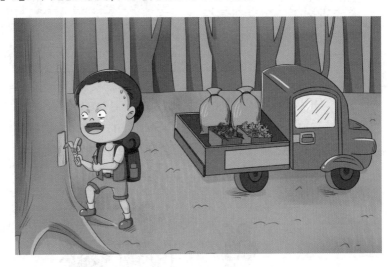

　　位于北纬45°左右的北美大陆西岸正对着北太平洋暖流，来自海洋的气流被崛起的海岸山脉阻挡，使得这里成为美国本土降雨量丰沛的区域之一。平均每年超过3000毫米的降雨量使得这里诞生了世界上最高大的一群植物。在这些动辄超过60米甚至100米的巨树群中，太平洋紫杉显然毫不起眼。

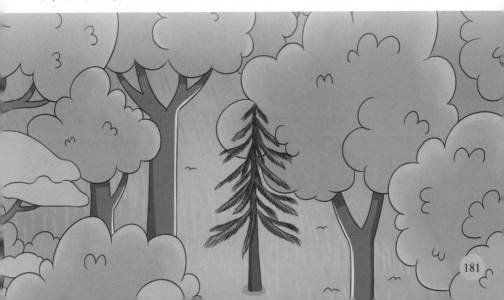

毫不起眼的树皮经过
粗提取后，被寄到了国家
癌症研究所，后送至癌症
化疗服务中心。然后，闲
置了近2年……

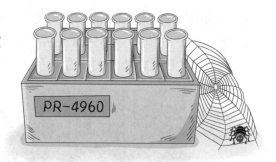

1964年5月22日，癌症化疗服务中心的实验人员发现，巴克
雷采集的那一袋编号为"PR-4960"的树皮粗提取物具有很强的
细胞毒性，这意味着其中可能含有潜在的抗癌物质。

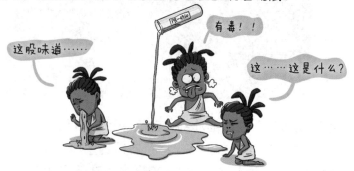

得到消息的巴克雷非常振奋——这是他数年采摘过程中唯一
的成果。1964年夏末，巴克雷又来到了国家森林公园，这一次他
带回了近14千克的树皮。

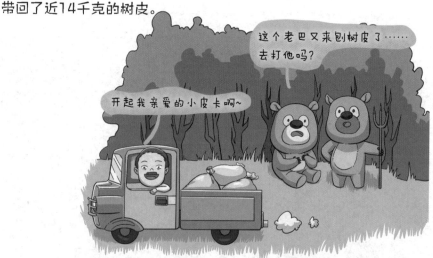

交给我们你放心~

这些树皮最终被交给了位于北卡罗来纳州的三角研究园，由门罗·沃尔与曼苏克·瓦尼两位有机化学博士进行研究。

1966年9月，沃尔与瓦尼不负所托，从14千克树皮中成功分离出了0.5克活性成分。他们根据太平洋紫杉的英文名"Pacific yew"和拉丁署名"Taxus"，将活性成分命名为紫杉醇（Paclitaxel）。

然而，在20世纪70年代初，紫杉醇几乎被雪藏，关键原因在于紫杉醇在紫杉树皮中的含量微乎其微——提纯1000克紫杉醇需要砍伐2000~4000棵生长超过50年的植株。这使得实验难以为继，紫杉醇的价格也绝非普通人所能接受。

这一杯没个1000万搞不定啊！

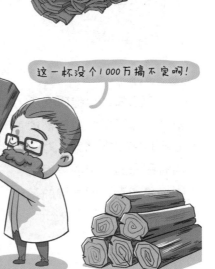

　　直到1979年，纽约阿尔伯特·爱因斯坦医学院的分子病理学家苏珊·霍尔维茨发现紫杉醇具有促进微管聚合而阻止细胞分裂的独特抗癌机制后，才唤醒了癌症研究所对于紫杉醇的兴趣与投入。

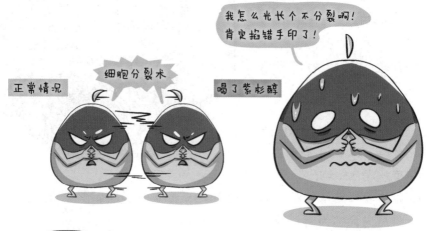

　　1980年，紫杉醇的制剂研发成功，采用了聚氧乙基化蓖麻油作为辅料，解决了紫杉醇不易溶解于水的问题。

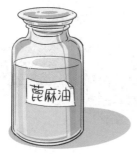

　　1988年，癌症研究所首次公布了紫杉醇制剂的Ⅱ期临床研究结果，对于当时已无药可用的复发性卵巢癌患者，紫杉醇的有效率竟然高达30%……

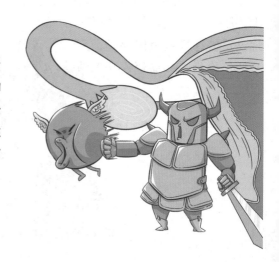

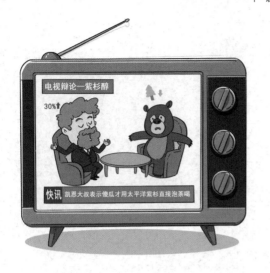

这一爆炸性消息使得紫杉醇一跃成为明星药物。随之而来的是，紫杉醇的原料供应问题日趋严重，甚至已经超越了科研学术的范畴，成了敏感的政治话题。

因为红豆杉属植物生长缓慢，天然更新能力差，剥去薄薄的那一层树皮后紫杉树将逐渐衰亡。因此，收获紫杉树皮意味着对原始森林的毁坏，更何况长有紫杉树的森林还是濒临灭绝的斑点猫头鹰的栖息地。

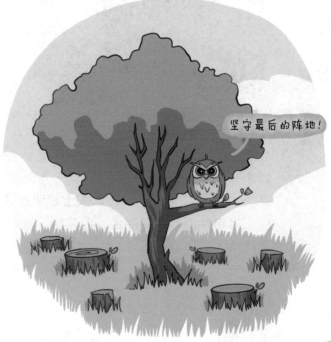

坚守最后的阵地！

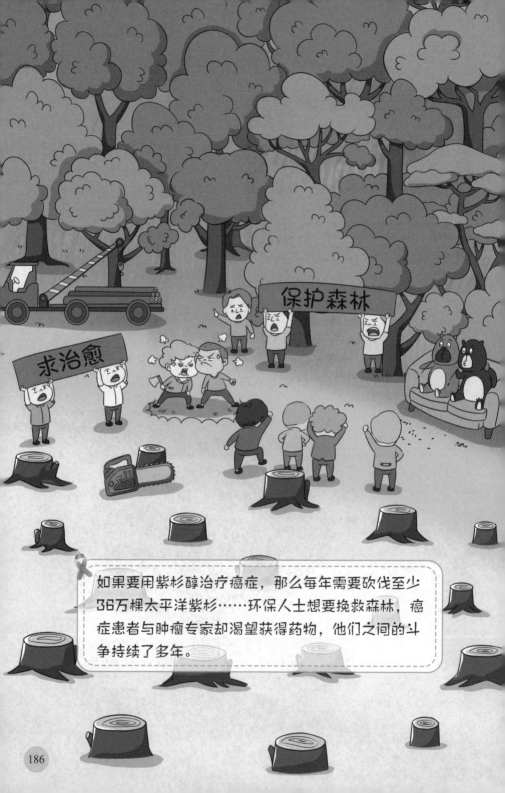

如果要用紫杉醇治疗癌症，那么每年需要砍伐至少36万棵太平洋紫杉……环保人士想要挽救森林，癌症患者与肿瘤专家却渴望获得药物，他们之间的斗争持续了多年。

保护森林

求治愈

资源的严重匮乏、环境的潜在威胁，以及紫杉醇本身化学结构的特殊性，使得人工合成紫杉醇的研究迅速铺开。在20世纪80~90年代，世界范围内有至少30个神级研究团队加入了这场药物合成的荣耀之争。

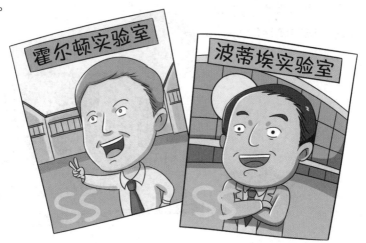

法国国家科研中心天然产物化学研究所的化学家皮埃尔·波蒂埃就是其中之一。在他的研究所周围有大量的英国紫杉树，并且刚好有部分紫杉树因道路拓宽的需要而被砍伐，于是他就地取材。

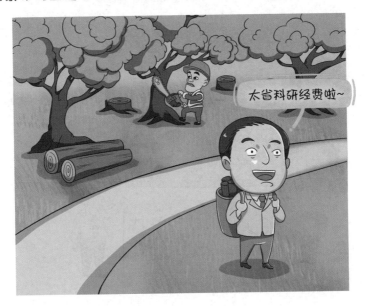

1981年，波蒂埃从英国紫杉树的枝叶中发现了大量存在的紫杉醇类似物10-DAB。1987年，波蒂埃与同事安德鲁·格林合作，以10-DAB为原料成功合成了紫杉醇，总产率达53%。

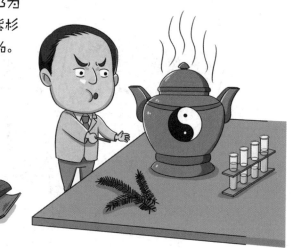

1992年，佛罗里达州立大学教授罗伯特·霍尔顿改进了紫杉醇半合成制备方法，将产率提高到了80%。

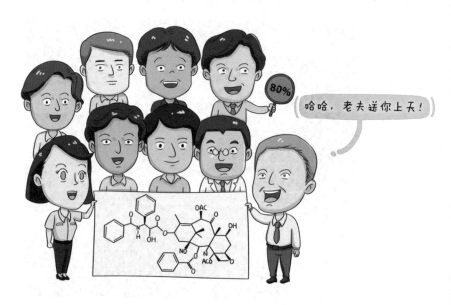

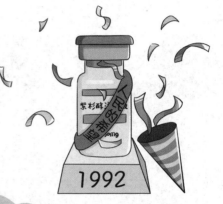

我们穷炸了，没钱继续开发啦！叔叔阿姨打发点啦~

由于紫杉醇原料来源与研发资金的问题，癌症研究所在1989年开始寻找公司进行合作，最终施贵宝制药获得了紫杉醇药品的研究与开发专有权。

1992年，紫杉醇经FDA批准"破茧"上市。

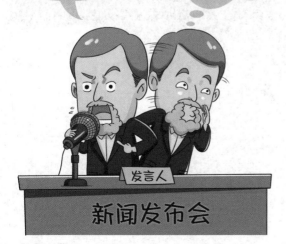

我们已彻底停止使用太平洋紫杉树皮！

不过我们可以从其他国家买树皮提取物，这句话不要播~

自1994年始，施贵宝开始使用霍尔顿改进的半合成方法来生产紫杉醇，到了1995年已彻底停止应用太平洋紫杉树皮。在美国境内，围绕着紫杉醇所引起的生态学争论和政治压力也慢慢平息。

扯一句题外话，1992年初，一支国际植物考察团专程到云南西北部的分水岭原始森林考察杜鹃花，窃取了红豆杉样本，以后2年多的时间里，思茅、丽江、迪庆、西双版纳等地区出现了专门收买红豆杉树皮的商贩。自1992年以后，全球除美国、加拿大等少数国家之外，关于野生红豆杉遭到人为破坏的报道也不断出现在各环保网站与媒体上。

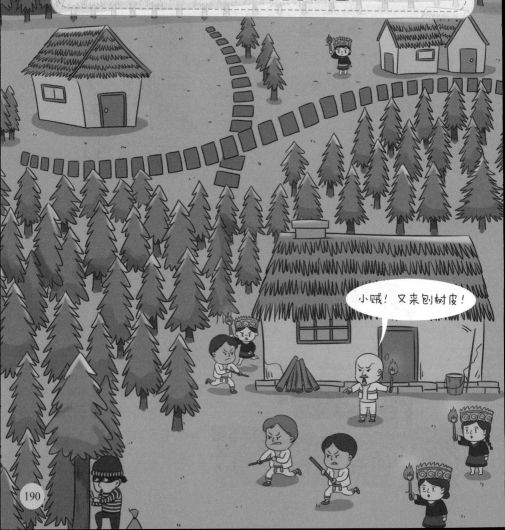

小贼！又来刨树皮！

回到19世纪80年代，在波蒂埃发现10-DAB 的过程中，法国罗那普朗克公司与法国国家科研中心达成协议，共同开发研究紫杉烷类似物。

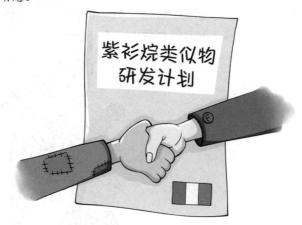

1986年，波蒂埃在研究由10-DAB开始半合成紫杉醇的过程中，得到了一个衍生物——RP-56976，此时距离最终产物紫杉醇还有两步化学反应。

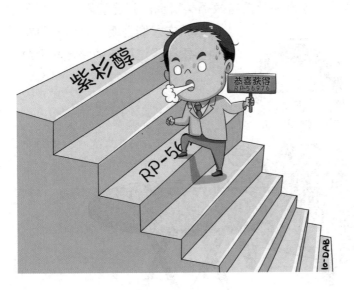

秉承一贯的严谨作风，波蒂埃对这些中间产物都进行了活性测定，竟然意外发现RP-56976结合微管蛋白的活性比紫杉醇还强2倍，从而进行了后续研发，在1990年开始临床研究，并于1996年在美国上市，这就是多西他赛。

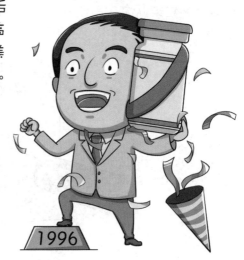

1996

此时，医学实践已经从权威至上、经验至上发展到用数据说话的阶段，临床试验、双盲、随机、对照……是检验新的治疗方法是否有效的关键词。就连需要多少个患者参与研究才能证明一个医学事实，也都需要经过严格的统计学测算。

如果你想证明一个医学事实，请规范地进行临床试验！

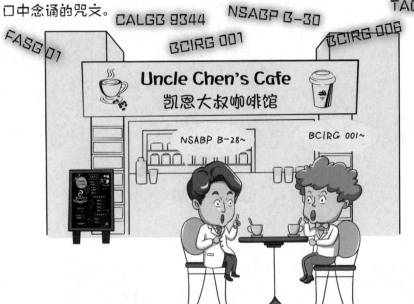

NCIC CTG MA.5 NSABP B-28 PACS 01

这些晦涩的词汇俨然变成了乳腺外科与肿瘤内科医生们的社交门槛与交际用语。朗朗上口地吟诵着这些临床试验时，根除疾病的信念应该也可以伴随而来，一如古埃及、古罗马与古希腊时代乳腺癌患者口中念诵的咒文。

CALGB 9344 NSABP B-30 TACT

FASG 01 BCIRG 001 BCIRG 006

每个临床试验都能检验一个逻辑或假说，不同方案间孰优孰劣的答案被一层一层地揭晓，步步为营，拾级而上，蒽环类药物与紫杉类药物携手阔步的时代正式开启。

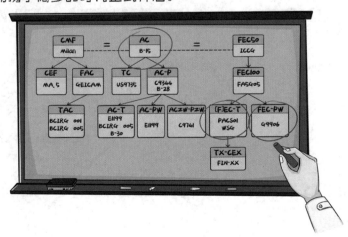

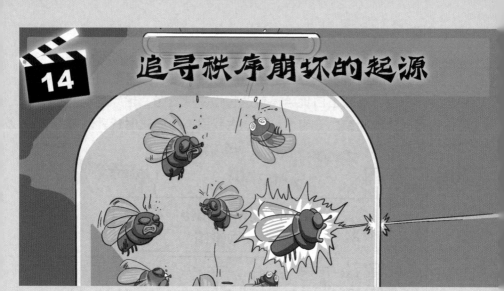

追寻秩序崩坏的起源

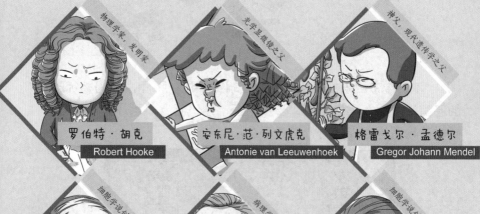

登场人物

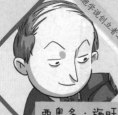

物理学家、发明家

罗伯特·胡克
Robert Hooke

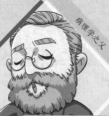

光学显微镜之父

安东尼·范·列文虎克
Antonie van Leeuwenhoek

神父、现代遗传学之父

格雷戈尔·孟德尔
Gregor Johann Mendel

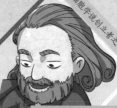

细胞学说创立者之一

西奥多·施旺
Theodor Schwann

病理学之父

鲁道夫·魏尔肖
Rudolf Virchow

细胞学说创立者之一

马蒂亚斯·雅各布·施莱
Matthias Jakob Schleiden

194

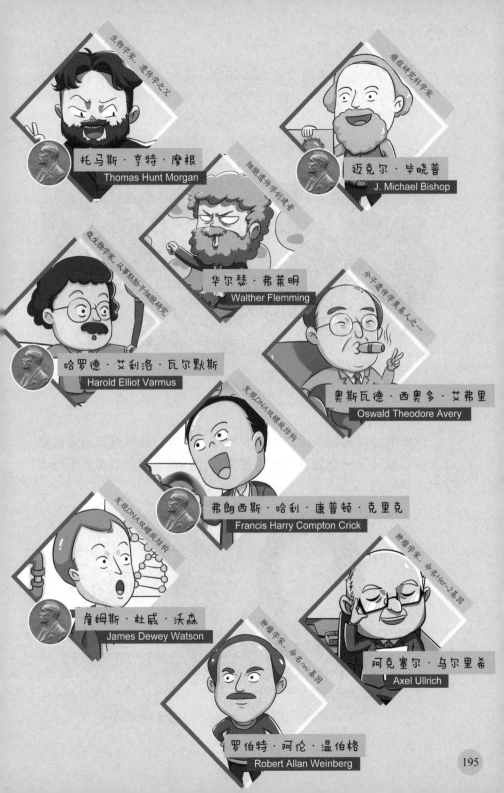

生物学家，遗传学之父
托马斯·亨特·摩根
Thomas Hunt Morgan

癌症研究科学家
迈克尔·毕晓普
J. Michael Bishop

细胞遗传学创建者
华尔瑟·弗莱明
Walther Flemming

微生物学家，从事胚胎干细胞研究
哈罗德·艾利洛·瓦尔默斯
Harold Elliot Varmus

分子遗传学奠基人之一
奥斯瓦德·西奥多·艾弗里
Oswald Theodore Avery

发现DNA双螺旋结构
弗朗西斯·哈利·康普顿·克里克
Francis Harry Compton Crick

发现DNA双螺旋结构
詹姆斯·杜威·沃森
James Dewey Watson

肿瘤学家，命名Her-2基因
阿克塞尔·乌尔里希
Axel Ullrich

肿瘤学家，命名neu基因
罗伯特·阿伦·温伯格
Robert Allan Weinberg

195

1665年初，一本定价高达30先令、名为《显微图谱》的科技畅销书在英国引起轰动，连贵妇们喝下午茶时都会讨论书中的内容。

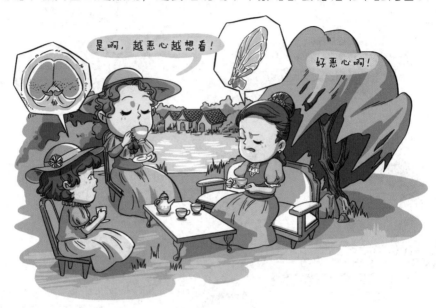

这本书的作者是英国科学家罗伯特·胡克，他根据英国皇家学会的资料设计了一台复杂的复合显微镜，并将观察到的景象手绘成了书中的插图。

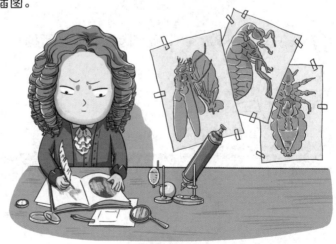

"细胞"一词也诞生于这本书中。1663年，胡克从树皮上切下一小块软木薄片，显微镜下植物细胞的形状让他联想到了教士们所住的单人房间，便用了"cell"（细胞）一词来命名。

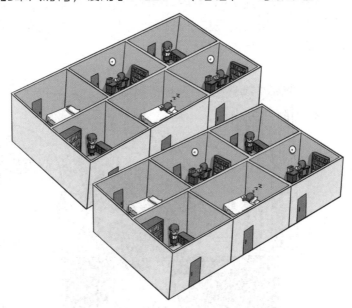

12年后一个明朗的清晨，荷兰南部代尔夫特小镇的一间宅子里，当时几乎是欧洲唯一的微生物学家安东尼·范·列文虎克正在专心致志地和妻子……

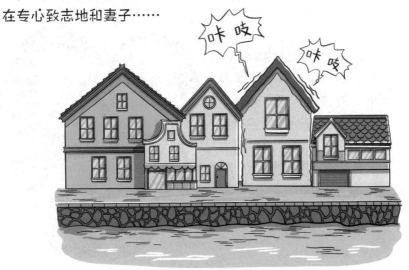

当终于……之时，他却竟然迅速撤离了战场，奔向了他视为珍宝的自制显微镜——这是世界上第一台光学显微镜。借着柔光，寻找最佳的观察角度，迎接历史性时刻的来临。不负期待，列文虎克成为了历史上第一个看到自己精子结构的男人……当然，他也是历史上第一个观察到活细胞的人。

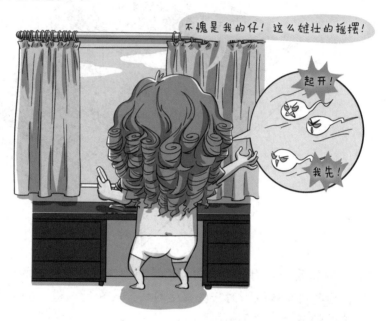

1839年，德国动物学家西奥多·施旺结合了德国植物学家马蒂亚斯·雅各布·施莱登的理论，发表了一篇名为《关于动植物的结构和一致性的显微研究》的论文，提出了细胞是构成生命体的基本单位。

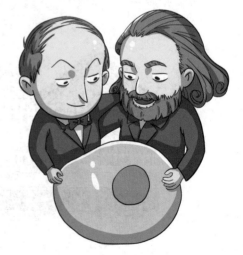

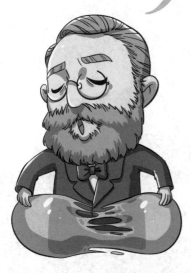

不骗你，问题都在这儿~

1858年，被誉为"病理学之父"的德国病理学家鲁道夫·魏尔肖举办了20场系列讲座，系统论述了他的细胞病理学理论，强调"细胞皆来源于细胞"，所有的疾病都是细胞的疾病。

至此，人类对生命与疾病的认识深入到了细胞层面。而同时代奥地利帝国生物学家格雷戈尔·孟德尔 的研究，更为人类向分子生物学领域进军做好了铺垫。

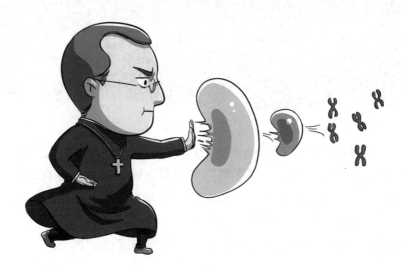

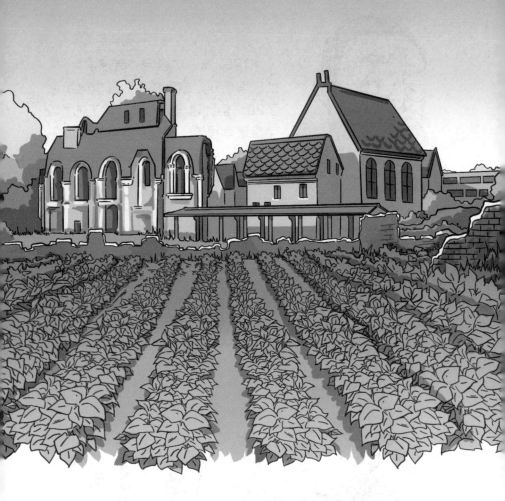

　　19世纪中叶，欧洲的修道院都以酿造良酒为荣。位于奥地利帝国布隆南郊的奥古斯丁修道院也不例外，院长纳普在修道院内专门修建了葡萄苗圃，培育葡萄良种。1853年秋天来临之际，自孟德尔从维也纳回到这里后，苗圃后又被开垦出了一片豌豆田——一片长35米，宽7米，狭窄而贫瘠的园地……

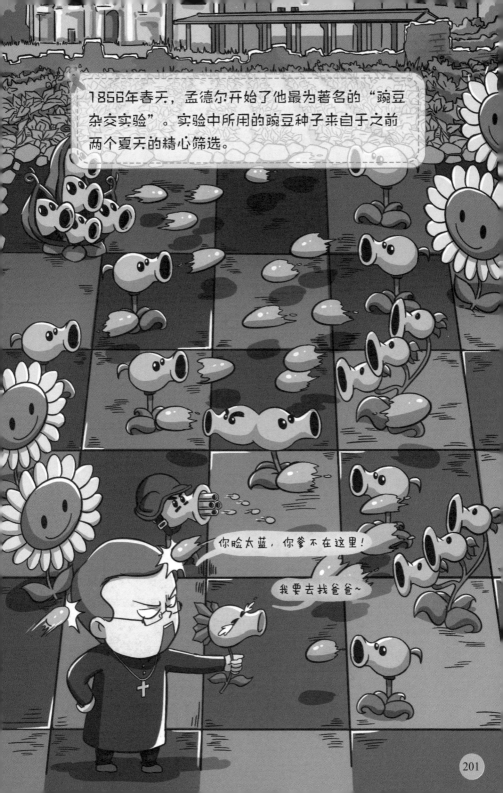

　　用木棍、树枝和绳子支撑那些四处蔓延的豌豆苗，让它们保持"直立的姿势"，小心翼翼地驱赶可能肆意传播花粉的蝴蝶和甲虫……长达8年的孤独时光里，戴着大礼帽、金边眼镜，短裤外套长靴，走路还晃晃荡荡的孟德尔就这样默默地、严谨地苦干着。

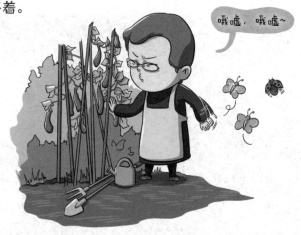

哦嚯，哦嚯~

　　1865年秋天，奥利地布隆自然科学协会的年会上，孟德尔晃荡着黑色修道士长袍走上台，宣读了题为《植物杂交实验》的论文。他以豌豆为例讲述了生物遗传的规律，提出了"遗传因子"的概念。而直到30多年后，世界才逐渐理解了这场枯燥乏味的演讲所蕴藏的奥义。

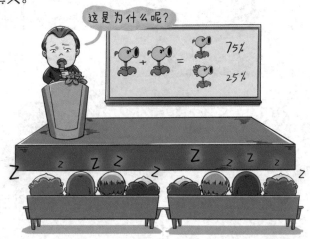

这是为什么呢？

1879年，当埃尔利希用染料去给自己的睐痰染颜色时，德国生物学家华尔瑟·弗莱明也做了类似的事情。他用红色染料去染色蠛蠓幼虫细胞时，发现在细胞核内有一些物质会大量地吸收染料。

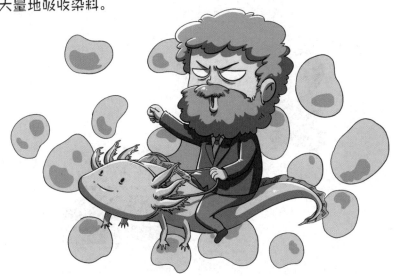

"染色体"，这是弗莱明给这种染色物质起的名字。当细胞开始分裂时，染色体的数量会增加1倍，随后分成2份，各自归入分裂成的2个子代细胞。可惜的是，弗莱明并不认识孟德尔，否则两人喝一杯咖啡的时间就可以使分子生物学提前35年诞生。

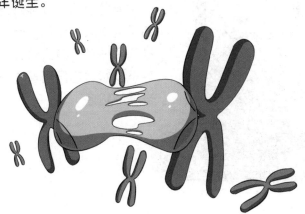

1909年，丹麦遗传学家维尔赫姆·路德维希·约翰逊为孟德尔所述的"遗传因子"补上了一个名字——"基因"（gene）。

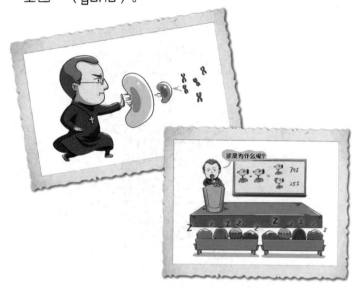

今天我来发明一个词儿——"基因"

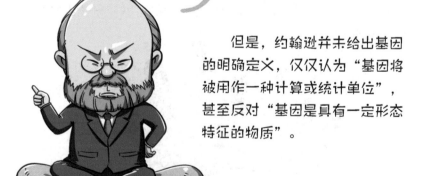

但是，约翰逊并未给出基因的明确定义，仅仅认为"基因将被用作一种计算或统计单位"，甚至反对"基因是具有一定形态特征的物质"。

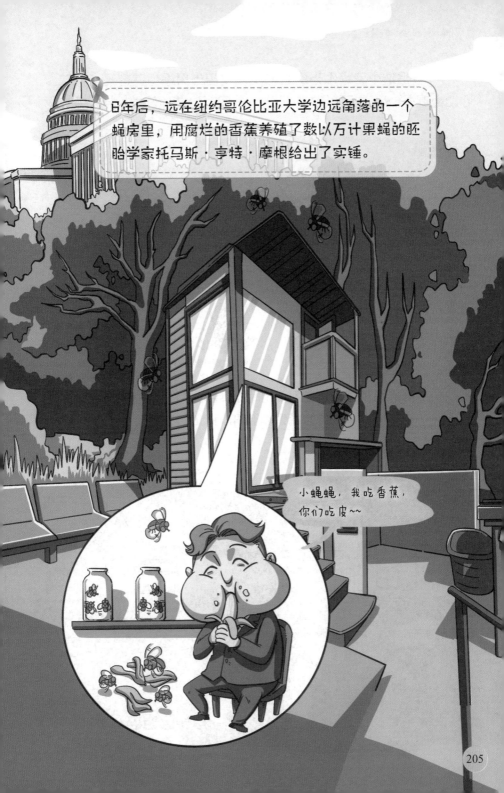

摩根选中果蝇作为实验材料，是因为果蝇饲养容易、繁殖能力强——一年可以繁殖30代……同时染色体简单，易于观察。

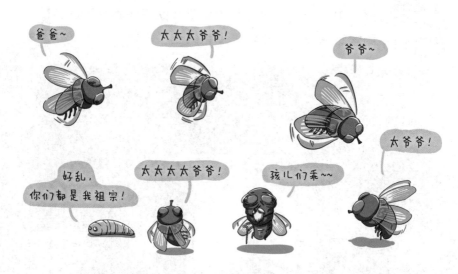

果蝇的快速繁殖也让周围的居民时常遭遇牛奶瓶失窃事件……当然，偷奶瓶的就是摩根和他的研究生们。

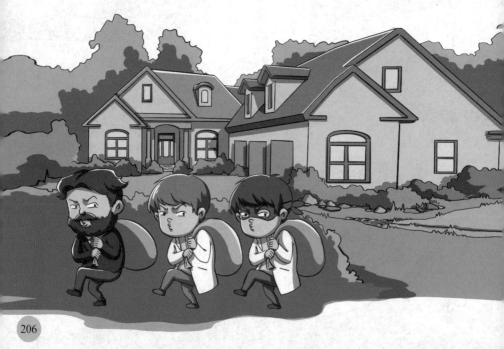

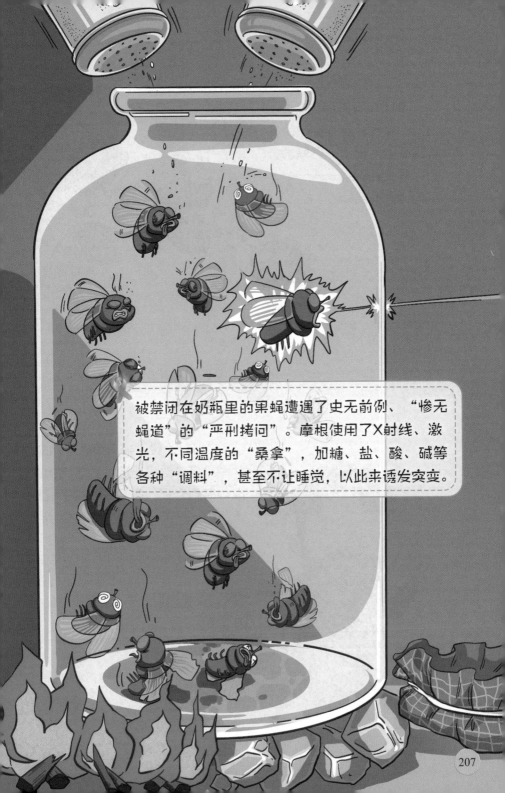

被禁闭在奶瓶里的果蝇遭遇了史无前例、"惨无蝇道"的"严刑拷问"。摩根使用了X射线、激光，不同温度的"桑拿"，加糖、盐、酸、碱等各种"调料"，甚至不让睡觉，以此来诱发突变。

207

1910年夏天即将来临之际，摩根赫然在红眼的果蝇群里发现了一只异常的白眼雄性果蝇——一个罕见的突变品种。

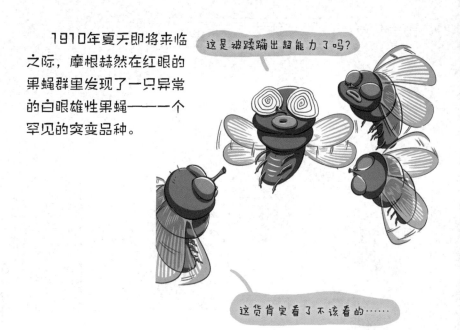

摩根对这只白眼果蝇悉心照料，并安排了独栋奶瓶居住。后续的研究中摩根发现，白眼只存在于雄性果蝇中——而"雄性"这种性别的遗传，与染色体有关。

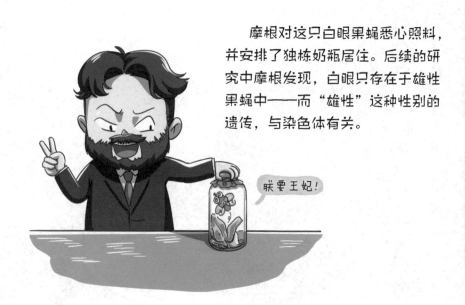

1915年，摩根越过约翰逊，推动了孟德尔的遗传理论，实现了一个关键性进展：基因必然是一种物质，存在于染色体之中，在细胞分裂的过程中，基因通过染色体传递给下一代细胞。

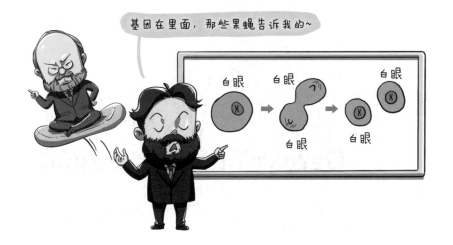

其后，加拿大裔美籍细菌学家奥斯瓦德·西奥多·艾弗里再下一城。艾弗里在1913年加入纽约洛克菲勒医学研究所，并在那里将35载光阴投入到了肺炎链球菌的研究中。他发现被高温烤成一团化学物质的Ⅲ型肺炎链球菌仍可以把基因信息传递给活的Ⅱ型菌并使其发生突变。

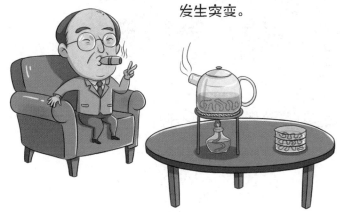

1944年，艾弗里与他的同事公布了进一步的研究结果，表示运送基因信息的是一种无生物活性的化学物质，即脱氧核糖核酸（DNA）。这种物质最先由瑞士生物学家弗雷德里希·米歇尔在1869年从白细胞的细胞核中分离得到过，但却一直未被重视。

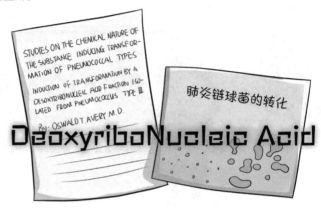

终于，"基因"一词诞生后的第35年，它的分子性质逐渐清晰了起来：它是携带有遗传信息的DNA片段，位于染色体内，存在于细胞内部，是可以把生物特性从一个细胞运载到另一个、从上一代传给下一代的遗传单位。

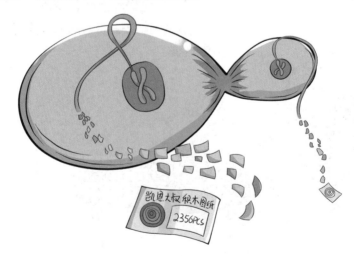

英国国王学院代表团

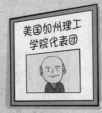

美国加州理工学院代表团

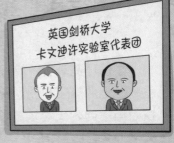

英国剑桥大学卡文迪许实验室代表团

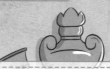

紧随其后，一场新的竞赛开始了。DNA应该有什么样的结构才能担当传递遗传信息的重任？DNA如何稳定地执行它的功能？打开这道门，人类对于生命的认识将进阶到分子水平。而此时，已经有3个团队几乎同时触到了门框，他们是英国伦敦国王学院的富兰克林与威尔金斯，美国加州理工学院的化学家鲍林，以及英国剑桥大学卡文迪许实验室的沃森与克里克。

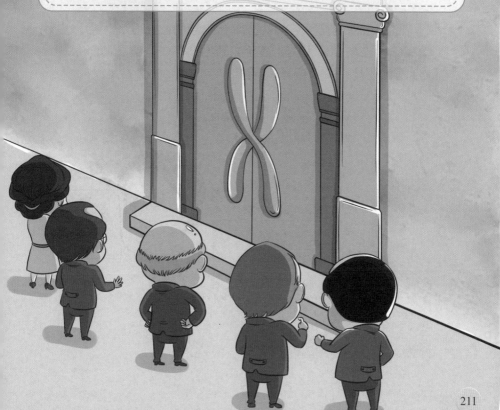

在这场竞争中，鲍林提前出局，他放弃了科研，投身于反对原子弹、反对核战争的伟大事业中。

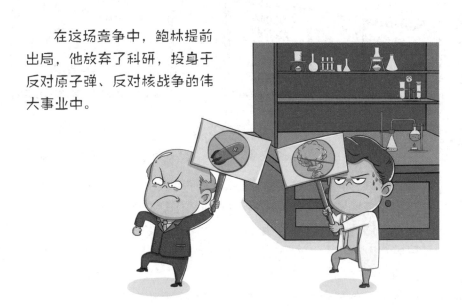

威尔金斯与富兰克林的团队一路领先。1952年5月，身为物理化学家与晶体学家的富兰克林拍到了一张完美的DNA晶体X线衍射照片——"照片51号"。

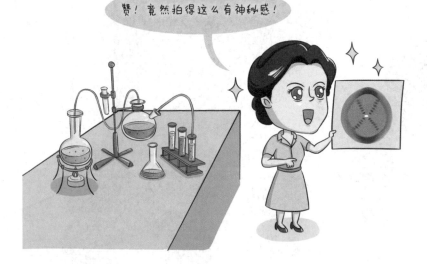

1953年1月，沃森访问国王学院时，威尔金斯毫不避讳地拿着"照片51号"给沃森过目。当威尔金斯滔滔不绝地讲述团队的研究进展时，他并未发现，一旁的沃森已是满眼亢奋的小火苗。

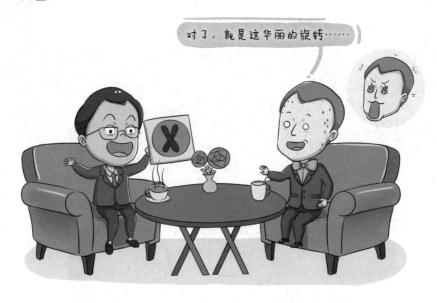

作为生物学家及遗传学家的沃森与生物物理学家克里克显然能从"照片51号"中领悟更多的内容。

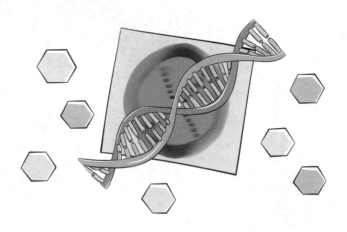

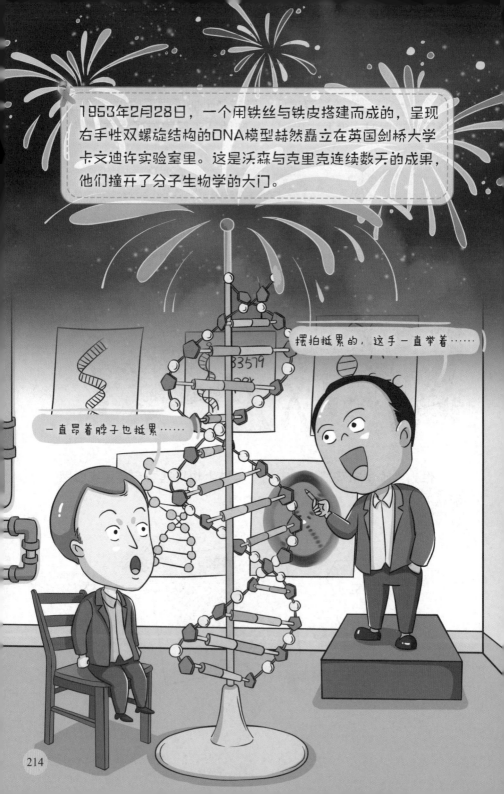

其实早在十八九世纪，人们已经观察到了环境中的一些物质可能与癌症有关。1775年，在英国圣·巴塞罗穆医院工作的外科医生波西瓦·帕特提出阴囊癌这种在扫烟囱工人中流行的癌症可能与长期暴露在烟囱灰与烟雾中有关。

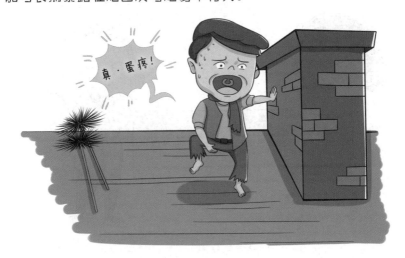

除此之外，染料工与膀胱癌、煤焦油与皮肤癌，以及放射性元素镭与白血病……分子生物学技术的发展让科学家看到了这些神秘联系背后的本质。

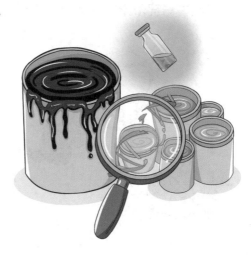

直到1976年夏天，美国加利福尼亚大学旧金山分校的分子生物学实验室中，微生物学家迈克尔·毕晓普与哈罗德·艾利洛·瓦尔默斯阐明了癌症起源的机制。

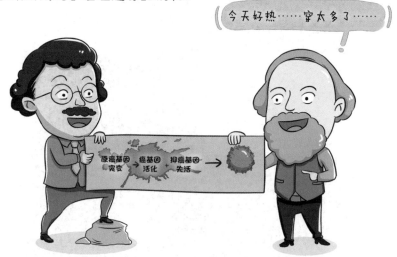

今天好热……穿太多了……

引起恶性肿瘤的基因，它们最初在劳斯肉瘤病毒（一种可以让鸡产生肉瘤的罕见病毒）中被发现，但毕晓普与瓦尔摩斯一路追踪寻迹探索它们的演化史，发现那些致癌基因的前体——也就是毕晓普与瓦尔摩斯所说的"原癌基因"，赫然都是正常的细胞基因。

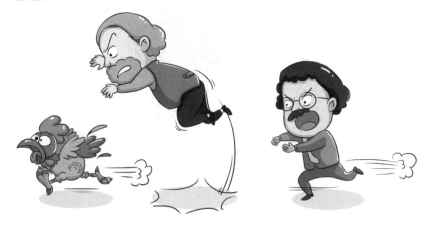

　　这些原癌基因极其低调地、默默地发挥着重要的生理功能。但在某些条件下，诸如病毒感染、理化环境致癌物或者电离辐射等作用下，原癌基因可能被异常激活，转化为癌基因，从而诱导正常细胞发生癌变。

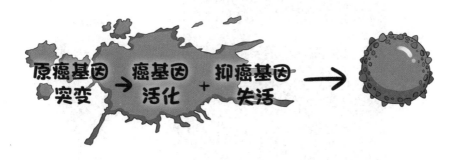

　　毕晓普与瓦尔默斯的原癌基因理论为肿瘤领域基础研究的暗夜点亮了一盏明灯，科学家们追寻着微光继续拓展致癌基因与原癌基因的列表。

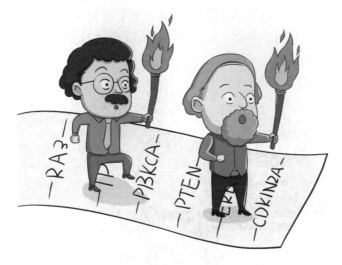

1982年，麻省理工学院癌症生物学家罗伯特·温伯格的实验室里，一位来自孟买的博士后拉克希米·查戎·帕代从胚胎鼠神经母细胞瘤中分离出了一种致癌基因。温伯格根据拥有这种基因的癌症类型，将它命名为"neu基因"。

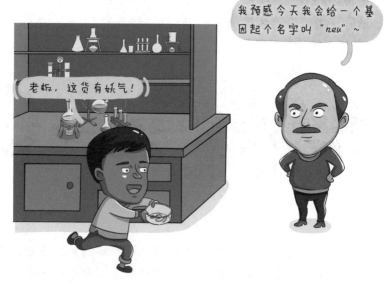

1984年，在基因泰克公司庞大的园区里，德国科学家阿克塞尔·乌尔里希在对人表皮生长因子受体基因进行测序时发现了neu基因的人类同源基因，由于它与先前已被发现的人类表皮生长因子受体基因（Her基因）相似，于是被命名为"Her-2"。

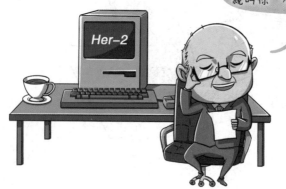

1986年夏初，美国科罗拉多州丹佛市郊外的机场。刚过安检的乌尔里希看到了走在前面不远处的加利福尼亚大学洛杉矶分校肿瘤学家丹尼斯·斯雷门。犹豫了一下，乌尔里希提着行李快走了几步，叫住了斯雷门。

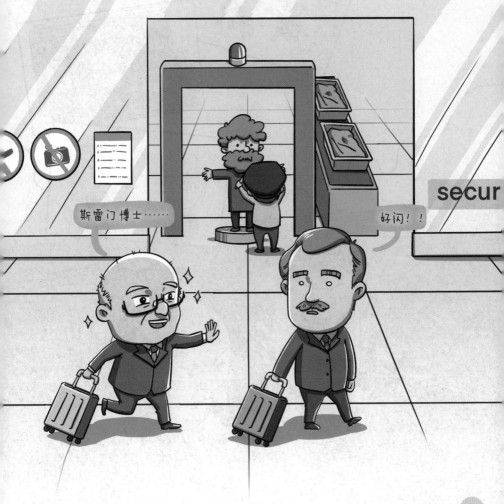

斯雷门博士······

好闪！！

secur

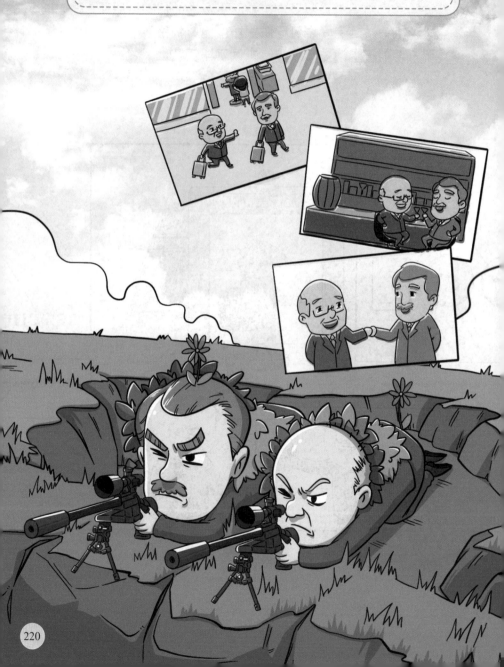

“斯雷门博士……”，一个招呼，一杯咖啡，一次合作。
9年后，他们将并肩发动一场改变千万人命运的狙击战。

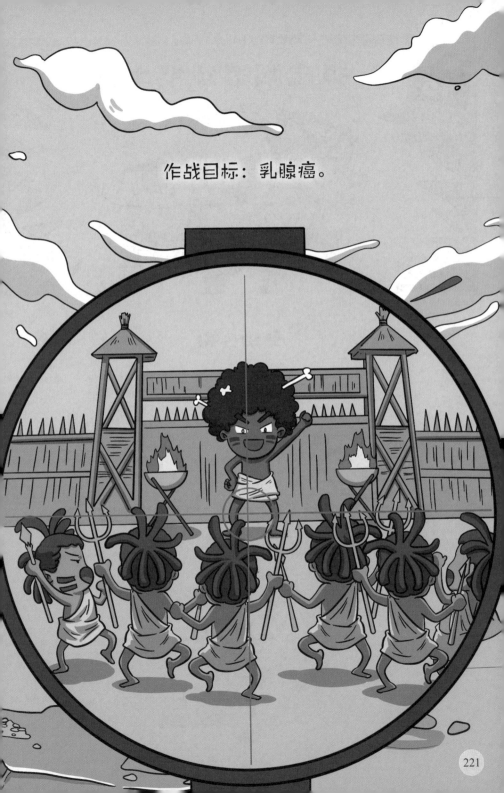

作战目标：乳腺癌。

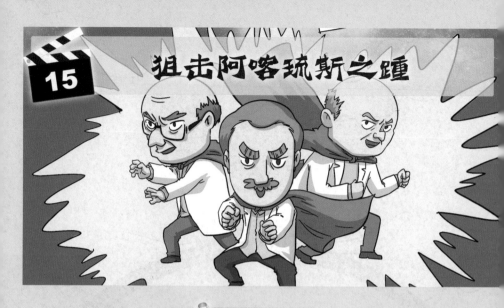

15 狙击阿喀琉斯之踵

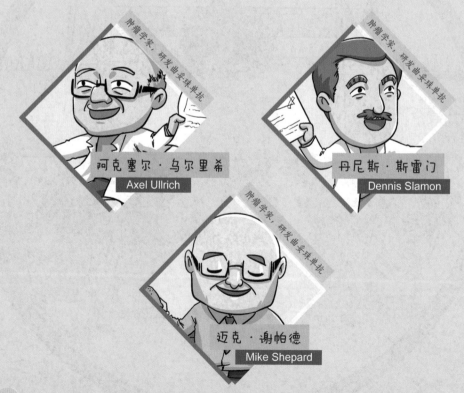

登场人物

肿瘤学家，研发曲妥珠单抗

阿克塞尔·乌尔里希
Axel Ullrich

肿瘤学家，研发曲妥珠单抗

丹尼斯·斯雷门
Dennis Slamon

肿瘤学家，研发曲妥珠单抗

迈克·谢帕德
Mike Shepard

荷马史诗中，海洋女神忒提斯在儿子阿喀琉斯降生时想起了古老的预言：阿喀琉斯将成为特洛伊战争中的英雄，但却也会战死沙场。为了让儿子获得不死之身，忒提斯捏着阿喀琉斯的脚后跟，将他浸入湍急的冥河。

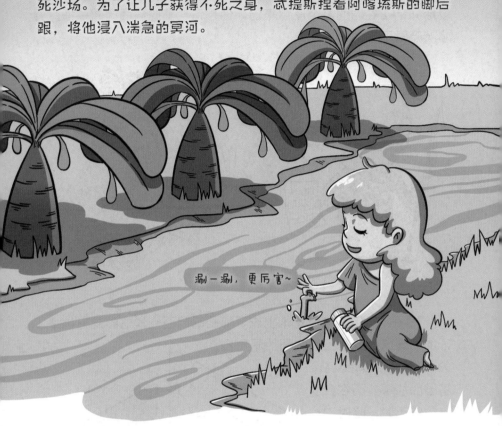

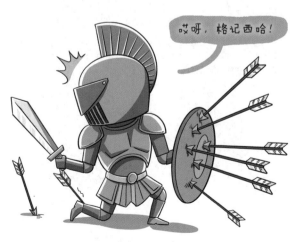

被捏着的、不慎露在水面之外的脚后跟成为了阿喀琉斯唯一的弱点。特洛伊战争中，已成为希腊军中流砥柱的阿喀琉斯所向披靡，但却在脚后跟中了毒箭，轰然倒地，难逃预言中揭示的结局。

乌尔里希自1979年1月加盟基因泰克后，就已经陆续发现了包括Her-2在内的多个原癌基因。他相信，乳腺癌的阿喀琉斯之踵必然隐匿于其中。

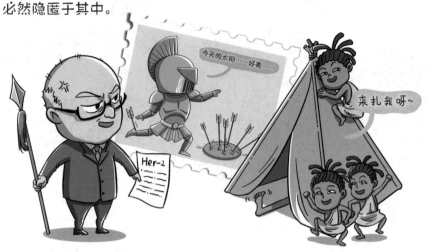

1986年4月，乌尔里希出席了加利福尼亚大学洛杉矶分校举行的一场以致癌基因为主题的研讨会，分享了他发现Her-2基因的故事。而在会议快结束时，临时增加了一个报告——由斯雷门讲述自己的科研工作。

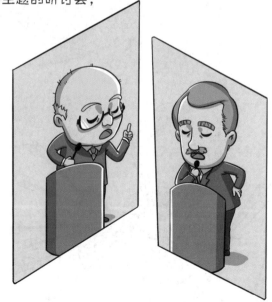

作为肿瘤科的临床医生，斯雷门可以持续收存手术患者的癌组织样本用于实验室研究，这一点让乌尔里希羡慕不已。乌尔里希一直很想知道，他所发现的那几个原癌基因在真正的肿瘤里是否发挥重要的作用。

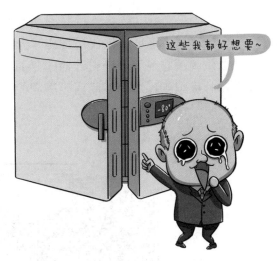

研讨会结束后，斯雷门将前往洛杉矶，而乌尔里希要飞往旧金山，两人都匆匆离开了会场。然而，仿佛注定会有这样一场合作，3个多小时后在丹佛机场，他们再度相遇。

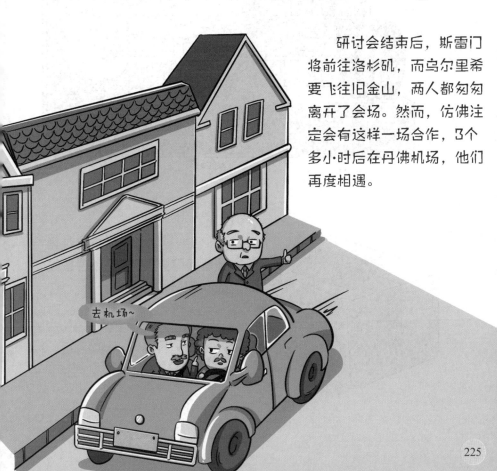

由于离起飞还有一段时间，两人来到了机场酒吧。乌尔里希表达了合作意愿，斯雷门提出了一个简单而直接的合作方式：以乌尔里希在基因泰克设计的DNA探针，来检测斯雷门所收存的多种肿瘤组织样本中不同原癌基因的活跃性。

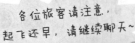

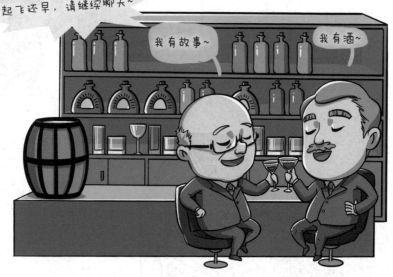

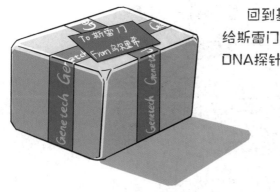

回到基因泰克后，乌尔里希给斯雷门寄去了7个原癌基因的DNA探针。

几个月后的一天，乌尔里希飞往洛杉矶，到斯雷门的办公室一同研究检测结果。在乳腺癌的那一组检测数据中，有一个基因呈现出了明显的扩增——这个基因赫然就是Her-2。

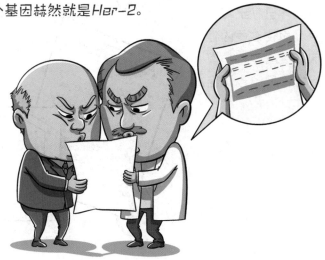

为了确定Her-2状态对乳腺癌发展的影响，斯雷门找到了他在德克萨斯大学圣·安东尼奥健康科学中心的合作者——肿瘤学家威廉·麦奎尔。麦奎尔拥有一个相对完善的患者资料库，包含了临床与病理学特征信息，以及肿瘤组织样本。

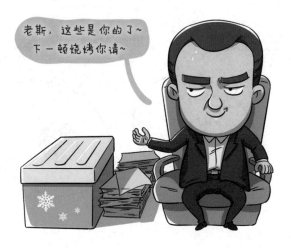

老斯，这些是你的了~
下一顿烧烤你请~

1987年1月，Her-2基因与乳腺癌之间的隐秘联系被挖掘了出来。在对189个乳腺癌样本进行检测与数据分析后，斯雷门发现Her-2基因在一部分患者中呈现出明显的扩增状态，并且Her-2扩增的肿瘤往往更凶猛，病情发展更快，复发转移风险也更高。

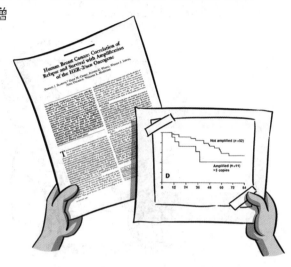

与很多致癌基因不同的是，Her-2基因在这些乳腺癌细胞中并没有突变，而只是扩增。也就是说，那些习惯于依赖Her-2基因生长的癌细胞在染色体中制造了该基因的多个副本，这些副本所编码的还是正常版本的Her-2蛋白，但数量却激增数倍，甚至数十倍。

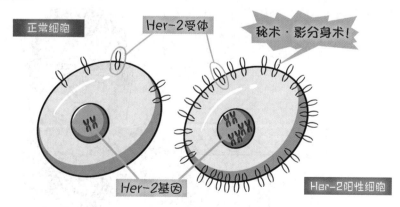

Her-2蛋白是一种跨细胞膜的糖蛋白，有一条长长的分子脚漂荡在细胞膜之外。一对Her-2蛋白可以形成同源二聚体，激活后续的数条信号转导通路，向细胞发布各种生长指令。它就像是细胞膜上的一个看门老大爷，慵懒地躺在摇椅上，毛绒绒的两条腿悬在窗口之外，双脚一夹签收一个小包裹。

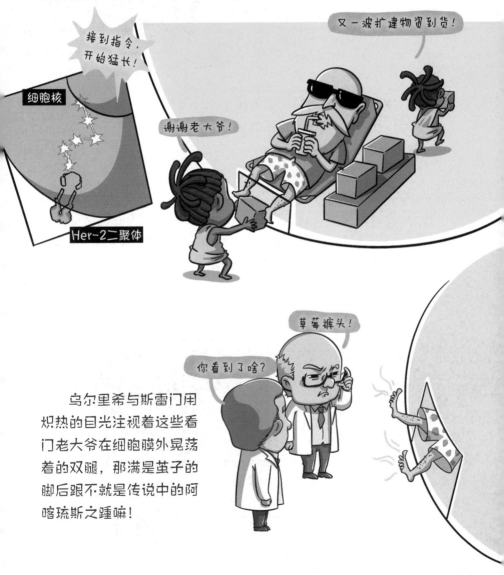

乌尔里希与斯雷门用炽热的目光注视着这些看门老大爷在细胞膜外晃荡着的双腿，那满是茧子的脚后跟不就是传说中的阿喀琉斯之踵嘛！

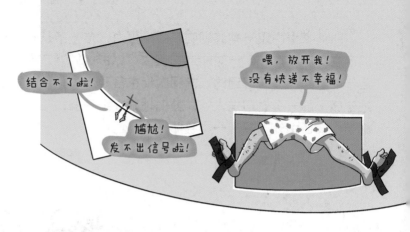

如果能让老大爷们收收腿，不让他们
用两只脚去夹包裹，岂不就能顺利阻断肿
瘤细胞的生长信号了吗……

乌尔里希想到的解决方案是使用特异性的抗体——一种只被
老大爷脚后跟独特气味所吸引，又能进行捆绑，不让老大爷用脚
夹包裹的大分子。一天下午，乌尔里希走进了基因泰克的免疫部，
希望有人可以设计这种可以特异性结合Her-2蛋白而清除生长信
号的药物。

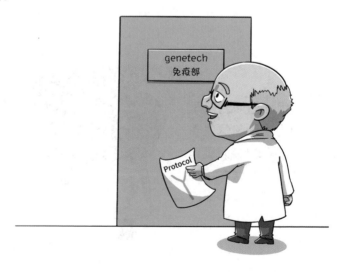

1988年，基因泰克的免疫学家以人源Her-2为抗原，在小鼠中产生了100多种单克隆抗体。

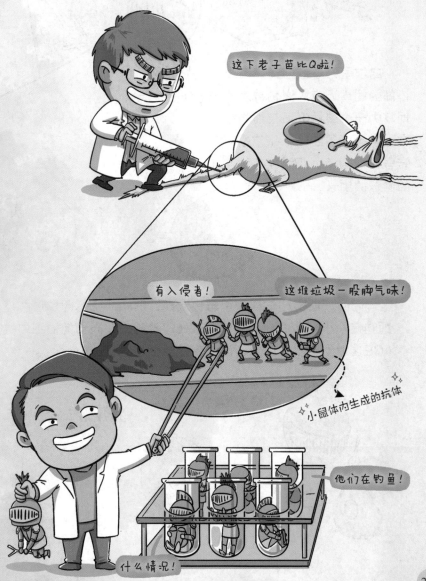

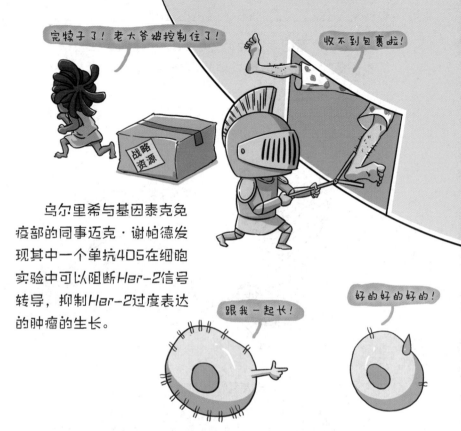

乌尔里希与基因泰克免疫部的同事迈克·谢帕德发现其中一个单抗4D5在细胞实验中可以阻断Her-2信号转导，抑制Her-2过度表达的肿瘤的生长。

同时，斯雷门与乌尔里希也发现，把Her-2基因扩增的癌细胞植入小鼠体内，会迅速形成转移性肿瘤；而当他们把单抗4D5注射到小鼠体内后，肿瘤竟然逐渐消失了……

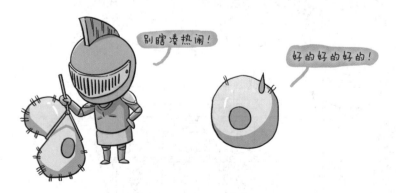

这是斯雷门与乌尔里希所期望的最完美的结果，他们期待基因泰克可以重视这些实验室研究结果，重点开发针对 Her-2 基因扩增乳腺癌的特效药。然而，后续的事情并不那么顺利。

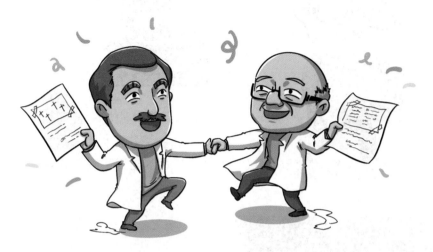

此时的基因泰克已经是一家庞大的公司，任何开发项目的启动都需要复杂、慎重且耗时的审批程序。公司在开发癌症药物上有失败经历，不敢把经费与精力押在从未有过成功开发先例的单克隆抗体药物上，而是更希望集中精力去发展比较简单、更能够实现盈利的药物。

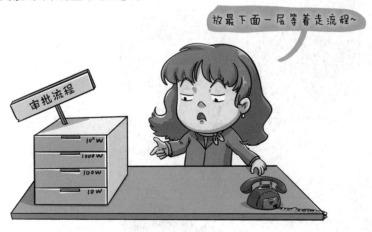

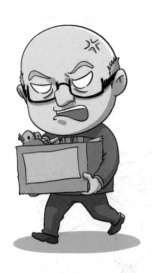

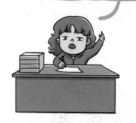

流程还没走完呢!

乌尔里希的愿望与公司的
发展方向产生了巨大的分歧,
心力交瘁之下离开了基因泰克。

而在加利福尼亚大学洛杉矶分
校,斯雷门陷入了孤军奋战的境地。

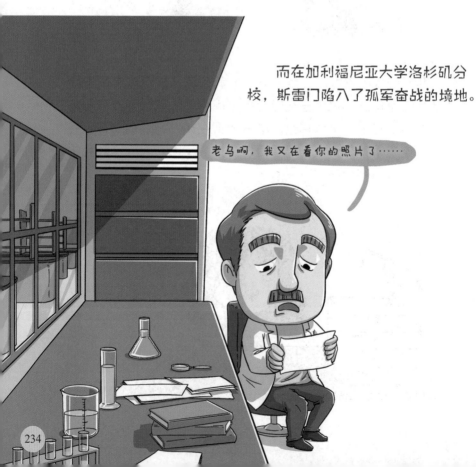

老乌啊,我又在看你的照片了……

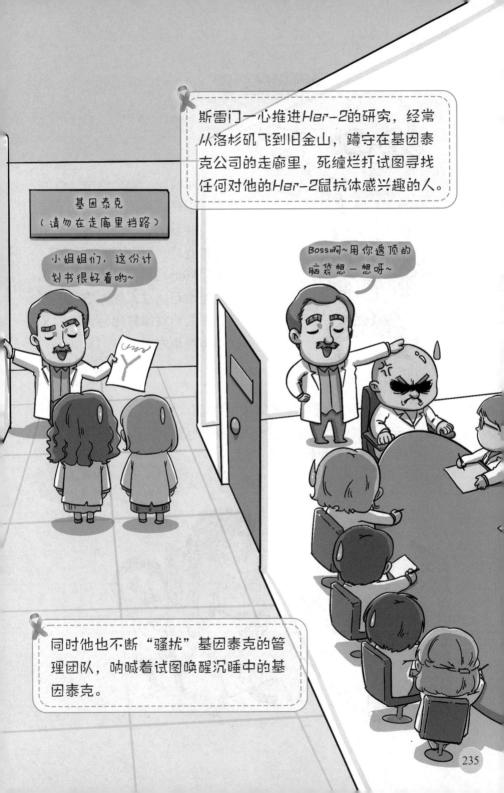

235

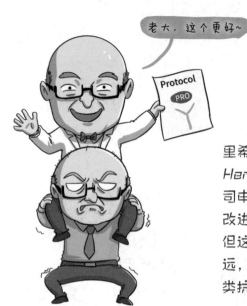

与此同时，谢帕德接替乌尔里希，继续在基因泰克内部倡导Her-2单抗的进一步研发，向公司申请立项。1989年，谢帕德改进了Her-2抗体的生产与纯化，但这距离可以在人体内应用还很远，需要将抗体转化为更接近人类抗体的蛋白质。

谢帕德找到了基因泰克内部的"抗体人化大师"保罗·卡特。在谢帕德与斯雷门的指导下，卡特开始研究人化鼠抗体。

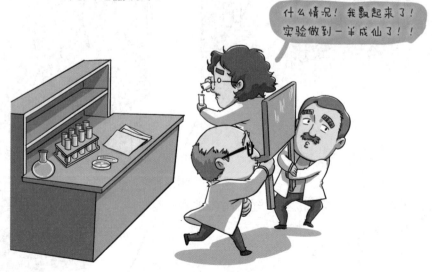

1990年夏天，卡特不负所托成功合成
了一个完全人化的Her-2抗体。

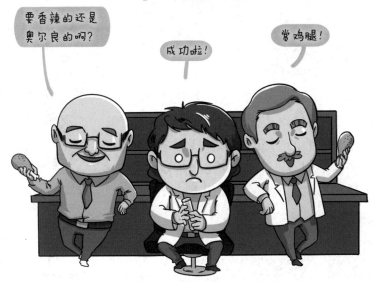

这个抗体俨然已是一个随时可以进行临床试验的潜在药物——曲妥珠单抗，同时也很快被命名为赫赛汀——Herceptin，这个名字融合了Her-2、intercept（拦截）与抑制剂（inhibitor）。

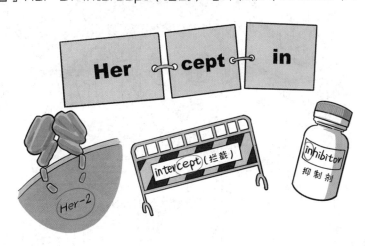

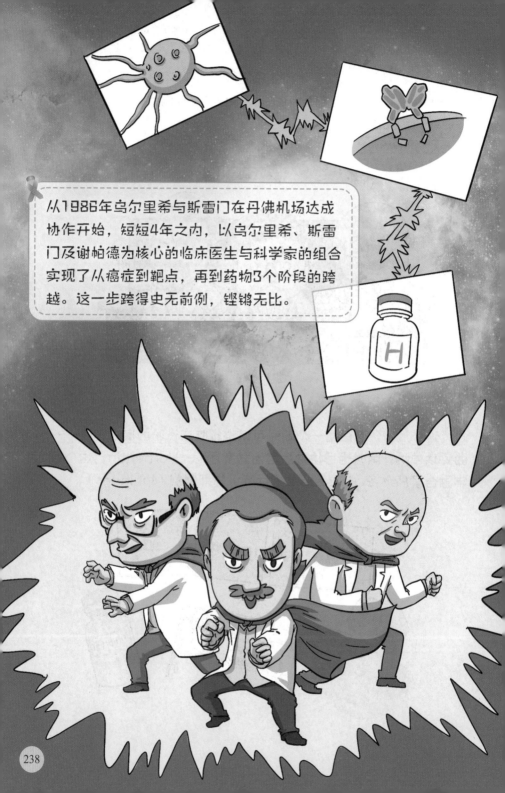

从1986年乌尔里希与斯雷门在丹佛机场达成协作开始，短短4年之内，以乌尔里希、斯雷门及谢帕德为核心的临床医生与科学家的组合实现了从癌症到靶点，再到药物3个阶段的跨越。这一步跨得史无前例，铿锵无比。

　　然而从一个新研发的分子到可以上市广泛应用的药物，需要经过药理学与毒理学研究、制剂开发、Ⅰ期临床试验安全性评价、Ⅱ期临床试验有效性评价、Ⅲ期临床试验扩大样本量进一步评估后才能进行新药审批。上市后仍需接受考察，经过Ⅳ期临床试验，并且通过上市后再审批，才能被认定为安全有效的药物。

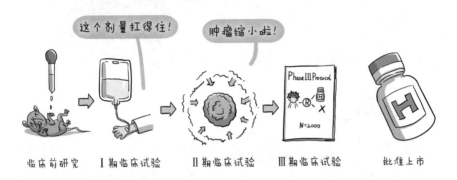

临床前研究　　Ⅰ期临床试验　　Ⅱ期临床试验　　Ⅲ期临床试验　　批准上市

　　曲妥珠单抗的Ⅱ期临床试验并不顺利。1992年，共有37名 *Her-2* 阳性的晚期乳腺癌妇女登记参加了斯雷门在加州大学洛杉矶分校进行的Ⅱ期临床试验。在第一批八组的15名患者中，仅有5人完成了6个月的试验。

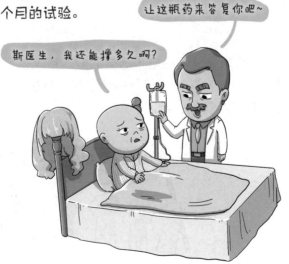

然而，在一名48岁来自加利福尼亚州伯班克的美术老师芭芭拉·布拉德菲尔德身上，曲妥珠单抗却产生了绝佳的"神仙疗效"。

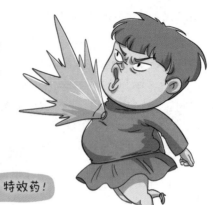

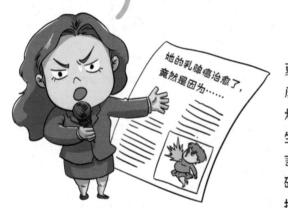

> 乳腺癌诞生了一个特效药！

> 她的乳腺癌治愈了，竟然是因为……

这一消息在1993年的夏天不胫而走，被乳腺癌康复组织与活动家们疯狂炒作与宣传。对于挣扎在生死边缘的乳腺癌患者而言，这是一根还没有被触碰过的，但却也是无法被握紧的"救命稻草"。

乳腺癌康复组织与活动家们敲着基因泰克的大门，敦促他们让"没有其他药物可用的Her-2阳性乳腺癌妇女"可以使用临床试验阶段的药物，然而……

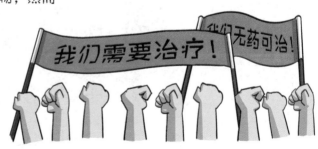

> 我们需要治疗！

> 我们无药可治！

　　曲妥珠单抗还没有完成必要的临床试验，蹒跚着走到终点的 Ⅱ期临床试验也让斯雷门对下一步踌躇不决。同时，缺乏大规模临床试验经验的基因泰克也希望后续研究可以一直保持相对少的入组人数。

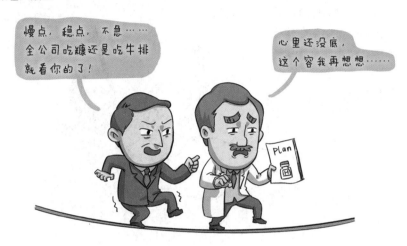

　　为了生存的希望而战的患者和乳腺癌康复组织与活动家们，与在规则内谨慎探索的基因泰克持续暗战。而马蒂·纳尔逊的葬礼将这一冲突直接点爆，濒临恶化成一场公关危机。

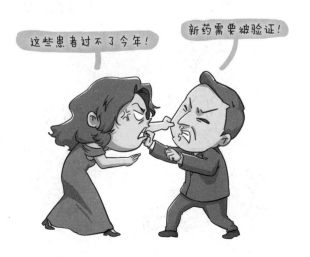

纳尔逊是加利福尼亚州的一名妇科医生，手术后6年出现胸壁复发，她希望能检测自己胸壁肿瘤的Her-2状态。但基因泰克不想冒险把未经批准的药物提供给患者，也不提供Her-2状态的检测。在四处铸告求人进行检测的过程中，纳尔逊的病情日渐恶化，进而出现肺、骨转移。

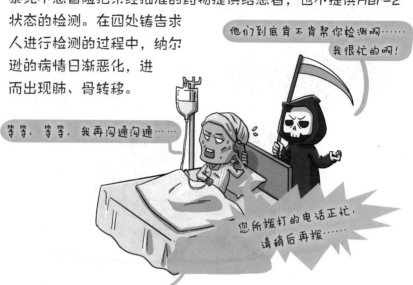

1994年10月，加利福尼亚大学旧金山分校终于对肿瘤进行Her-2检测，结果确认了Her-2基因显著扩增。可惜这一切来得太晚了，9天后，纳尔逊在等待基因泰克决定是否批准用药的时候陷入了昏迷，告别人世。

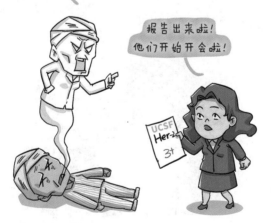

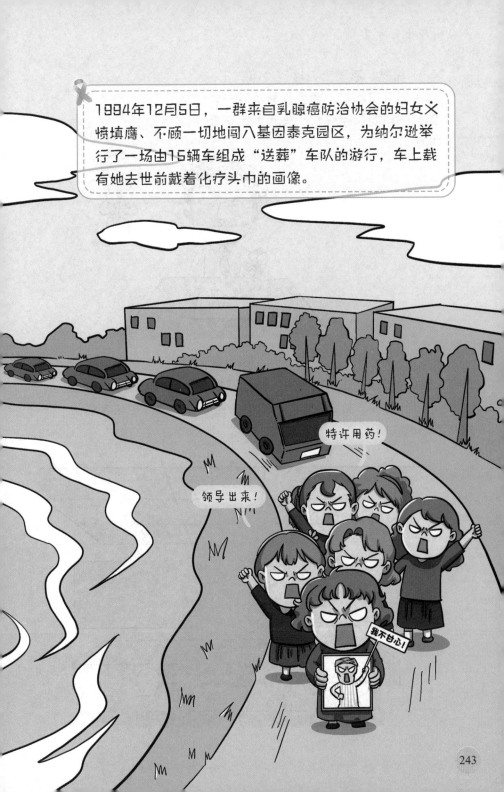

显然，基因泰克被"说服"了，终于迈开了脚步，曲妥珠单抗下一阶段的随机对照试验将扩大样本量至数千例。

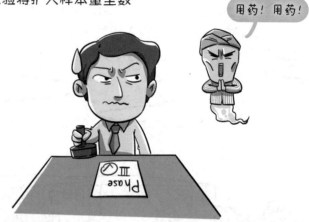

1998年5月17日，斯雷门在美国临床肿瘤学会年会上宣布了曲妥珠单抗III期临床试验的结果，令与会者目瞪口呆。

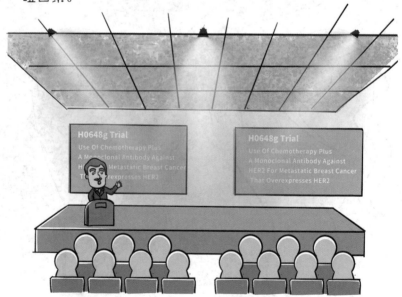

当天晚上，基因泰克在洛杉矶的好莱坞露台酒店举办了盛大的鸡尾酒会。赫赛汀将在4个月后结束审批流程正式上市。是夜月色撩人，宾客交杯换盏，致敬生命。而此时的斯雷门，已经跳进自己破旧的小轿车，开车回家了。

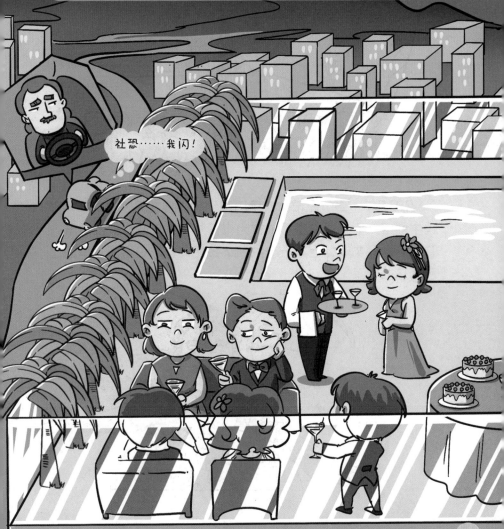

社恐……我闪！

2008年，一部名为《生存证明》的电影在美国上映。影片讲述了1988年至1996年间，斯雷门与Her-2的故事。

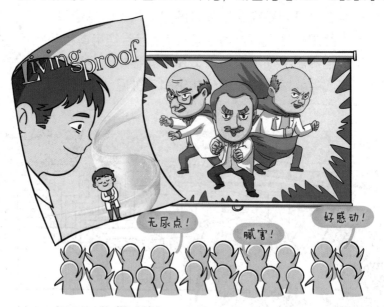

2019年，乌尔里希、斯雷门及谢帕德因曲妥珠单抗研发过程中的巨大贡献而获得了被誉为诺贝尔奖"风向标"的拉斯克临床医学研究奖，为第一个抗Her-2靶向药物诞生的故事画上了圆满的句号。

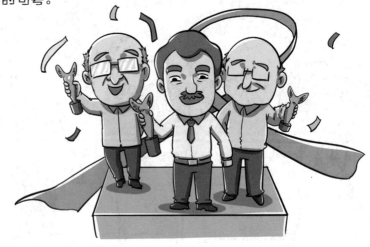

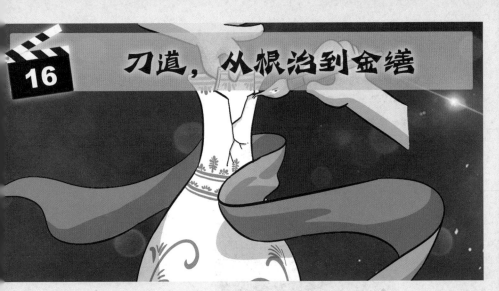

16 刀道，从根治到金缮

登场人物

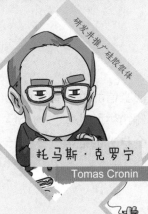

研发并推广硅胶假体

托马斯·克罗宁
Tomas Cronin

肿瘤根治性手术先祖

威廉·史都华·豪斯泰德
William Stewart Halsted

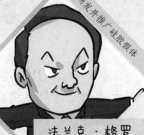

研发并推广硅胶假体

法兰克·格罗
Frank Gerow

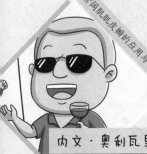

井冈肌肌皮瓣的应用与推广

内文·奥利瓦里
Neven Olivari

DIEP在乳房重建领域首次应用

罗布特·艾伦
Robert J. Allen

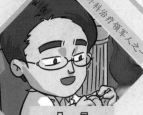

中国乳腺外科治疗领军人之一

吴炅
Wu Jiong

247

　　"当术后缺损被正常的皮肤覆盖或通过重建修复，潜在的复发就会被无限期地隐藏，此外从覆盖组织中带来的淋巴管也会帮助肿瘤播散……"——20世纪初，乳腺外科治疗领域的精神领袖豪斯泰德这样教导着他的学生。

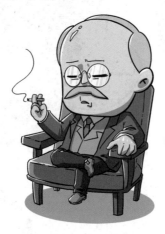

　　豪斯泰德刀锋下的"道"是"根治"，他坚信的唯一有效的治疗方法对女性形体具有毁灭性的破坏力：一侧缺失的乳房，一个巨大的胸壁缺损，一个消失的腋前皱襞以及一个狰狞的疤痕——无一不彰显"根治"的信念。

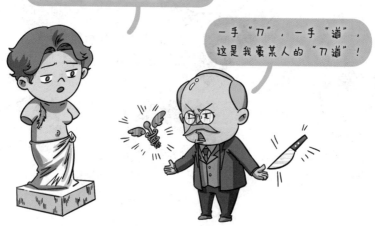

而豪斯泰德留给后辈的则是一个英雄式的背影，以至于在他之后将近1个世纪的外科医生都在不断拓宽"根治"的范围及"根治"的领域。在这样的医学环境下，顾忌患者形体与乳房形态的外科医生会被斥为"妇人之仁"，而对乳房外形有要求的患者则被视为"自恋"或"不成熟"。

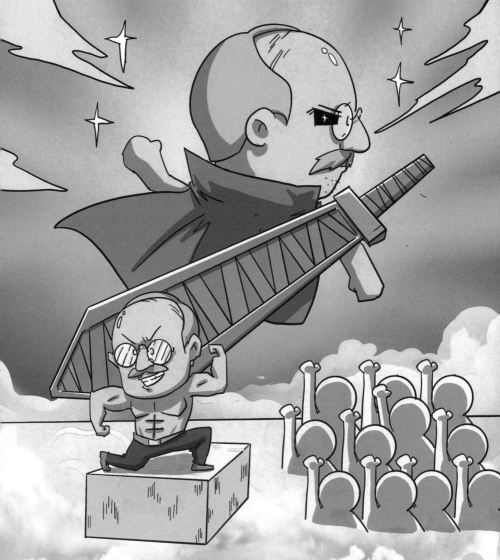

尽管如此，还是有几位外科医生在豪斯泰德时代顶着无上权威所带来的压力，尝试着对术后乳房的缺损进行修复。

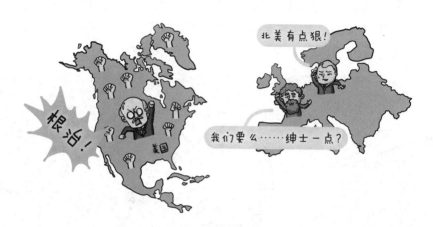

1893年11月24日，德国海德堡的外科医生文琴兹·车尔尼在为一位歌剧演唱家切除一个较大的纤维腺瘤时，考虑到手术对乳房外形可能的影响，把患者腹部一个5厘米的脂肪瘤也切了下来并填充到乳房的缺损中。因缘际会之下，车尔尼成为了历史上第一个尝试进行乳房整复的医生。

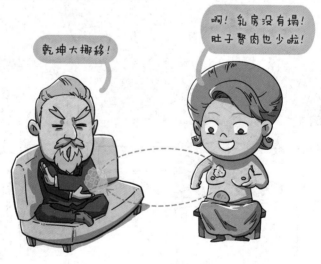

1903年，巴黎恩谷医院外科医生希波吕忒·莫雷斯坦分享了他针对根治术后胸壁留下巨大缺损的解决方案——将对侧乳房拉过来修补缺损。当然，这种第一眼违和，第二眼恐怖，还伴有肿瘤安全性风险的解决方案转瞬即被抛弃。

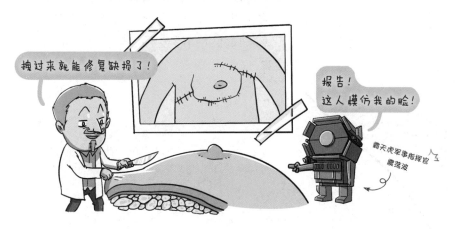

1906年，同样是为了修复胸壁巨大的缺损，外科医生将目光转向肌皮瓣。法国巴黎的外科医生路易斯·翁布雷丹利用胸小·肌联合胸腹皮瓣，意大利巴勒莫大学外科医生伊吉尼奥·坦西尼设计了带蒂背阔肌肌皮瓣，去填补难以闭合的缺损。

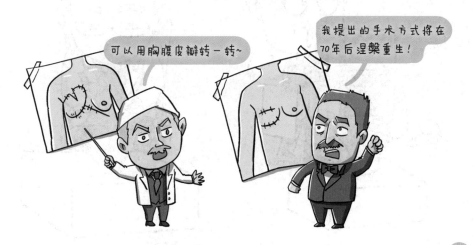

然而在以豪斯泰德为最高典范的时代里，所有这些有违"根治之道"的尝试，在当时都并未激起哪怕是一阵涟漪。直到60年后，在由费舍尔所主导的乳腺癌治疗格局变革启幕之后，如虎添翼的外科医生开始踏上了乳腺癌外科治疗的金缮之路。

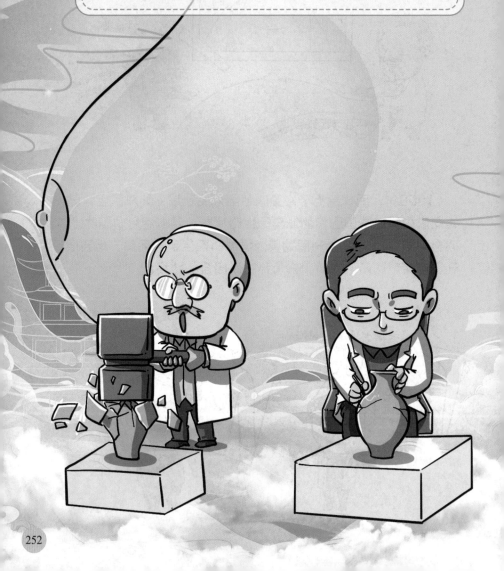

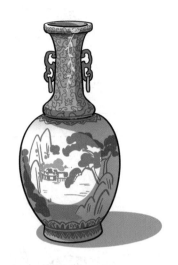

"金缮"，运用纯天然材料修补残缺器物的工艺名称，还原本已破碎的原作，甚至增加另一种难以言喻的"残缺的美"。

放下倨傲姿态的外科医生开始关心癌症治疗所带来的那些没有生命危险的副作用，例如乳房缺失、尊严受挫、婚姻破裂……尝试在根治肿瘤的同时保留或者修复乳房的美容外观。乳腺外科医生刀下的"根治之道"历经 1 个世纪后，开始升华。

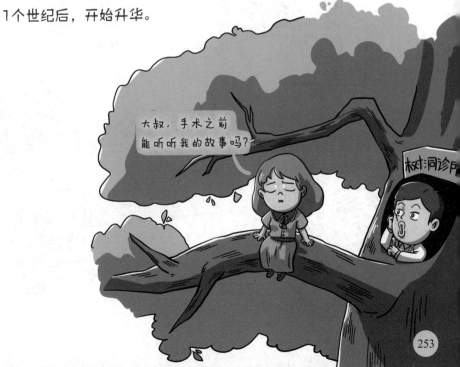

1959年，休斯顿退伍军人医院的手术室里，外科医生托马斯·克罗宁凝视着悬挂在手术台旁的输血袋，怔怔出神。同在手术室的住院医生法兰克·格罗伸手捏了一下这个装满血液的输血袋，也怔住了。同一时刻，两人脑海中闪现出了一道灵感：隆乳填充物。

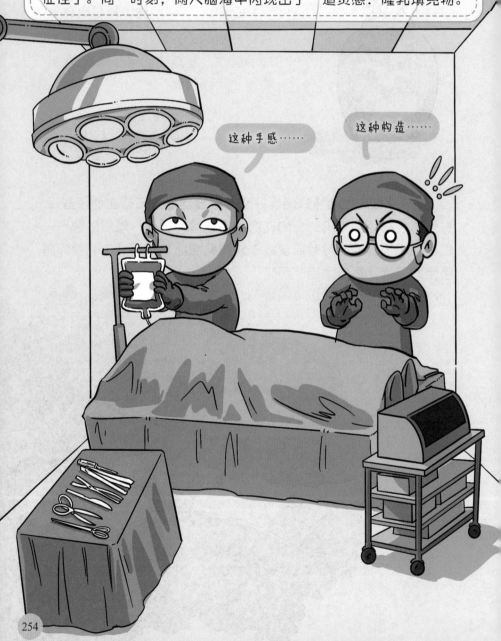

这种手感……

这种构造……

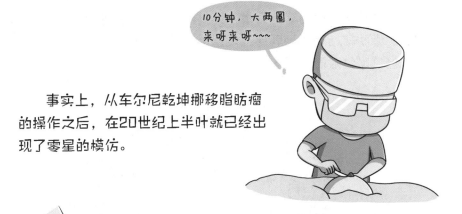

事实上，从车尔尼乾坤挪移脂肪瘤的操作之后，在20世纪上半叶就已经出现了零星的模仿。

外科医生开始往女性的乳房内注射石蜡、放入玻璃球、象牙、羊毛或者海绵等异物，但结局总是失望的，或是荒诞的，甚至是灾难性的。

第二次世界大战之后的美国，宣传中的女性形象发生了变化，乳房成为了女性身体中最性感的元素。而"豪乳"更与"致命诱惑"挂上了钩。

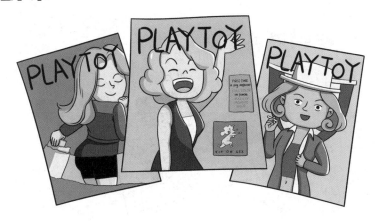

为了满足暴增的隆乳需求，外科医生尝试了从腹部或臀部获取游离的脂肪移植填充到乳房，或是采用塑料制成的假体模型进行隆乳，但仍以失败而告终。

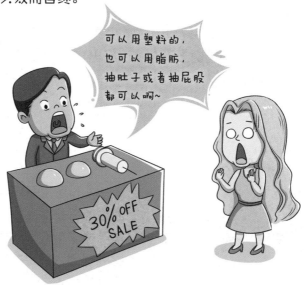

手术室里同时迸发出灵感的克罗宁与格罗通过医院联系到了当时硅胶工业领航者——道康宁公司，合作开发可以用于隆乳的硅胶假体。

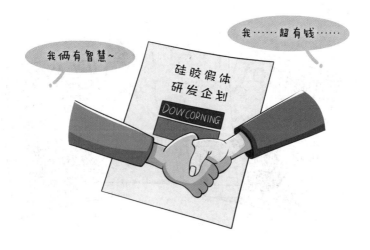

　　1961年，克罗宁和格罗在一条刚出生的取名为埃斯梅拉达的小·狗身上植入了装满硅凝胶的硅胶袋。硅胶植入物在小·狗身体里待了2个月，丝毫不影响小·狗的正常发育，也没有渗漏与感染，为进一步研发乳房假体提供了安全性证据。

　　1962年的一个春日，30岁的提米·简·林赛走进了克罗宁的诊室，要求清除她与前男友爱的印记——胸前的纹身。正寻找着合适人选来试用硅胶假体的克罗宁眼前一亮，最终林赛以额外免费矫正"招风耳"为条件同意了进行隆乳手术。

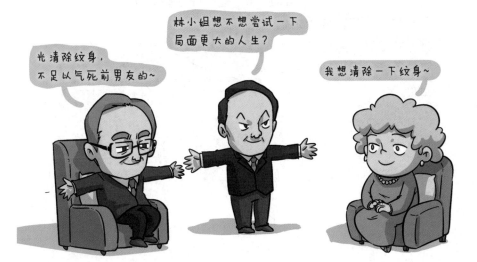

1970年10月8日，纽约纪念斯隆-凯瑟琳癌症中心的整形外科医师鲁文·斯奈德曼首次将硅胶假体用于乳腺癌患者术后的乳房重建中，然而这只是非常将就的重建。

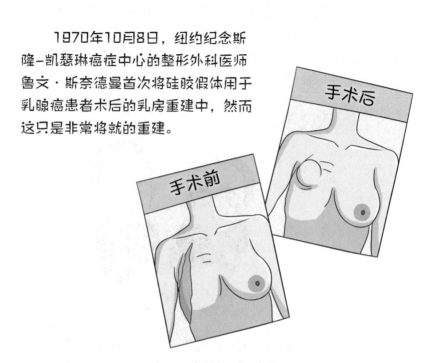

到斯奈德曼诊所来寻求乳房重建的都是接受过根治术的患者，瘢痕蜿蜒丛生，皮肤菲薄紧张，斯奈德曼只能在胸壁上方塞入一个很小的假体进行重建，让这些女性可以在穿好内衣并且填塞足够的织物进行支撑后，露出胸衣的部分还能勉强呈现出乳房的轮廓。

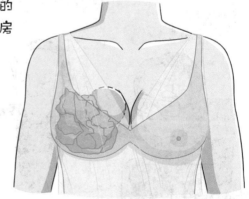

无疑，斯奈德曼的重建方法远未完善。可以想象，在根治术后菲薄的皮肤之下塞入假体，无论假体放在肌肉之前还是之后，毫无弹性却被强行拉伸的皮肤都会遭遇各种并发症。

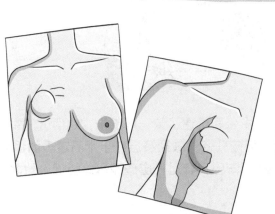

重建乳房的位置与大小·也受到各种制约，无法做到对称。

南加州洛杉矶恩希诺市的外科医生切多米尔·拉多万同样这样认为。为了让皮肤有足够时间可以安全而缓慢地延展，拉多万在1978年引入了组织扩张器放置在根治术后的胸壁皮肤或肌肉之下，通过数周至数月的皮肤扩张，开拓足够容纳合适假体的空间。

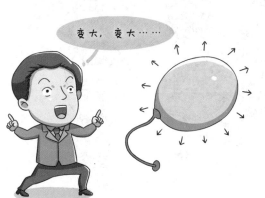

变大，变大……

尽管组织扩张器的使用极大程度地改善了乳房重建术后乳房的美观度，但那一代硅胶假体的安全性缺陷却逐渐暴露了出来——容易破裂，造成硅凝胶渗漏。

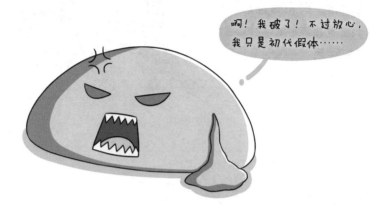

1977年，道康宁公司遭遇了第一场诉讼，赔偿了俄亥俄州克利夫兰一名妇女因隆乳假体破裂及后续手术而遭受的损失与痛苦。在接下来的12年里，针对乳房硅胶假体的诉讼数量急剧飙升。

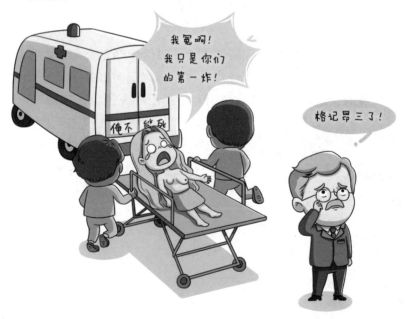

1980年初，美国现代消费者运动之父——拉尔夫·纳德的公民健康研究小·组积累了足够多的不良事件案例，向公众发出警示——硅胶假体隆乳可能会导致严重的并发症，甚至诱发癌症。

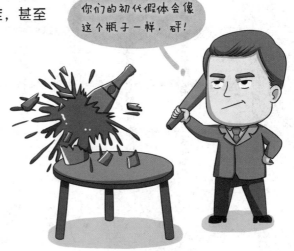

1984年，道康宁又为旧金山的一名假体隆乳妇女付出了21.1万美元的补偿性赔偿与150万美元的惩罚性赔偿，因为陪审团认为是植入的硅胶假体导致了该患者的自身免疫性疾病。

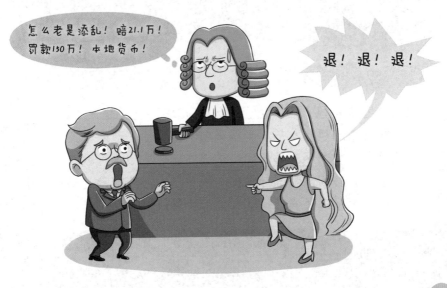

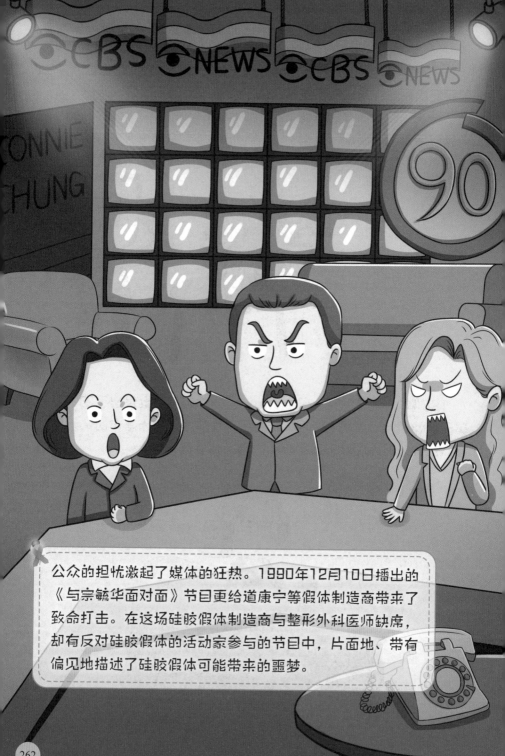

公众的担忧激起了媒体的狂热。1990年12月10日播出的《与宗毓华面对面》节目更给道康宁等假体制造商带来了致命打击。在这场硅胶假体制造商与整形外科医师缺席，却有反对硅胶假体的活动家参与的节目中，片面地、带有偏见地描述了硅胶假体可能带来的噩梦。

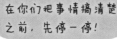

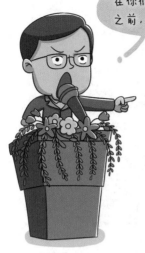

在你们把事情搞清楚之前，先停一停！

1992年4月，美国FDA行政长官大卫·凯斯勒提出了硅胶假体隆胸手术的中止令，只允许需要进行乳房重建的女性应用硅胶假体进行整复手术。

就在道康宁公司被各种诉讼搞得焦头烂额，酝酿着退出硅胶假体市场的这几年里，外科医生也重燃起了对于自体组织乳房重建的兴趣。

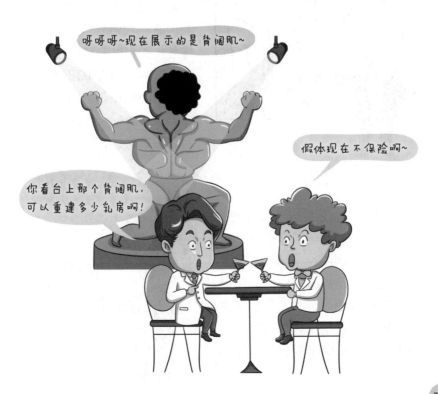

呀呀呀~现在展示的是背阔肌~

假体现在不保险啊~

你看台上那个背阔肌，可以重建多少乳房啊！

1976年，德国科隆大学整形外科医生内文·奥利瓦里重拾起了70年前坦西尼设计的带蒂背阔肌肌皮瓣（LDMF）用于乳房重建。

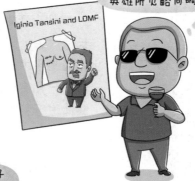

坦兄当年的想法很有前途呢！英雄所见略同啊！

我们也可以试试看用肚子上的赘肉来重建乳房～

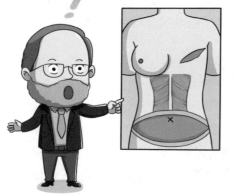

紧接着，为了获取更多的组织来满足更大乳房的重建需求，瑞典哥德堡大学医学院整形外科的汉斯·霍姆斯特罗姆与美国亚特兰大整形外科诊所的卡尔·哈特兰普夫先后在1980年前后提出了游离的与带蒂的横行腹直肌肌皮瓣（TRAM）用以重建根治术后的乳房外观。

再试试只拿赘肉，不伤肌肉～

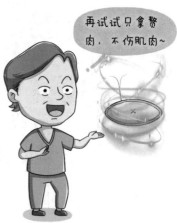

1994年，罗布特·艾伦与彭妮·特里斯采用了腹壁下动脉穿支皮瓣（DIEP）用于乳房重建，在获取足够腹部组织的同时实现了更好的血运并保留了更完整的腹部深层结构，在金缮之路上留下了令人印象深刻的脚印。

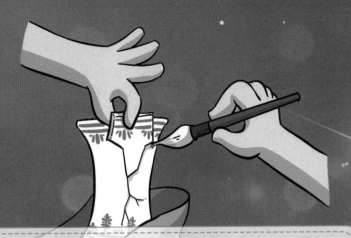

"金缮"，隐含着毁损的意思。而毁损，是"根治之道"的终点，却是"金缮之道"的起点。自库什纳声嘶力竭地呼吁，要求外科医生尊重患者对于自己身体的自主权之后的这10年间，乳腺外科开始变得"温暖"。而真正让乳腺外科从"残缺"中重生"完美"的，是医学哲学与材料学共同的进步。

当然不是，你有对自己身体的自主权。首选保乳，万一不适合也可以重建。

得了乳腺癌必须切除乳房吗？

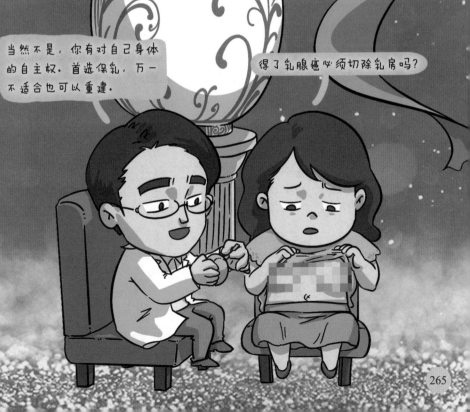

"任何临床治疗都不应该由情感或信念决定——决定因素必须是科学方法"，费舍尔所倡导的科学研究范式在1990年取得了实质性的进展——美国国立卫生研究院发布了"乳腺癌保乳手术专家共识"。

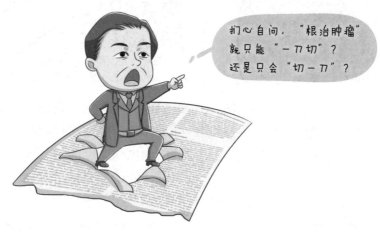

胸部的肌肉群可能保留，乳房的腺体也可能保留……乳腺外科领域的治疗理念正由"最广泛的切除"向"最有效的切除"转变，那么，乳房的皮肤以及乳头、乳晕呢？

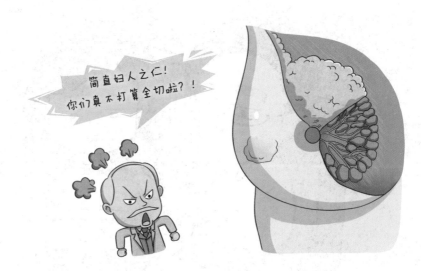

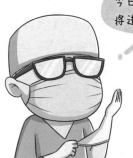

今日过后，乳房重建将进入新的篇章！

答案当然也是肯定的。

1984年，美国旧金山太平洋长老会医疗中心整形医生布莱恩特·托斯开始尝试在进行乳房切除时保留下接近完整的乳房皮肤，

来来来~我们开始保留乳头乳晕啦~

而坦普尔市斯科特和怀特纪念医院整形医生查尔斯·韦尔海登也在1985年开始践行保留乳头、乳晕的乳房切除。

更多皮肤的保留，意味着更小的切口张力，更自然的术后外观；乳头、乳晕的保留，也意味着术后完美如初的可能性。

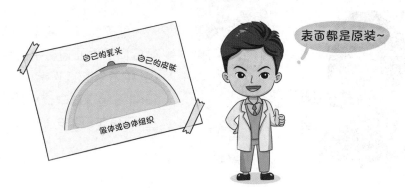

表面都是原装~

自己的乳头　自己的皮肤

假体或自体组织

　　而正当自体组织重建的发展已成规模之时，植入物重建也迎来了复苏时刻。在1994年至1997年的4年间，对于硅胶假体的种种顾虑——诱发结缔组织疾病、全身性疾病、自身免疫性疾病、生殖问题，甚至癌症——纷纷被严谨设计的回顾性研究所"辟谣"。

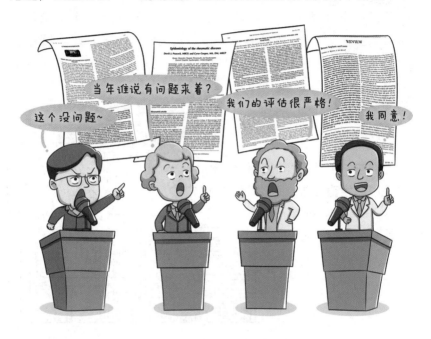

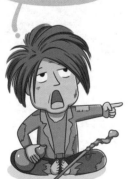

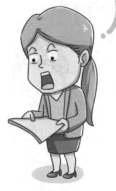

　　然而此时，开启了硅胶假体历史的道康宁公司已被2万多起诉讼案，以及41万起索赔申请压垮，在1995年5月申请了破产。

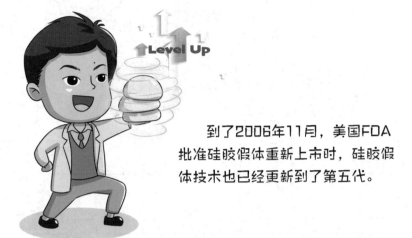

Level Up

到了2006年11月，美国FDA
批准硅胶假体重新上市时，硅胶假
体技术也已经更新到了第五代。

为了更好地覆盖、固定假体，脱细胞异体真皮补片与乳房软
组织加强补片分别于2008年及2013年被应用到了乳房重建中，
使得一次手术就恢复完美对称乳房外形的目标成为可能。

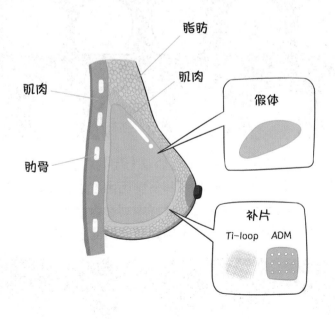

脂肪

肌肉

肌肉

假体

肋骨

补片

Ti-loop   ADM

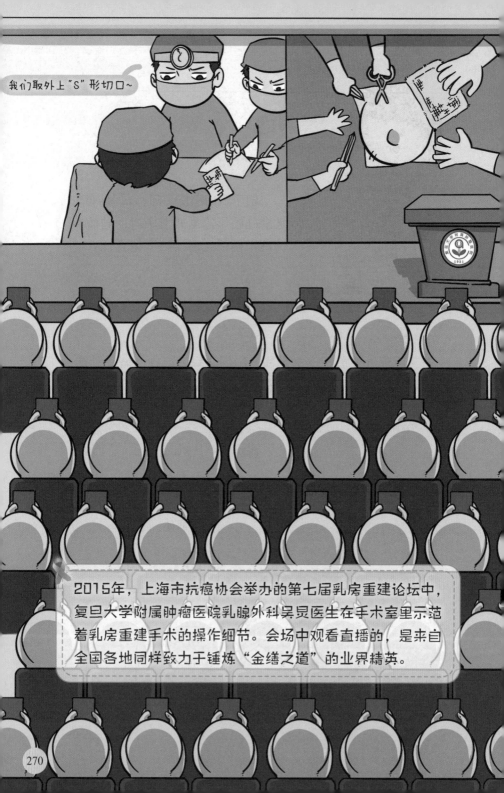

我们取外上"S"形切口~

2015年，上海市抗癌协会举办的第七届乳房重建论坛中，复旦大学附属肿瘤医院乳腺外科吴炅医生在手术室里示范着乳房重建手术的操作细节。会场中观看直播的，是来自全国各地同样致力于锤炼"金缮之道"的业界精英。

对于缺损的精心修缮，并不意味着对缺陷的掩盖与回避，而是在坦然接受生命中不完美的同时，也要努力追求完美，绽放生命奇迹的态度。

作为乳腺外科医师，我们必须尊重、支持并且鼓励患者持有这样的态度。

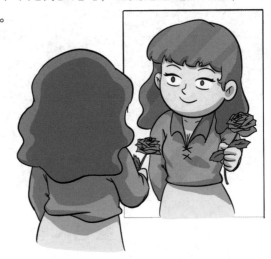

那一年，复旦大学附属肿瘤医院乳腺外科许下了"让每一位年轻乳腺癌患者都能保留乳房美观外形"的愿景。

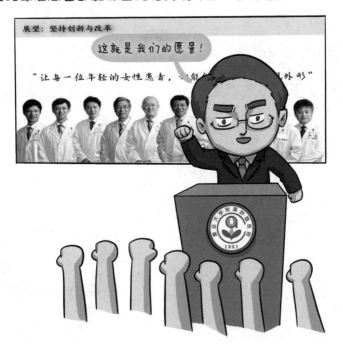

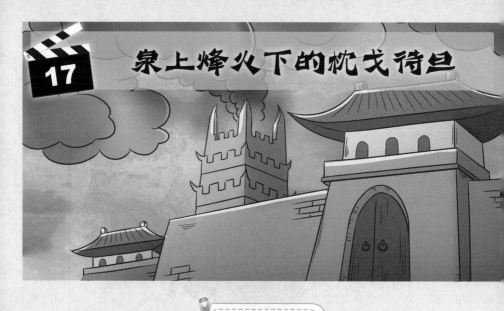

17 泉上烽火下的枕戈待旦

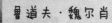

登场人物

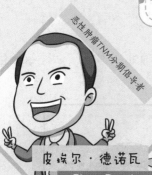

恶性肿瘤TNM分期倡导者

皮埃尔·德诺瓦
Pierre Denoix

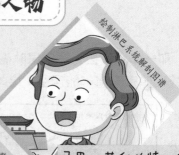

绘制淋巴系统解剖图谱

马里·菲利伯特·康斯特·萨
Marie Philibert Constant Sappe

病理学之父

鲁道夫·魏尔肖
Rudolf L.K. Virchow

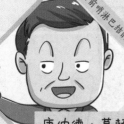

提出前哨淋巴结的理念

唐纳德·莫顿
Donald L. Morton

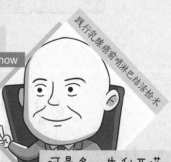

践行乳腺癌前哨淋巴结活检术

阿曼多·朱利亚诺
Armando E. Giuliano

作为一个很有远见的人，皮埃尔·德诺瓦可能是最早一批意识到肿瘤学需要专业化，并且需要融入其他诸多学科一同发展的医学大师之一。

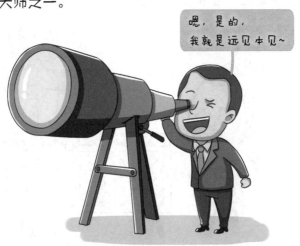

1946年，德诺瓦成为了法国巴黎公立医院的一名外科医生。10年后，这位举止优雅、风姿绰约的学者型外科医生成为了欧洲权威癌症中心之一——法国古斯塔夫·鲁西肿瘤研究院的院长。

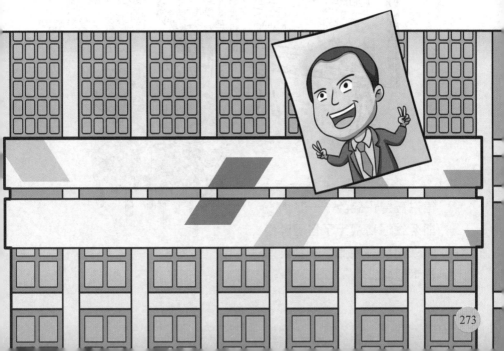

　　德诺瓦的一个开创性的贡献，是他在1943年至1952年间所倡导的恶性肿瘤TNM分期系统。尽管TNM分期系统最初被批评过于简单化，但德诺瓦坚信它的实用性与普遍性。

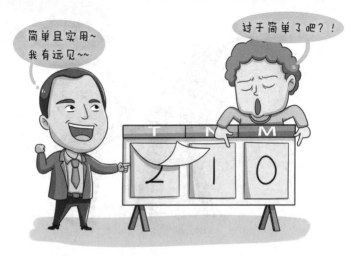

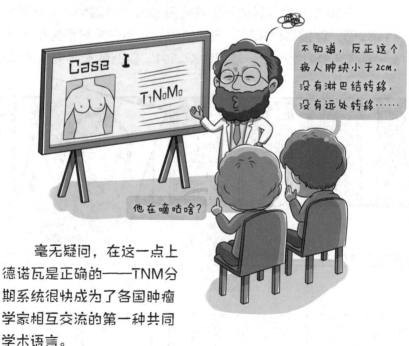

　　毫无疑问，在这一点上德诺瓦是正确的——TNM分期系统很快成为了各国肿瘤学家相互交流的第一种共同学术语言。

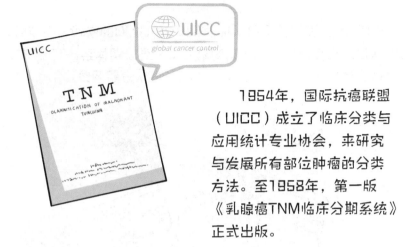

1954年，国际抗癌联盟（UICC）成立了临床分类与应用统计专业协会，来研究与发展所有部位肿瘤的分类方法。至1958年，第一版《乳腺癌TNM临床分期系统》正式出版。

1959年1月9日，美国医学行业为了更好地评价肿瘤患者的预后情况，提供治疗决策依据，建立可被广泛接受的癌症临床分期系统，美国癌症协会、临床肿瘤协会、外科医师学会等学术组织共同发起成立了美国癌症联合会（AJCC）。

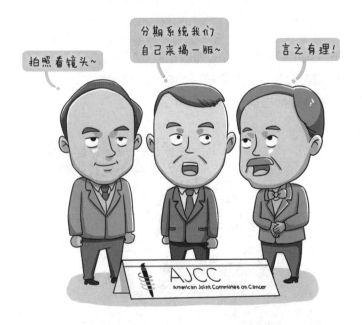

自20世纪80年代早期以来，AJCC与UICC的密切合作使所有解剖部位的癌症都有了统一和明确的定义及分期体系。1987年，两者联合达成一致，形成了国际通用的TNM分期系统。

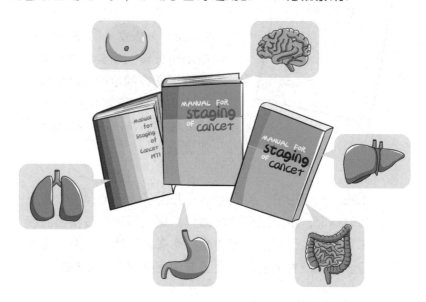

至2017年，AJCC/UICC的《乳腺癌TNM分期系统》已更新至第八版，是世界范围内肿瘤诊疗中心乳腺癌病理学检查报告的通用学术用语。

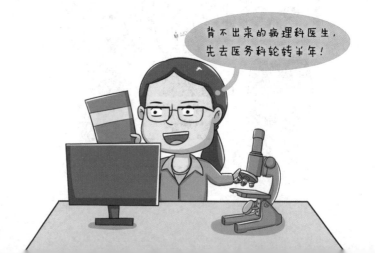

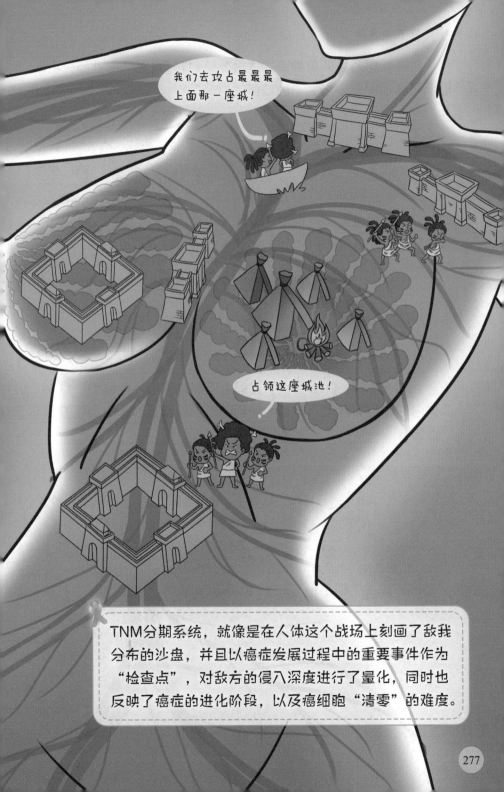

TNM分期系统，就像是在人体这个战场上刻画了敌我分布的沙盘，并且以癌症发展过程中的重要事件作为"检查点"，对敌方的侵入深度进行了量化，同时也反映了癌症的进化阶段，以及癌细胞"清零"的难度。

病变的起源在乳房的导管或腺叶，"T"描述了病灶的大小，记录了肿瘤局部侵袭生长的范围。

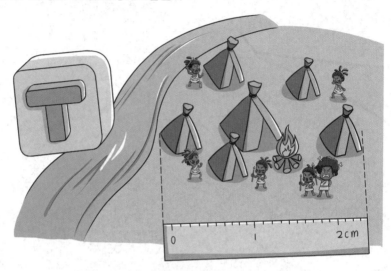

下一阶段，肿瘤在生长过程中逐渐获得远征的能力，有一部分细胞脱离并侵入肿瘤内部或周围的脉管系统——淋巴管与血管。

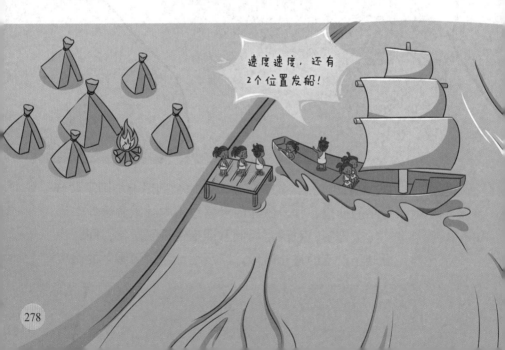

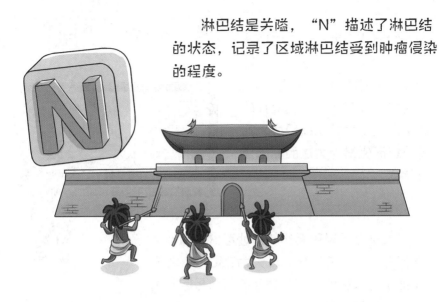

淋巴结是关隘，"N"描述了淋巴结的状态，记录了区域淋巴结受到肿瘤侵染的程度。

远端器官是城池，"M"描述了远端脏器的转移情况，表明癌症蔓延扩散的程度。顺淋巴管而上攻破关隘，总比漂泊于血管去占领城池容易得多，因此在绝大多数情况下，淋巴结侵犯总出现在远处转移之前。

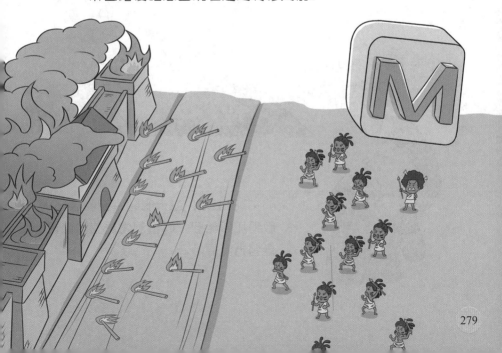

279

作为肿瘤生长侵袭与迁徙蔓延进程中最为关键的"检查点",自1867年摩尔确立了那个时代乳腺癌手术的标准开始,腋窝淋巴结的状态就已成为乳腺外科医生最为关注的预后预测指标。

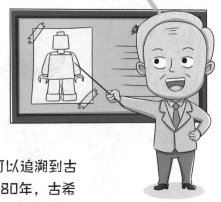

人类对于淋巴系统的描述可以追溯到古希腊希波克拉底时代。公元前280年,古希腊亚历山大医学院医生埃拉西斯特拉图斯首次注意到了一部分特殊的"血管"——管壁通透呈现乳白色。

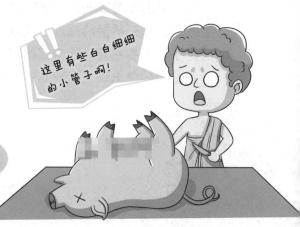

1622年,意大利帕维亚的解剖学教授加斯帕罗·阿塞利将这些"血管"命名为乳静脉。

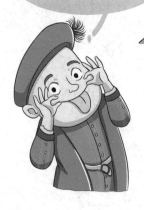

1652年，丹麦国王为丹麦数学家、神学家兼解剖学家
托马斯·巴尔托林捐赠了两具死刑犯的尸体供其研究。

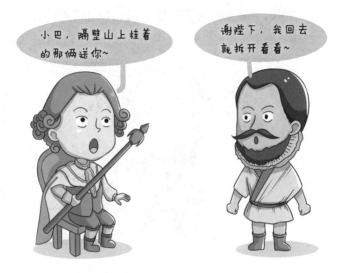

巴尔托林从尸体中发现了胸导管这一解剖结构，并且
为那些"白色血管"起了个名字——淋巴管。

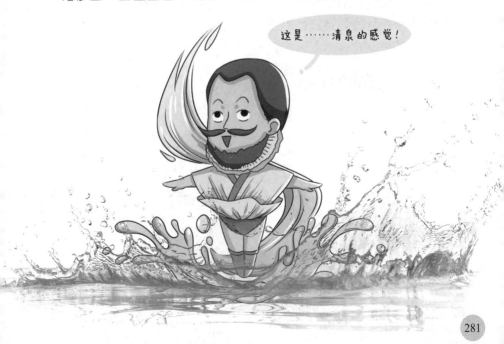

淋巴，这个词来源于拉丁语"vasa lymphatica"，意思是"清澈的泉水"——淋巴管内流淌着的淋巴液通常是无色透明的。19世纪中叶，德国病理学家魏尔肖将淋巴系统的研究向又前推进了一步。

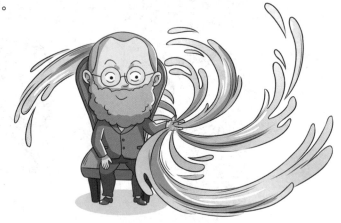

1863年，魏尔肖在对一名手臂皮肤有纹身的男子进行尸体解剖时，发现纹身的碳色素在一枚淋巴结中有所汇聚。敏锐的魏尔肖将这一观察发展为理论，认为身体任何特定区域的淋巴液都会通过淋巴管引流到特定的淋巴结，再通往其他的淋巴结。

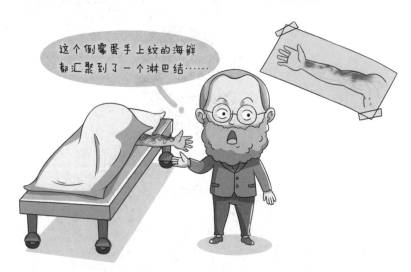

此时，正在欧洲各地游学的豪斯泰德来到了柏林站，并拜访了魏尔肖。

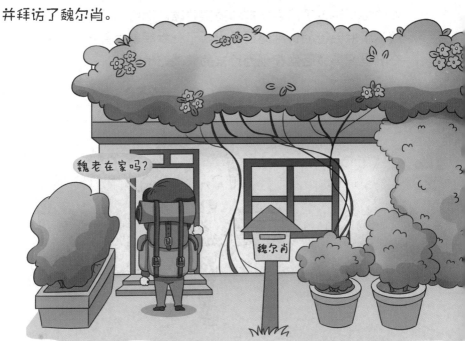

魏尔肖在豪斯泰德的脑海中刻画下了几条深深的肿瘤侵袭路径：乳腺癌，通过细丝般的淋巴管，侵入区域淋巴结，再以此为基地进一步攻城拔寨。

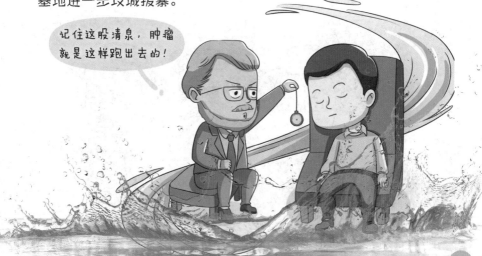

1874年，法国解剖学家马里·菲利伯特·康斯特·萨佩在沙盘上标注下了几乎所有的重要关隘。他将水银注入淋巴管，描绘下了淋巴管的详细路径并出版了一本解剖图集——这是之后1个多世纪外科医生都视为珍宝的"战略地图"。

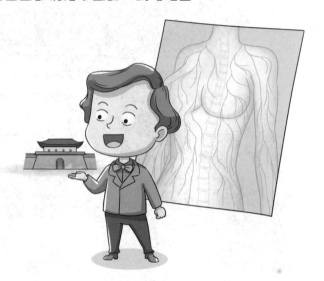

有了理论，有了地图，摩尔、李斯特，以及豪斯泰德等19世纪中后期最为著名的外科医生迅速确认了腋窝淋巴结所处的战略地位——这是乳腺癌进展、蔓延的必经之路。

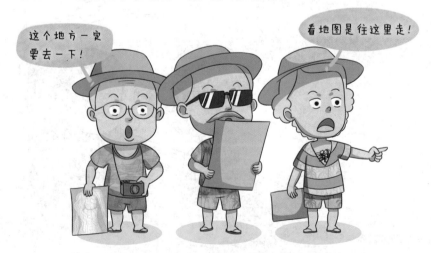

因此在整个豪斯泰德"根治之道"所引领的时代里，腋窝淋巴结清扫手术都是乳腺外科治疗必要的组成部分。豪斯泰德甚至将自己在肿瘤局部控制率上所实现的成绩归因于腋窝组织的完全清扫。

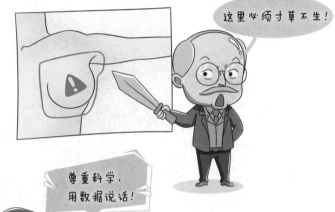

这里必须寸草不生！

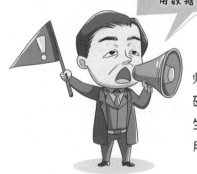

尊重科学，用数据说话！

直到1985年3月，那个由费舍尔挂帅，却向加拿大求援的NSABP B-04研究发布了10年随访结果后，外科医生们才从数据中看清了腋窝清扫手术所面临的进退维谷之境。

在NSABP B-04研究中，腋窝淋巴结没有经过任何处理的治疗组，在复发率、转移率与生存率等方面竟然与腋窝清扫的治疗组没有明显的差异……显而易见，对于淋巴结并没有被肿瘤所浸染的患者而言，腋窝淋巴结的廓清似乎并没有必要。

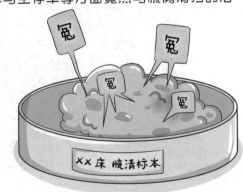

上肢活动受限、感觉异常、淋巴水肿……"根治之道"所描绘的幻境被打破后，这些由"不必要"的手术所带来的更为明显的并发症俨然被覆上了一层淡淡的无稽与荒谬。

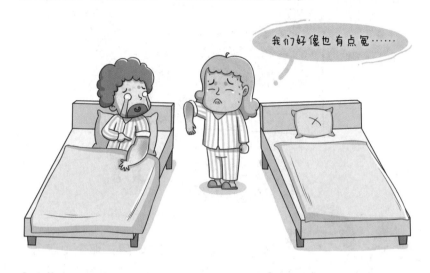

但是，在哪些患者中，腋窝清扫手术才是"不必要"的呢？我们又如何能在切除所有淋巴结进行病理学检查之前，就预知这一座关隘里是否已有敌军潜入？

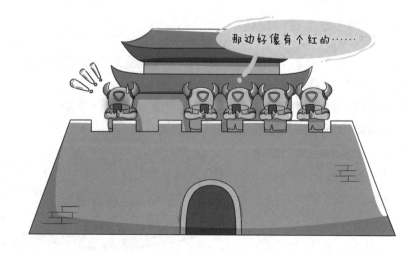

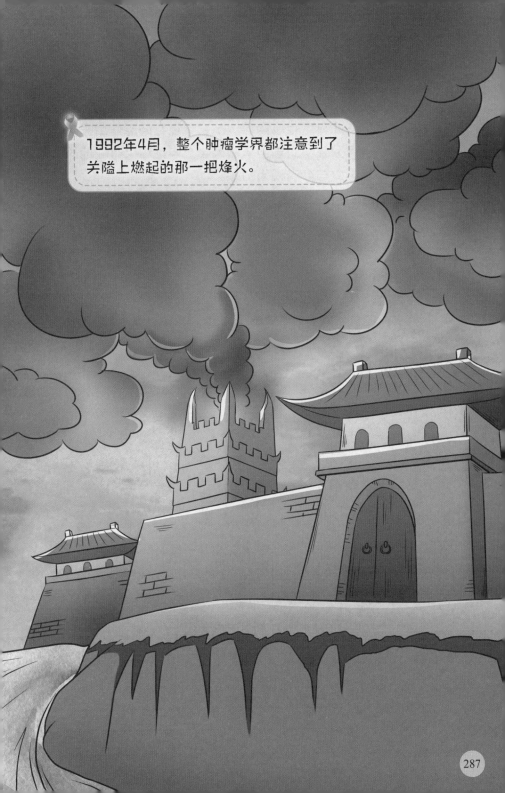

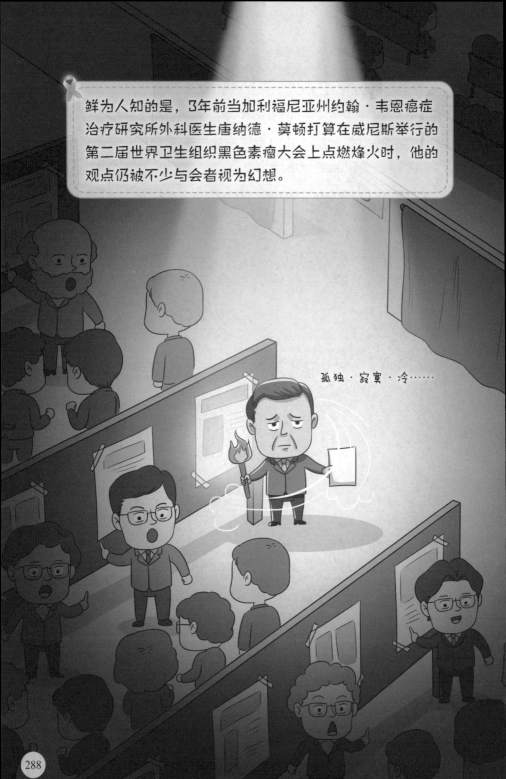

鲜为人知的是，3年前当加利福尼亚州约翰·韦恩癌症治疗研究所外科医生唐纳德·莫顿打算在威尼斯举行的第二届世界卫生组织黑色素瘤大会上点燃烽火时，他的观点仍被不少与会者视为幻想。

孤独·寂寞·冷……

288

奇迹越大，观众就越少。莫顿的研究在会场里只被接受以海报的形式展示。

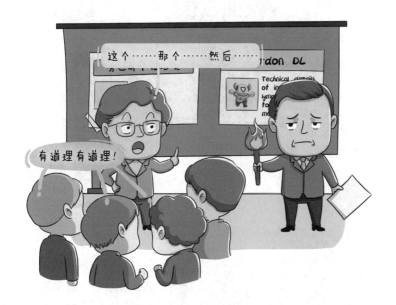

之后当莫顿提交进一步研究的论文稿件时，有两家权威期刊的审稿人根本不相信他的研究结果。直到两年后，第三家期刊才最终发表了这篇经典而被广泛引用的论文。

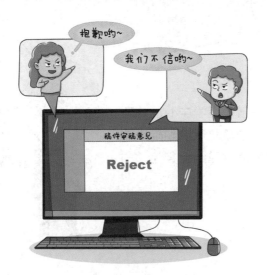

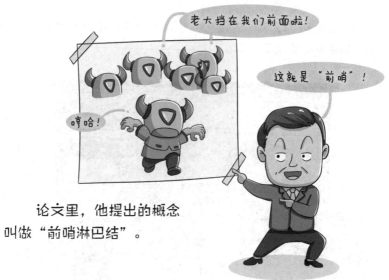

论文里，他提出的概念叫做"前哨淋巴结"。

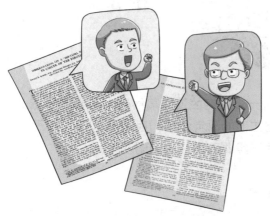

其实在莫顿引入"前哨淋巴结"这个专业术语之前，已经有人更早地使用了这个词，只是定义有着根本性的差别。

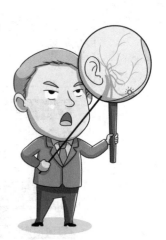

1951年，华盛顿医学中心的外科医生欧内斯特·古尔德将腮腺切除术中面静脉前后连接处的淋巴结命名为"前哨淋巴结"。

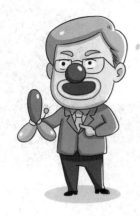

就在这个固定的解剖位置上有1枚~

1977年，纪念斯隆-凯特琳癌症中心外科医生雷蒙·马克西米利安·卡巴纳斯在进行阴茎癌手术时也将股骨头连接处附近的一枚淋巴结称为"前哨淋巴结"。

显然，这些定义是静态的——基于解剖结构的固定位置。而莫顿则是推进了对于淋巴结转移的理解，提出并且验证了前哨淋巴结是动态的——这是基于淋巴引流的生理学定义。

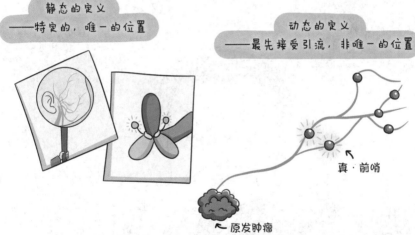

静态的定义
——特定的，唯一的位置

动态的定义
——最先接受引流，非唯一的位置

真·前哨

原发肿瘤

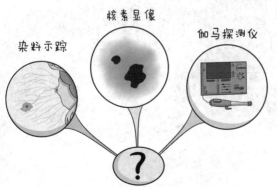

核素显像

染料示踪

伽马探测仪

?

在魏尔肖提出了肿瘤最初扩散到特定淋巴结的理论后的100多年里，已经有研究人员应用蓝色染料观察淋巴管，淋巴闪烁显影术也已经存在，还有一台便携式伽马探测仪可以在术中使用。

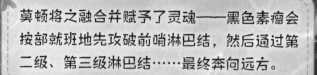

莫顿将之融合并赋予了灵魂——黑色素瘤会按部就班地先攻破前哨淋巴结，然后通过第二级、第三级淋巴结……最终奔向远方。

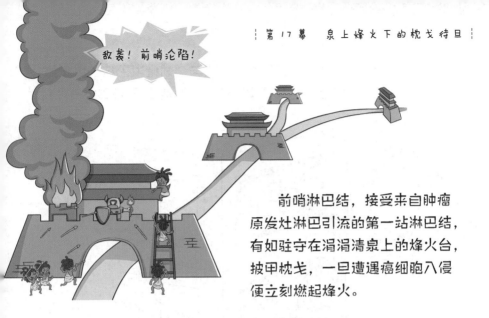

敌袭！前哨沦陷！

前哨淋巴结，接受来自肿瘤原发灶淋巴引流的第一站淋巴结，有如驻守在涓涓清泉上的烽火台，披甲枕戈，一旦遭遇癌细胞入侵便立刻燃起烽火。

　　1994年，同在约翰·韦恩癌症治疗研究所的乳腺外科医生阿曼多·朱利亚诺迎来了他的天时地利人和时刻：天时——对于更精准而微创的腋窝淋巴结评估策略的呼声愈发高涨；地利——约翰·韦恩癌症治疗研究所已有现成的影像、病理与外科协作团队……

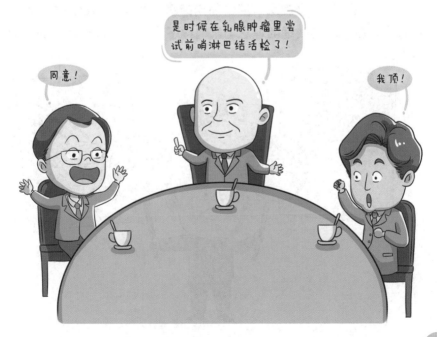

是时候在乳腺肿瘤里尝试前哨淋巴结活检了！

同意！

我顶！

至于人和，朱利亚诺与"前哨淋巴结"概念的倡导者——莫顿之间的直线距离小于500米……

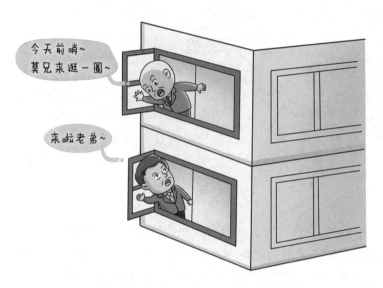

朱利亚诺的研究一举扫荡了关隘前的阴霾——前哨淋巴结可以准确预测95.6%患者腋窝淋巴结的病理学状态。在外科治疗领域，乳腺癌腋窝淋巴结处理的理念与策略终于步入了与乳房处理同样的层次。

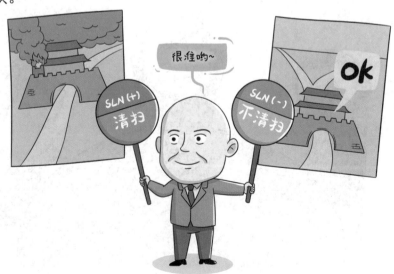

　　紧接着，由美国佛蒙特大学医学院外科医生大卫·克拉格主持的NSABP B-32研究、由美国外科医师学会组织的Z0010研究、由韦罗内西在意大利米兰主持的研究纷纷入场对"前哨淋巴结"理论进行严谨的验证。

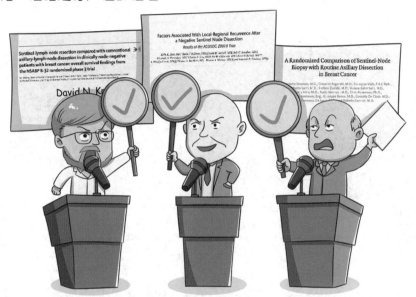

　　众多大型临床试验的结果产生了共鸣，直至奏响最强音——2005年版美国临床肿瘤学会（ASCO）乳腺癌诊疗指南、2006年版美国国家综合癌症网络（NCCN）乳腺癌诊疗指南、2007年版圣加仑国际乳腺癌大会专家共识、2011年版《中国抗癌协会乳腺癌诊治指南与规范》先后推荐采用"前哨淋巴结活检术"替代常规的腋窝淋巴结清扫。

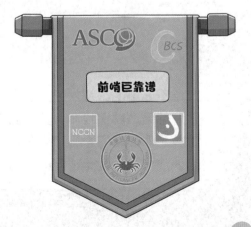

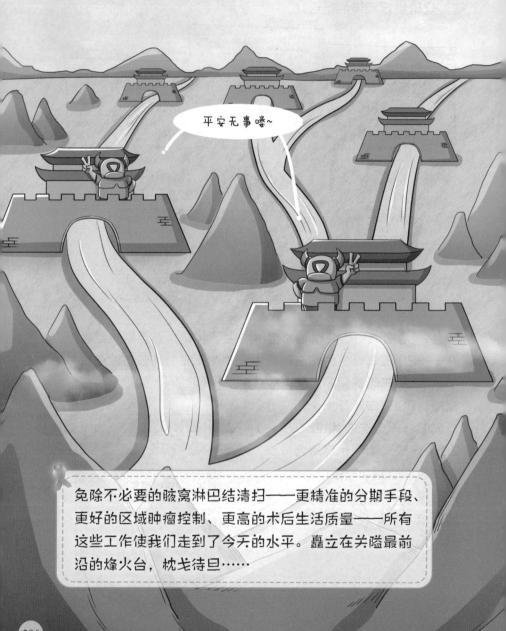

免除不必要的腋窝淋巴结清扫——更精准的分期手段、更好的区域肿瘤控制、更高的术后生活质量——所有这些工作使我们走到了今天的水平。矗立在关隘最前沿的烽火台，枕戈待旦……

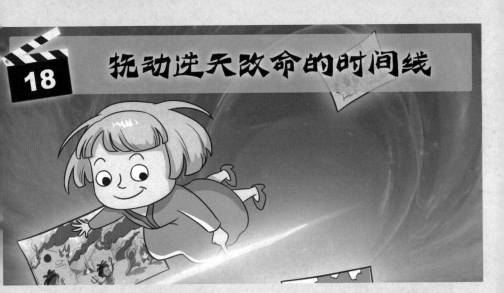

18 扰动逆天改命的时间线

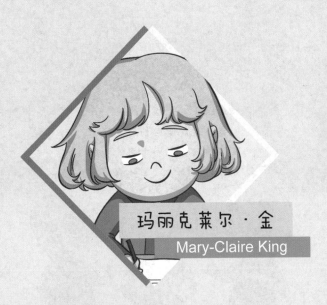

登场人物

玛丽克莱尔·金
Mary-Claire King

发现 BRCA1 基因

癌症的本质，是细胞野蛮、无序、失控而不计后果地疯狂生长。癌症治疗的本质，是终止野蛮生长的始作俑者，重启稳定秩序的开关，并制约那些已产生的极度活跃的蛋白质。

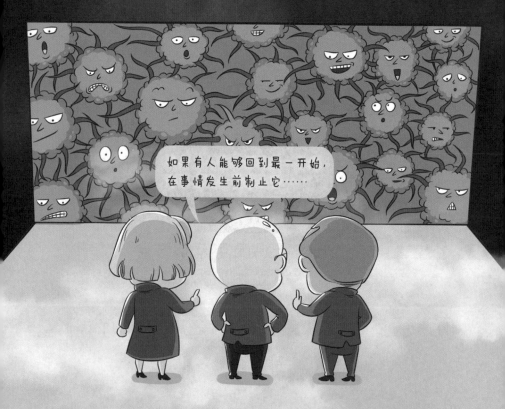

如果有人能够回到最一开始，在事情发生前制止它……

与乌尔里希和斯雷门不同，玛丽克莱尔·金并不在抗击乳腺癌的正面战场。她想要做的，是找到乳腺癌的启动开关，在所有这一切出现端倪之前进行干预。

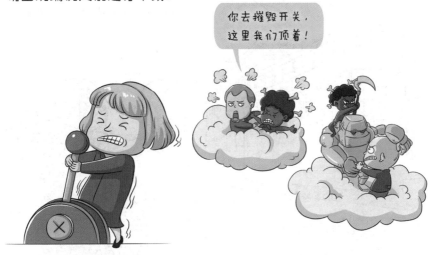

1972年，玛丽克莱尔在加利福尼亚大学伯克利分校毕业后便搬到了智利的圣地亚哥，在加利福尼亚大学与智利大学的一个交换项目中任教。

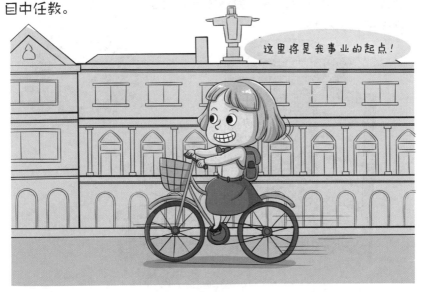

　　然而突如其来的，1973年9月11日智利发生了政变，交换项目被迫终止。玛丽克莱尔发现自己竟然失业了，惊慌之余回到了伯克利。

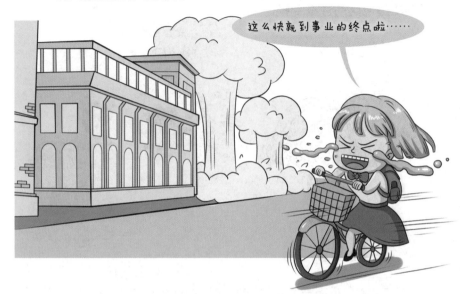

这么快就到事业的终点啦……

　　天无绝人之路，就在玛丽克莱尔萌生放弃科研的想法之时，加利福尼亚大学旧金山分校的遗传学家尼古拉斯·帕特里克斯向她抛来了橄榄枝。

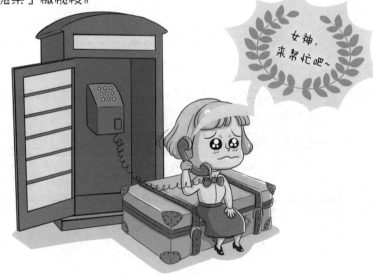

女神，来帮忙吧~

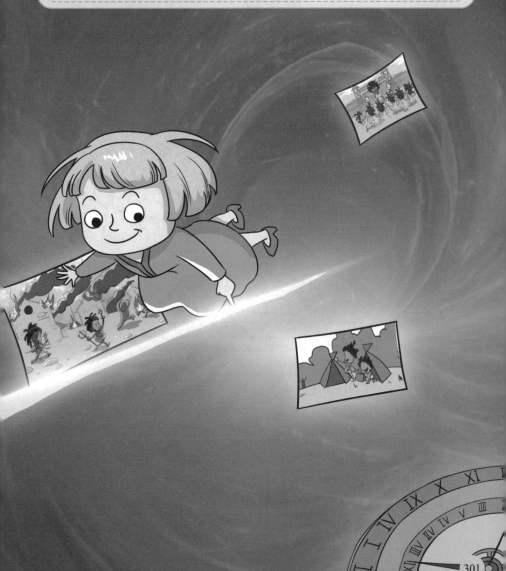

1974年1月，帕特里克斯为玛丽克莱尔提供了一个研究乳腺癌家族遗传性的科研职位。这项研究意义深远但又复杂晦涩，当时一头扎进故纸堆的玛丽克莱尔并不知道，未来的某一刻，她抚动了乳腺癌患者命运的时间线。

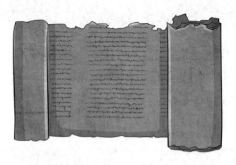

早在古希腊时期，当时
医生就有关于乳腺癌可能有
家族聚集性的描述。

　　而在1866年，巴黎圣安东尼医院的外科医生保罗·布罗卡描述
了乳腺癌在他太太一系5代间的发病情况——24位女性有10位乳腺
癌患者，推测乳腺癌在某些家族中是
具遗传性的，并且处于"潜伏"状态，
随年龄增长逐渐显露狰狞的獠牙。

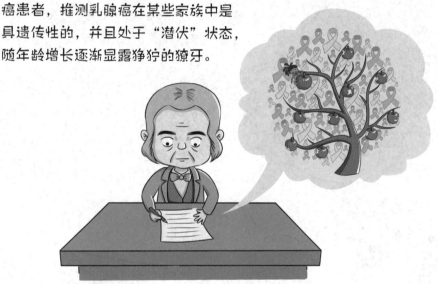

　　到了20世纪70年代，越来越多的流行病学研究发现有姐
妹或者女儿罹患乳腺癌的女性，
乳腺癌发生风险有增加的趋势；
尤其是当家族里有绝经前发病，
或者双侧乳腺都发病的患者时，
这种趋势就更为明显。

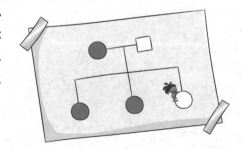

在这些不同的乳腺癌聚集的家族中，并没有发现与罹患乳腺癌相关的、相接近的环境因素或生活方式。玛丽克莱尔相信，她应该可以从基因中找到因果关系。

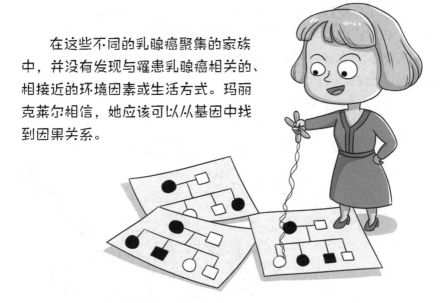

玛丽克莱尔希望从大规模的流行病学调研开始着手，但联络各大诊疗机构，征求每位女性同意……这些都是极其困难繁琐的步骤。正当一筹莫展之际，玛丽克莱尔获悉美国国立癌症研究所正准备通过发放问卷来调研口服避孕药与乳腺癌或卵巢癌发病之间的关联。

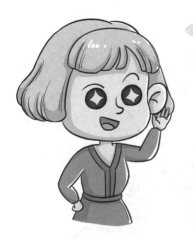

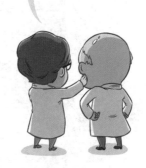

要发放问卷啊？好大的工作量啊！

　　毫不犹豫地，玛丽克莱尔恳请他们在问卷的最后加入了一个新的问题：您是否有血缘关系的亲属罹患乳腺癌或卵巢癌？美国国立癌症研究所痛快地答应了，并将问卷大规模地发放了出去。

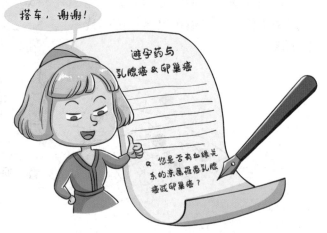

　　不久之后，基于1579个乳腺癌患者家族的调研，玛丽克莱尔发现乳腺癌的家族聚集性可以用常染色体上易感等位基因的显性遗传来解释。利用数学模型，可以估算出在所有乳腺癌患者中，约有4%的女性因为某个常染色体易感等位基因的突变而发病。

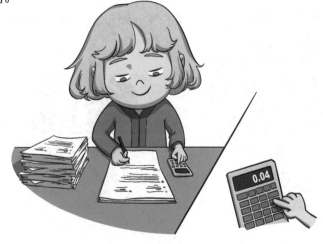

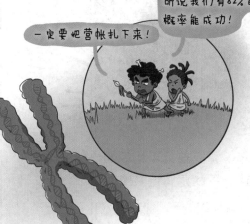

并且在理论上，携带有这个假定的突变基因的女性，在70岁时罹患乳腺癌的风险高达82%，而对比没有这个突变基因的女性，发病风险只有8%。

当然，要证明这个基因的存在，最好的办法就是直接找到它。接受了费舍尔的建议，玛丽克莱尔将研究目标限定在了23个有明显浸润性乳腺癌家族遗传史的家族。

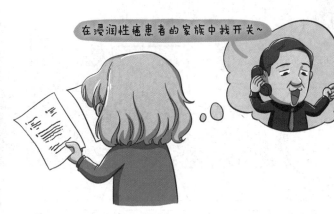

基于20世纪80年代的分子生物学技术，要"找到"这个基因，需要采用的方法是"连锁分析"——根据一定规律排列组合般进行逐一筛查的方法。

305

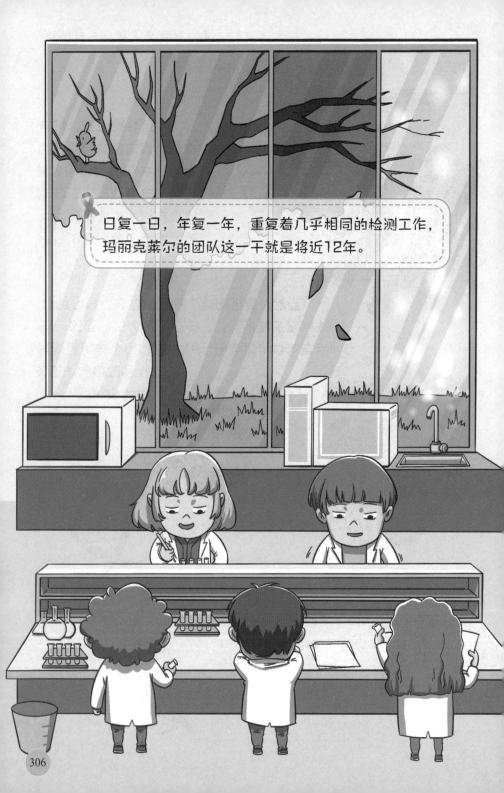

日复一日，年复一年，重复着几乎相同的检测工作，玛丽克莱尔的团队这一干就是将近12年。

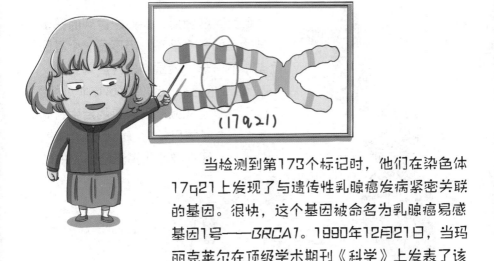

(17q21)

当检测到第173个标记时，他们在染色体17q21上发现了与遗传性乳腺癌发病紧密关联的基因。很快，这个基因被命名为乳腺癌易感基因1号——BRCA1。1990年12月21日，当玛丽克莱尔在顶级学术期刊《科学》上发表了该研究成果后，立即引起了全世界的轰动与关注。

不久之后，美国盐湖城犹他大学的医学信息学家道格拉斯·伊斯顿的研究团队利用了类似的方法在不同的样本队列中，在染色体13q12-13上定位到了另一个乳腺癌易感基因，即乳腺癌易感基因2号——BRCA2，这一研究成果于1994年9月30日同样发表在了《科学》上。

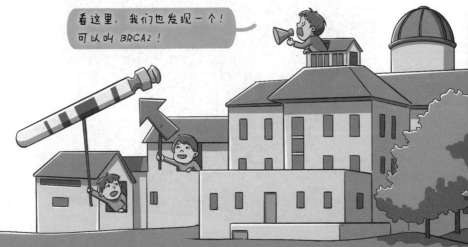

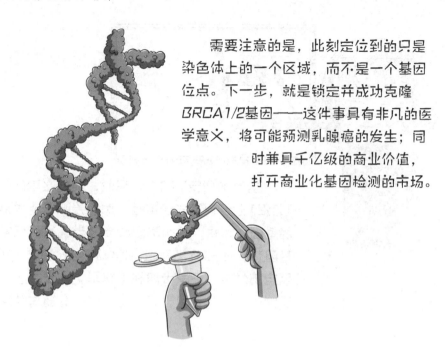

需要注意的是，此刻定位到的只是染色体上的一个区域，而不是一个基因位点。下一步，就是锁定并成功克隆 *BRCA1/2* 基因——这件事具有非凡的医学意义，将可能预测乳腺癌的发生；同时兼具千亿级的商业价值，打开商业化基因检测的市场。

一时间，众多国家科研机构、以及商业公司研发部门都纷纷加入了这场没有硝烟的成果争夺战之中。

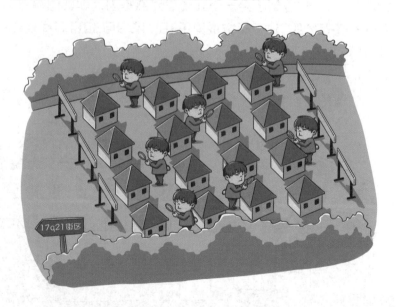

在1990年玛丽克莱尔开始克隆 *BRCA1* 的时候,人类基因组计划才刚刚开始,传真已是当时最为先进的数据共享方式,基因测序也需要人工完成。

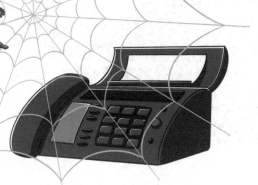

让我再织一会儿……

为了更快地实现目标,玛丽克莱尔与密西根大学的另外4个课题组达成协作,共同攻关。5个实验室、跨越3个时区,每周6到7天,每天14到24小时……

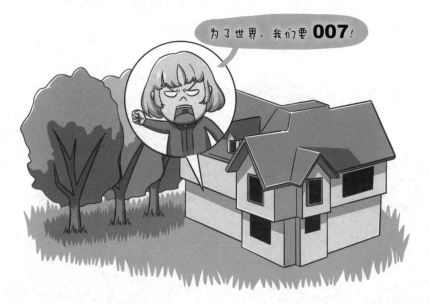

为了世界,我们要 **007**!

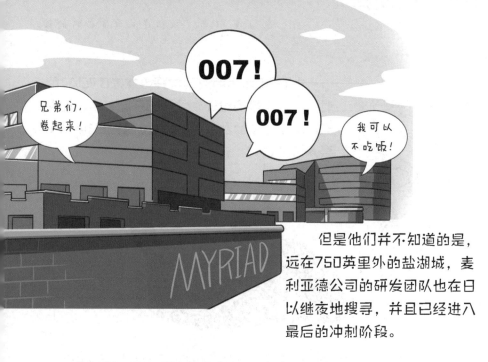

但是他们并不知道的是，远在750英里外的盐湖城，麦利亚德公司的研发团队也在日以继夜地搜寻，并且已经进入最后的冲刺阶段。

1994年9月，玛丽克莱尔已经预感到自己距离*BRCA1*只有一步之遥。然而1个月后，麦利亚德公司率先宣布成功定位了*BRCA1*，而且还完成了基因克隆，终结了持续近5年的白热化竞争。

1995年12月，*BRCA2*也被成功克隆。

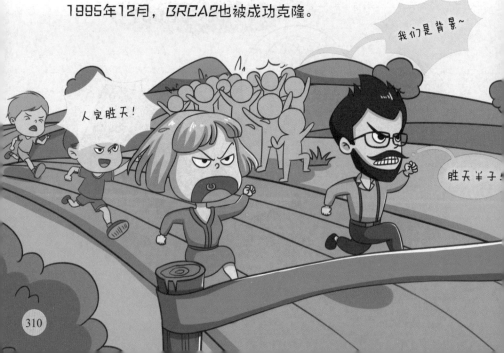

值得一提的是，麦利亚德公司对BRCA1/2的基因序列申请了极为苛刻且排他的专利保护，垄断了这两个基因的商业性检测，甚至限制科学家对于BRCA1/2的进一步检测研究。

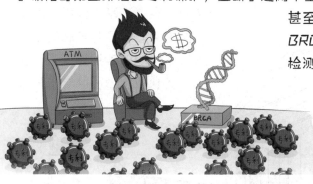

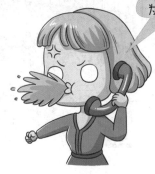

合作？嘿嘿~年轻人，你的行为很危险！！

当玛丽克莱尔表达了与麦利亚德公司的合作意愿后，收到的竟然是一封勒令停止所有相关研究的律师函。

BRCA1/2基因序列这狭隘的专利权意味着全美国境内只有麦利亚德公司这一个地方有权利进行检测，而单次检测费用高达3 000美元以上，将一大部分普通阶层的女性挡在了门外。

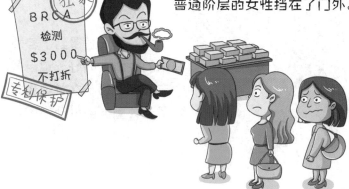

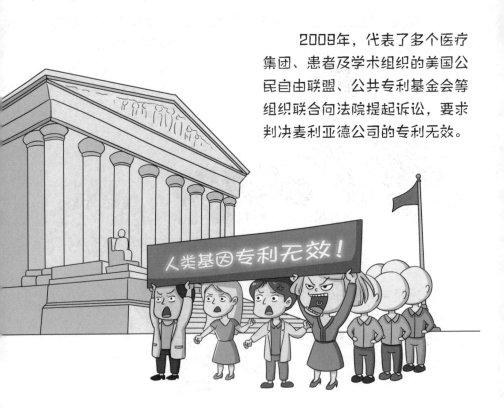

2009年，代表了多个医疗集团、患者及学术组织的美国公民自由联盟、公共专利基金会等组织联合向法院提起诉讼，要求判决麦利亚德公司的专利无效。

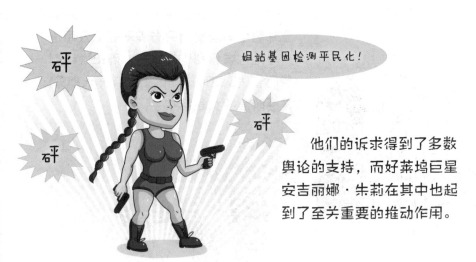

他们的诉求得到了多数舆论的支持，而好莱坞巨星安吉丽娜·朱莉在其中也起到了至关重要的推动作用。

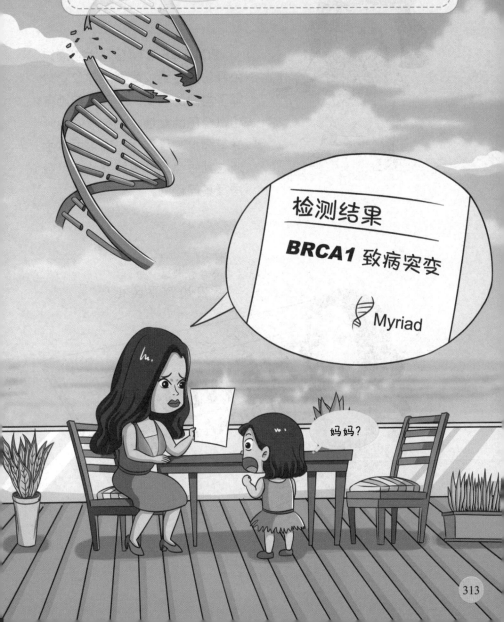

313

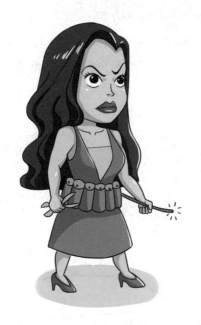

她不能再等下去了，决心接受预防性双乳切除联合假体重建手术，防患于未然。

2013年5月14日，朱莉通过公开信的方式，勇敢地向公众分享了自己的病史，以鼓励与她有相似经历的女性。她在信中也呼吁基因检测平民化，确保更多生活在乳腺癌阴影里的女性有机会接受基因检测。

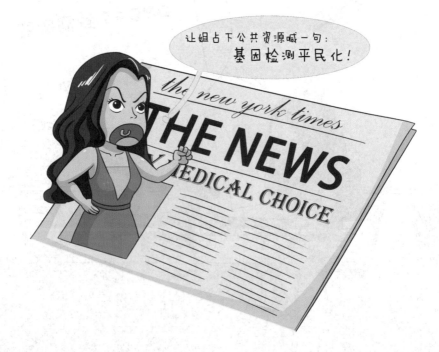

通过社会各界的积极努力，此后不到1个月的时间，美国最高法院以9比0一致裁定，人类基因不得申请专利，终止了麦利亚德公司对于BRCA1/2的专利保护，使得基因检测回到了公共领域。

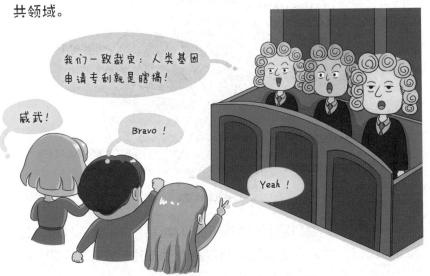

BRCA1/2属于抑癌基因，可以监控细胞复制，并在细胞受损且难以修复时规劝它自我凋亡。但如果一对同源染色体上的BRCA1/2都发生了致病突变时，细胞复制就失去了监控，错误复制的细胞不受管制，原癌基因被激活却又无法清除，积重难返，缓缓打开了乳腺癌发生的启动开关。

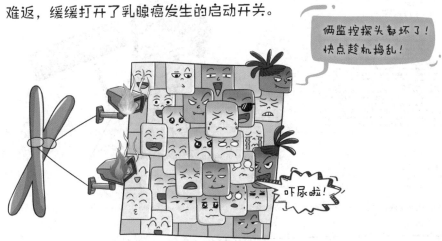

除了*BRCA1/2*之外，已发现的能扰动乳腺癌时间线的基因已超过20个，其中*BRCA1/2*突变率最高，研究也较成熟。

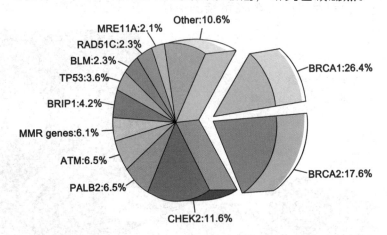

尽管如此，在2021年最新版的《中国抗癌协会乳腺癌诊治指南与规范》中仍不建议对所有健康女性都进行*BRCA1/2*检测，而是支持基于家族史有选择地进行评估。

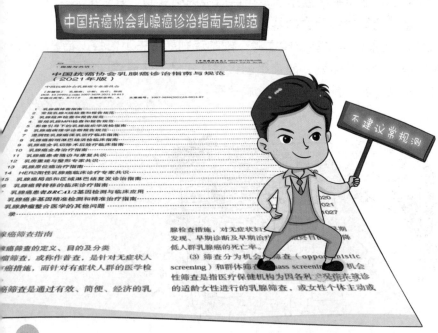

对于有明显家族史的致病突变基因携带者，可通过多种途径早期干预，降低发病风险。这种干预措施也并不单指预防性手术——实际上在国内对于预防性的手术或药物还是持慎重态度的，需经过细致与全面的遗传咨询与风险评估。改变生活方式、提早筛查时间、增加筛查强度，都是逆天改命的可行措施。

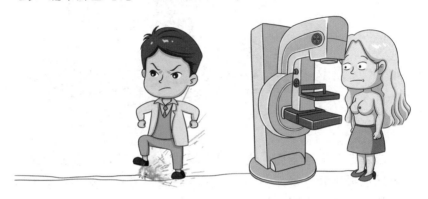

然而需要重视的是，在所有乳腺癌患者中其实也仅有5%~10%的病例是由遗传因素引起的，而绝大多数还是散发性的，激素暴露时间（激素水平高、初潮早、绝经晚、外源性雌激素摄入等）、环境因素与生活方式可能是主要的诱因。

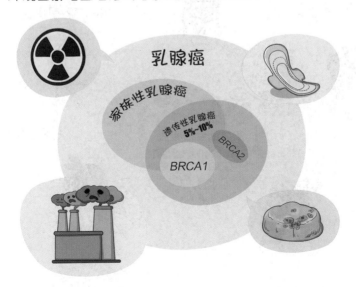

乳腺癌

家族性乳腺癌

遗传性乳腺癌
5%~10%

BRCA2

BRCA1

2018年5月24日，世界癌症研究基金会与美国国立癌症研究所基于数百项研究的结果，描绘出了生活方式与癌症之间的推测性联系。

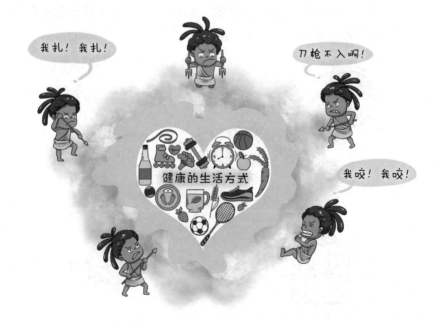

这是迄今最为全面，也是最为权威的预防建议：避免成年后体重增加或肥胖，增加谷物、水果、蔬菜、豆类、鱼类、禽类食物摄入，增加中高强度的身体运动，而减少酒精饮料、反式脂肪酸及高脂高糖加工制品的摄入，避免不必要的营养品、避免久坐，这样可以降低乳腺癌发病风险。

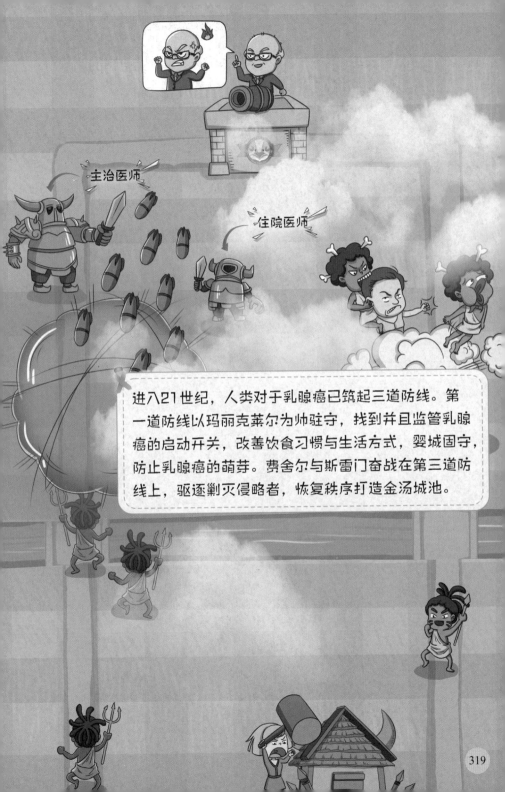

主治医师

住院医师

进入21世纪，人类对于乳腺癌已筑起三道防线。第一道防线以玛丽克莱尔为帅驻守，找到并且监管乳腺癌的启动开关，改善饮食习惯与生活方式，婴城固守，防止乳腺癌的萌芽。费舍尔与斯雷门奋战在第三道防线上，驱逐剿灭侵略者，恢复秩序打造金汤城池。

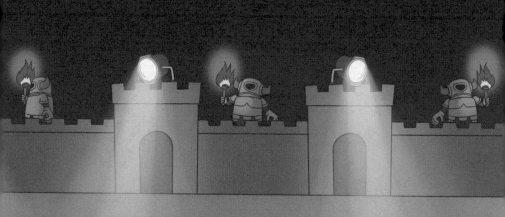

那么，第二道防线上呢……

第二道防线上的光声影

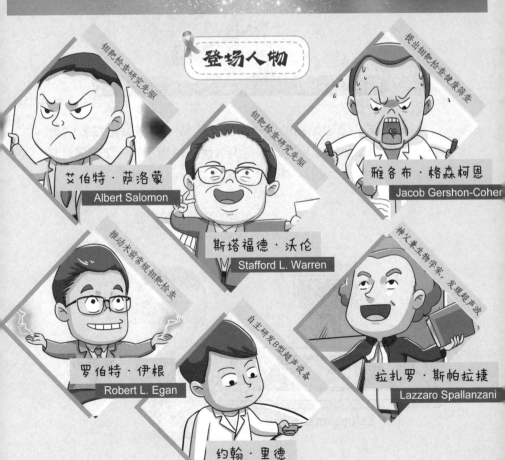

登场人物

钼靶检查研究先驱
艾伯特·萨洛蒙
Albert Salomon

钼靶检查研究先驱
斯塔福德·沃伦
Stafford L. Warren

提出钼靶检查健康筛查
雅各布·格森柯恩
Jacob Gershon-Cohen

推动术前常规钼靶检查
罗伯特·伊根
Robert L. Egan

自主研发B型超声设备
约翰·里德
John M. Reid

神父兼生物学家，发现超声波
拉扎罗·斯帕拉捷
Lazzaro Spallanzani

癌变，是一个长期而缓慢的过程。退1亿步说，如果我们没有能够成功阻止癌变过程的启动，那么在癌症隐匿自身，缓慢而无力的萌芽阶段，我们是否可以提前发现，并且在它迈开腿脚之前斩草除根？

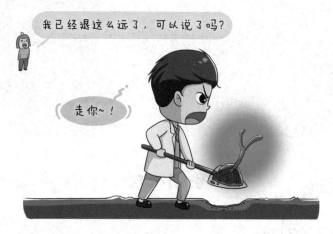

1913年，德国柏林的外科医生艾伯特·萨洛蒙正在尝试着筑造乳腺健康的第二道防线。他用X射线拍摄了近3 000例乳房切除术后的标本，想从中寻找乳腺癌在X射线下的特征。

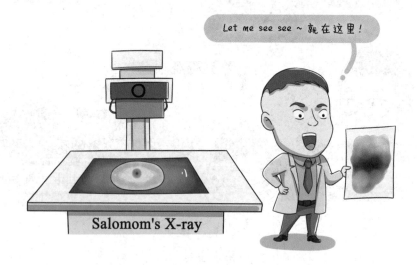

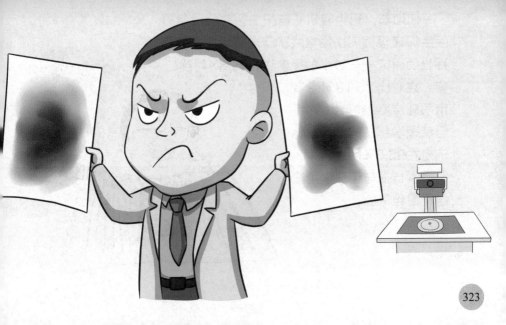

萨洛蒙发现，在乳房与腋窝组织标本灰黑的阴影中，癌变的区域仿佛更浓厚的墨团，并且肆无忌惮地向四周蔓延伸展，甚至可以观察到被肿瘤侵染的腋窝淋巴结。

然而在1933年，以希特勒为元首的纳粹政权解除了萨洛蒙在柏林大学的职务，他的研究被粗暴地终止了。1939年，萨洛蒙在一个集中营待了几个月后逃到了荷兰阿姆斯特丹，战后作为名誉教授在那里度过了晚年。

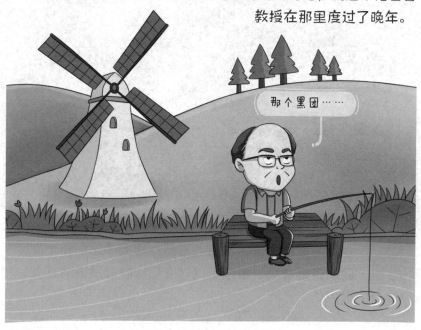

1930年，纽约罗切斯特纪念医院的放射科医生斯塔福德·沃伦完成了萨洛蒙没有来得及开始的研究——对术前患者进行乳房X射线检查。在对比了119例患者术前乳房X线胶片以及术后病理学检查结果后，他认为在93.3%的患者中，影像学特征与病理学检查结果是相符的。

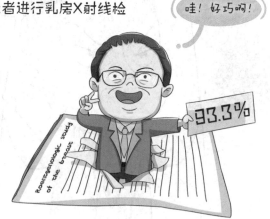

1938年，费城阿尔伯特·爱因斯坦医学中心的诊断放射学家雅各布·格森柯恩成为了第一位提出对无症状妇女进行乳腺X射线筛查的医生。

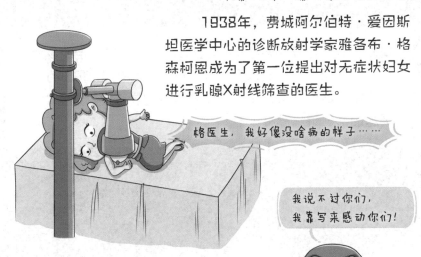

格医生，我好像没啥病的样子……

我说不过你们，我靠写来感动你们！

尽管当时哪怕是周围的同事都不支持格森柯恩的观点，他仍坚持对他的患者进行X线检查，并且不断撰写学术论文试图说服这些同事。

然而在执着于豪斯泰德根治术的时代，鲜有人关心"筛查"，毕竟无论病灶是大是小，都一视同仁，一切了之。不屑一顾，嗤之以鼻，甚至一些傲慢的外科医生会开玩笑地建议患者给放射科医生送足够的绳子去"上吊"……

直接切不就行了，拍啥片子~

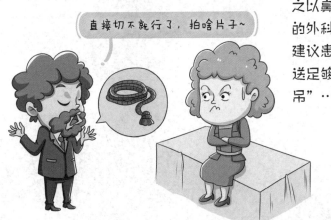

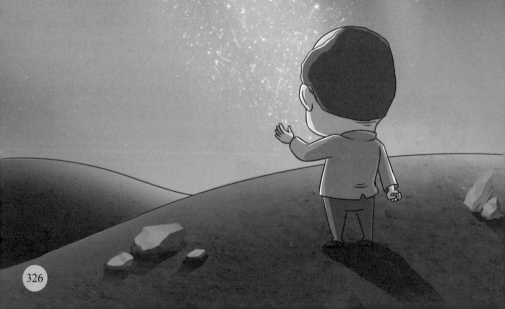

重新激发医学界对乳房X线检查兴趣的，是乌拉圭的放射诊断学家劳尔·勒伯格恩。1951年，他报道有30%的乳腺癌中可以发现微钙化——宛若雾气翻腾缭绕的夜空中，扬起的那一堆细砂样光点。

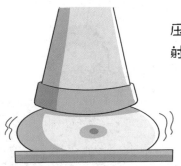

同时，勒伯格恩也认识到检查时压迫乳房对于提高图像质量、减少辐射剂量的意义。

每-1cm

放射线剂量
-14%

图像对比度
+7%

术前常规X线，是时候啦！

1956年夏初，德克萨斯大学M.D.安德森癌症中心的诊断放射学家罗伯特·伊根联合了病理学家史蒂芬·加拉赫与外科医生埃德加·怀特，开始践行术前常规X射线检查。

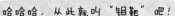

哈哈哈，从此就叫"钼靶"吧！

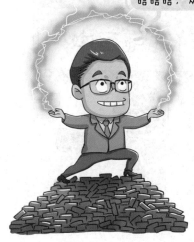

通常在进行X线检查时会采用钨作为阳极靶面，而伊根采用了高电流-低电压技术，并应用钼作为阳极靶面以获得更适合用于乳房检查的"软X射线"。这也是乳房X线检查之所以被称为"钼靶检查"的原因。

伊根的研究促成了一项涉及全美24家医疗机构的联合研究。1963年5月，美国公共卫生服务部癌症控制项目在M.D.安德森癌症中心举办了一场学术会议。会议中伊根分享了研究结果，在研究中所有病理学检查证实为乳腺癌的患者中，有79%的患者术前钼靶中有恶性的征象。

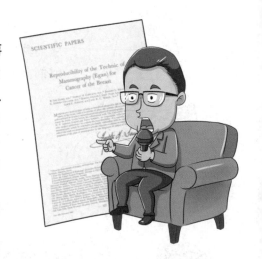

1963年冬天的纽约，有3人组团着手去验证钼靶在无症状妇女乳腺健康筛查中的作用：外科医生路易斯·维内特希望可以发现癌症的早期形态来避免大面积毁损化的根治术；统计学家山姆·夏皮罗致力于设计新方法进行统计学的显著性检验；内科医生菲利普·斯特拉克斯陪伴着妻子走完了乳腺癌的终末阶段，转身加入了筛查早期癌变的圣战。

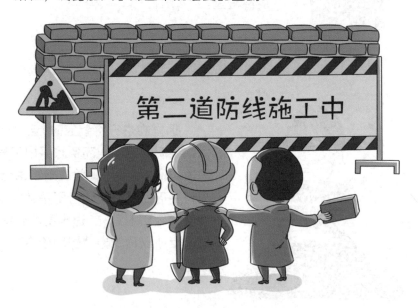

　　斯特拉克斯、维内特与夏皮罗将参加纽约健康保险方案的妇女设定为研究对象，她们分布在纽约的城区与郊区，可以对她们进行长期的筛查与随访。研究方案被刻意简化：参加健康保险方案、年龄在40岁到64岁之间的妇女被分成两组，一组进行钼靶，另一组不做。

　　斯特拉克斯锲而不舍地进行着招募工作。如果被拒绝，他会打电话、写信、再打电话……说服对方参与。

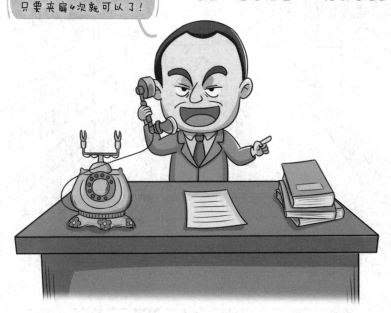

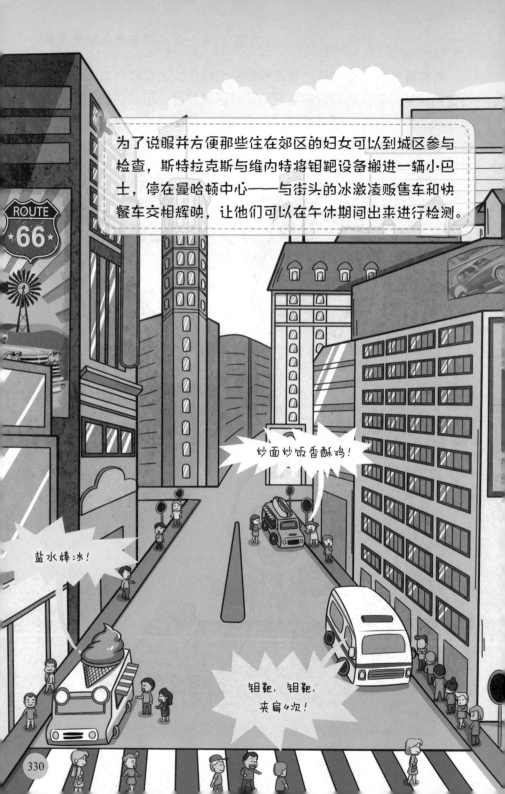

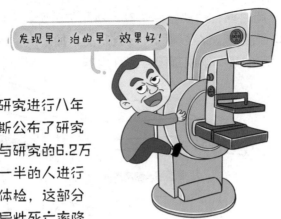

1971年，研究进行八年
之后，斯特拉克斯公布了研究
的初步结果：参与研究的6.2万
名妇女中，有约一半的人进行
每年钼靶及临床体检，这部分
妇女的乳腺癌特异性死亡率降
低了近1/3。

筛查带来的获益显而易见，国家级的关注迅速聚焦。
不久之后，美国国立癌症研究所与美国癌症协会发起了
一项规模浩大的"乳腺癌检测与示范工程"，将在未来
1年内对29个肿瘤中心的28万余名年龄35岁至74岁的
妇女实施钼靶。

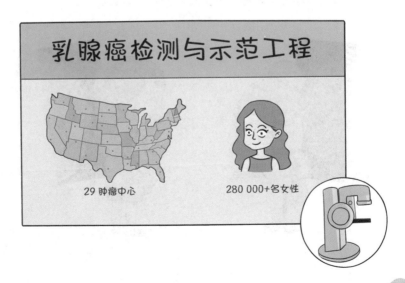

同时期，瑞典的马尔默、科帕尔贝里、东约特兰、斯德哥尔摩与哥德堡，以及英国、澳大利亚、加拿大，同样参加人数庞大的"国家级"钼靶项目并行开展着。

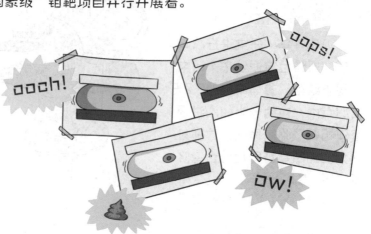

尽管早期的研究在"随机化"方面不够严谨，但陆续公布的后续研究结果也一次次地夯实了钼靶的价值——在40岁以上，尤其是55岁以上的无症状妇女中，可以降低20%以上的乳腺癌死亡率；然而，年轻女性的获益却委实寥寥。

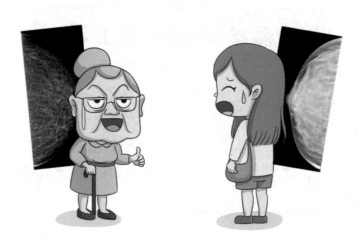

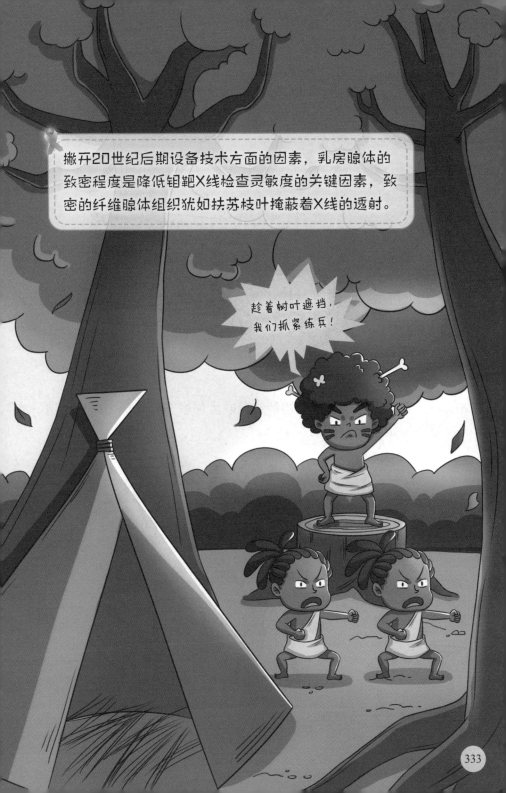

撇开20世纪后期设备技术方面的因素，乳房腺体的致密程度是降低钼靶X线检查灵敏度的关键因素，致密的纤维腺体组织犹如扶苏枝叶掩蔽着X线的透射。

趁着树叶遮挡，我们抓紧练兵！

因此，除了钼靶，我们还需要一个可以起到补充作用的筛查工具。这个相得益彰的最佳拍档，非超声莫属。

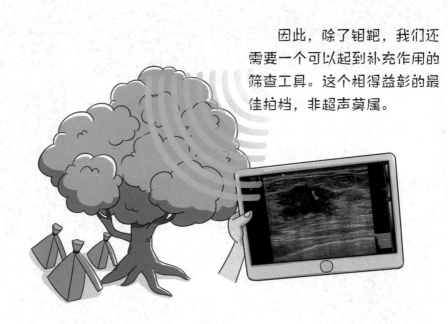

意大利斯坎迪亚诺镇的神父兼生物学家拉扎罗·斯帕拉捷是最早发现超声波的人。

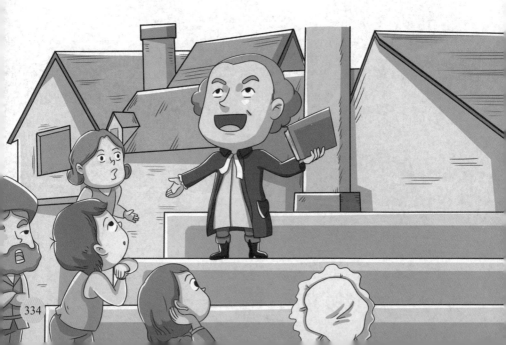

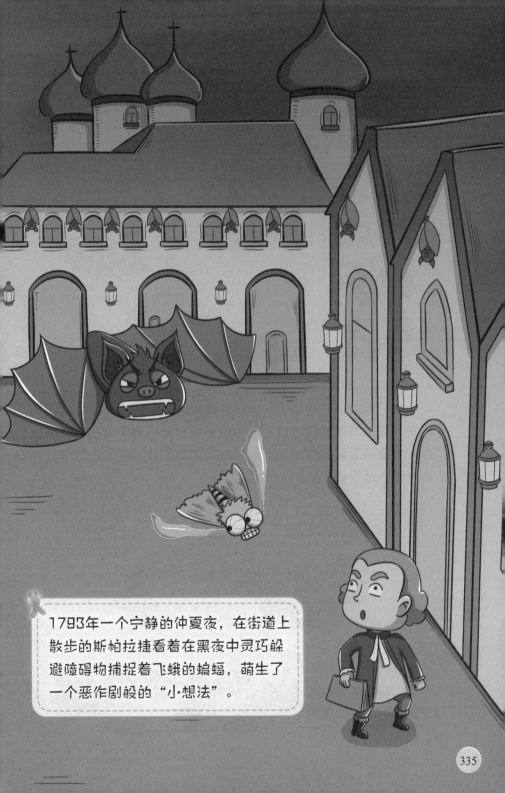

1793年一个宁静的仲夏夜，在街道上散步的斯帕拉捷看着在黑夜中灵巧躲避障碍物捕捉着飞蛾的蝙蝠，萌生了一个恶作剧般的"小·想法"。

335

在接下来的几天里，一批一批的
蝙蝠被他或蒙上眼睛、或堵住耳朵、
或塞上嘴巴，或浑身涂满黑漆……

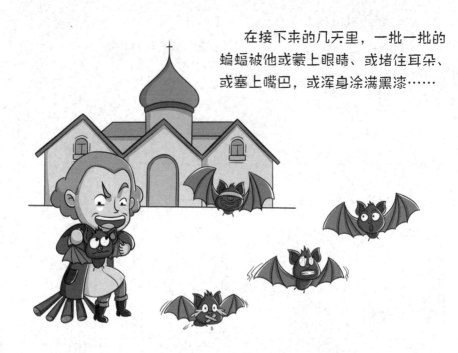

斯帕拉捷惊奇地发现，蝙蝠在夜间依靠着接收返回的高频尖叫声来确定障碍物的位置，所以只要是被堵住耳朵或塞住嘴的蝙蝠就会倒栽葱般砸在地上。这种在人类耳朵能够听到的频率之外的声波，就是超声波。

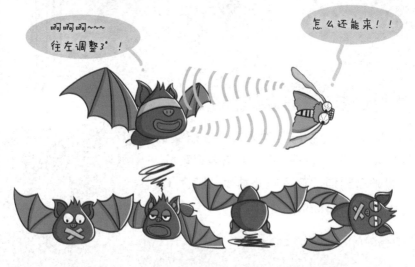

1880年，同为法国物理学家的居里兄弟——雅克·居里与皮埃尔·居里发现了压电效应，为利用高频电信号产生超声波提供了理论基础。

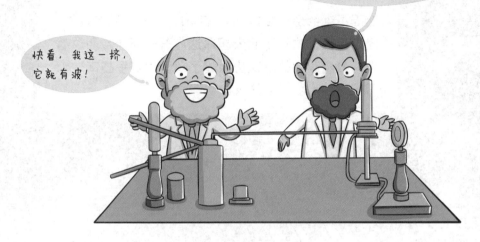

1912年4月15日，奥林匹克级游轮泰坦尼克号开始了她的处女航，从英国南安普敦驶向美国纽约……

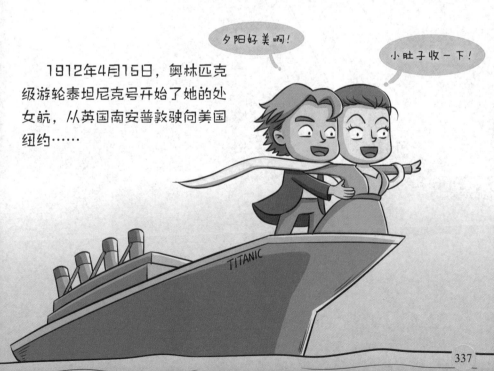

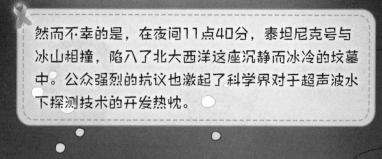

然而不幸的是，在夜间11点40分，泰坦尼克号与冰山相撞，陷入了北大西洋这座沉静而冰冷的坟墓中。公众强烈的抗议也激起了科学界对于超声波水下探测技术的开发热忱。

高频超声波技术最初便是一种用于侦查水下物体，或者检测金属缺陷的军事技术，在第二次世界大战后被释放延伸至民用领域。

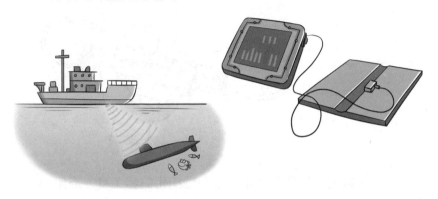

1951年，美国明尼苏达州立大学的外科医生约翰·怀尔德以及海军航空基地海军预备役工程师唐纳德·尼尔描述了正常乳腺组织、乳腺良性与恶性肿瘤在A型超声探测下的声学特征。

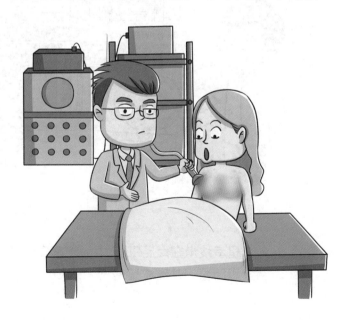

次年9月，怀尔德与明尼苏达州立大学的电气工程师约翰·里德用自主研发的B型超声检测设备获取了乳腺组织的二维超声图，并在1954年首次应用于临床。

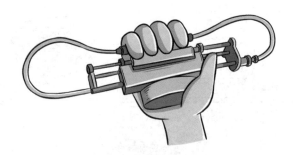

早期的超声检测技术并没有被用作筛查工具，而是用以区分乳腺良恶性病变为目标。

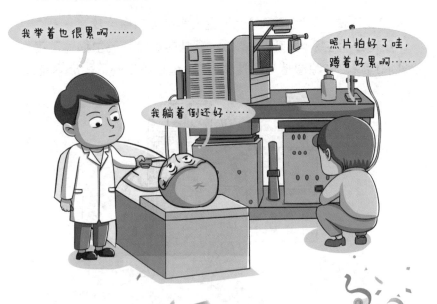

超声技术在之后20年中的发展受到了医学界的重视并被广泛应用。

340

正如英国超声研究先驱——格拉斯哥大学医学院的伊恩·唐纳德在1976年所说，超声技术突然间几乎爆炸性地发展了起来。

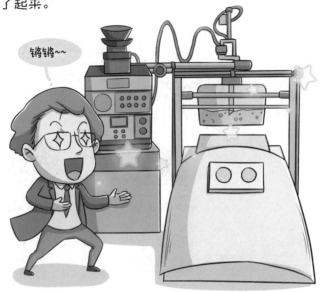

1969年，灰度成像技术使得超声摆脱了非黑即白的粗糙时代。

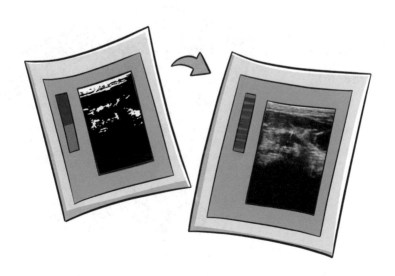

同年，美国伊利诺伊州香槟市州际研究园的声学专家伊丽莎白·凯丽·弗莱与乔治·科索夫第一次尝试了在无症状的健康女性中研究超声模式与乳腺组织病理学表现的相关性。

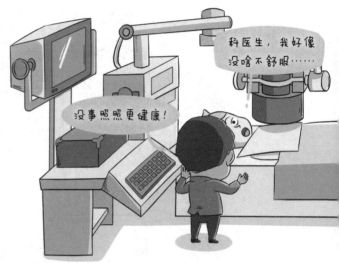

20世纪80年代，数字技术、多普勒技术的开发与引入带来了超声技术的进一步更迭。尽管这些技术最初并不因乳腺筛查而开发，但在乳腺健康领域中却有着深远的影响，尤其是在区分乳腺囊性与实性病灶，以及在致密乳腺的筛查中，弥补了钼靶的不足。

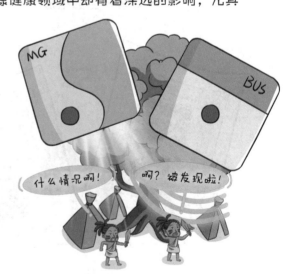

1992年，美国放射学会制定了乳腺影像报告和数据系统（BI-RADS）来对影像学报告进行规范，根据不同的影像学特征进行标准化分类以提示恶性可能性，让临床医生制订决策方案时可以有更多的参考。

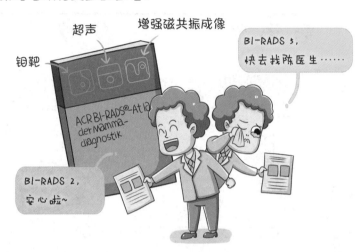

中国癌症筛查工作的开展借鉴了西方主要发达国家筛查指南发展的历史经验。2009年7月7日，中华全国妇女联合会与国家卫生部共同启动了"两癌筛查"项目，标志着针对乳腺癌与宫颈癌的筛查已成为国家重大公共卫生项目。

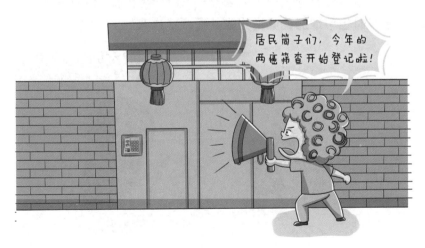

2021年10月22日，最新版的《中国抗癌协会乳腺癌诊治指南与规范》在国内天花板级乳腺癌学术论坛上发布，其中给出了对于广大妇女乳腺筛查的指导建议：40岁以上的女性推荐每1~2年进行乳腺超声与钼靶检查。

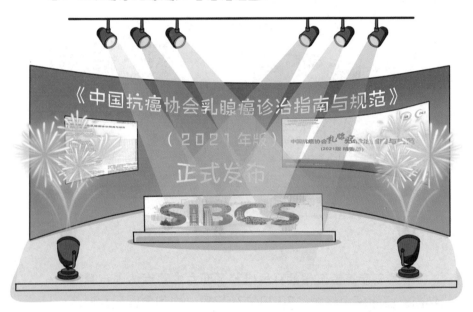

而对于高危人群，尤其是有明显乳腺癌遗传倾向的女性，可以提早筛查时间（早于40岁），增加筛查频率（每6~12个月），必要时也可增加乳腺增强磁共振成像检查。

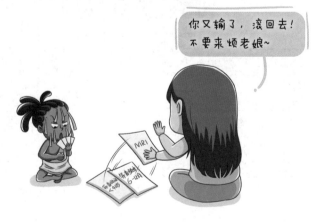

磁共振成像，又一项一路闪烁着诺贝尔奖光芒发展而来的技术，在20世纪80年代初用于乳腺病灶检查时的表现其实是令人失望的，直到1986年德国慕尼黑大学附属柯林昆·格罗斯哈登医院放射科医生西尔维亚·黑旺尝试用钆显影剂进行增强造影后，增强磁共振成像检查才逐步成为乳腺常用检查方法。

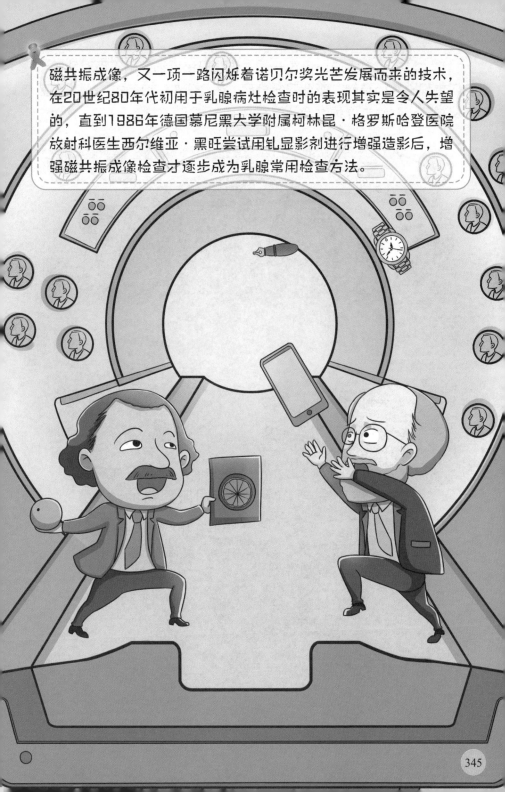

"没有治疗方法……"——古埃及最接近神的男人面对乳腺癌所表现出来的颓然,至此已然散尽。历经了4 600多年,人类终已筑成三道防线来守护生命的繁花。

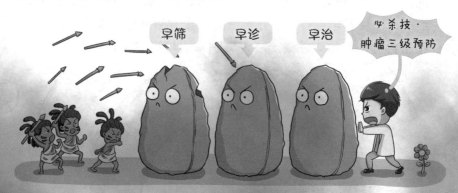

早筛　　早诊　　早治　　必杀技·肿瘤三级预防

那么现在,
也是时候来了解一下我们所面对的敌人,
隐藏在迷雾之后似隐若现的真面目了。

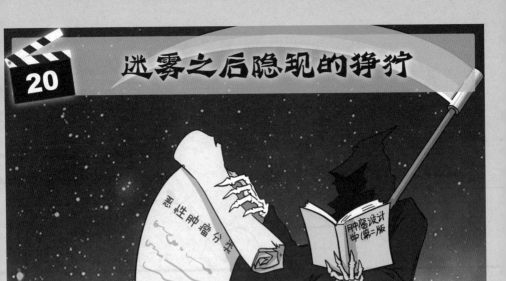

20 迷雾之后隐现的狰狞

恶性肿瘤分类

肿瘤设计学(第二版)

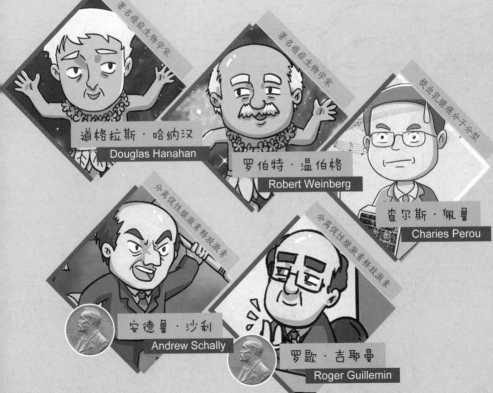

登场人物

著名癌症生物学家
道格拉斯·哈纳汉
Douglas Hanahan

著名癌症生物学家
罗伯特·温伯格
Robert Weinberg

提出乳腺癌分子分型
查尔斯·佩鲁
Charies Perou

分离促性腺激素释放激素
安德鲁·沙利
Andrew Schally

分离促性腺激素释放激素
罗歇·吉耶曼
Roger Guillemin

347

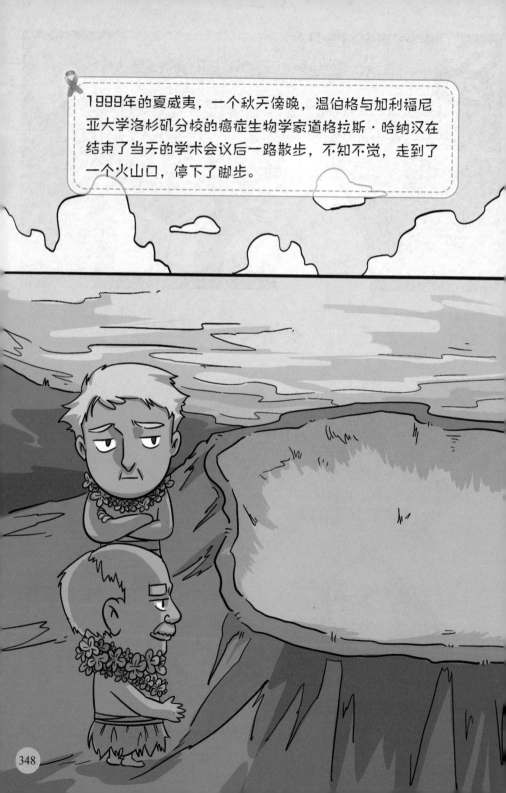

1999年的夏威夷，一个秋天傍晚，温伯格与加利福尼亚大学洛杉矶分校的癌症生物学家道格拉斯·哈纳汉在结束了当天的学术会议后一路散步，不知不觉，走到了一个火山口，停下了脚步。

就像是人类的癌症研究即将迈入千禧年，需要有一个短暂的停顿用以进行总结，他们讨论着20余年以来人类对于癌症行为规律的深层理解。

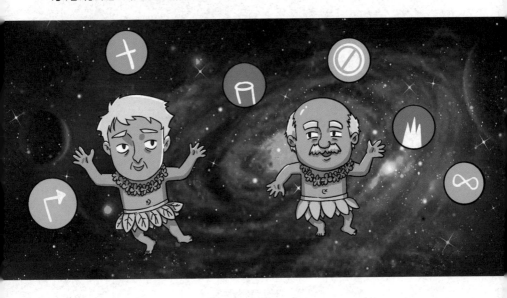

几个月后，他们的聊天记录转化为了一篇题为《癌症的特征》的里程碑式巨作。

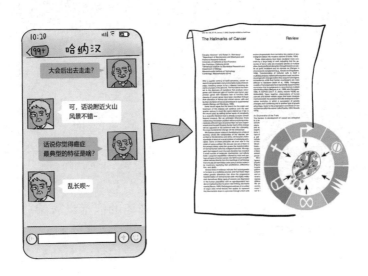

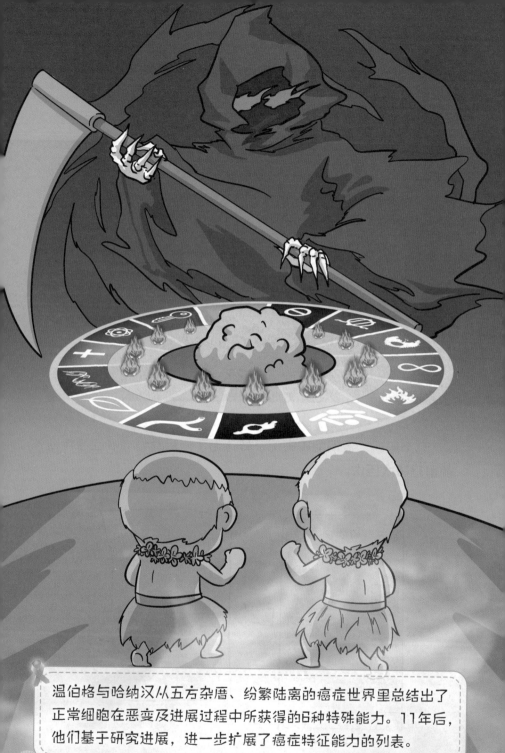

温伯格与哈纳汉从五方杂厝、纷繁陆离的癌症世界里总结出了正常细胞在恶变及进展过程中所获得的8种特殊能力。11年后，他们基于研究进展，进一步扩展了癌症特征能力的列表。

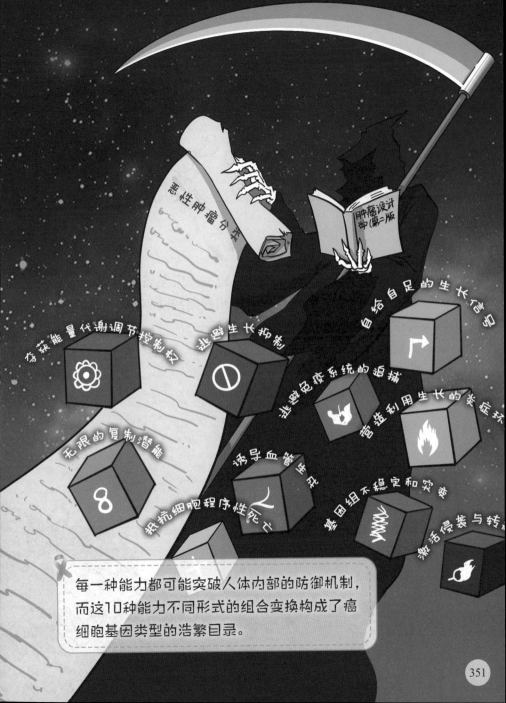

恶性肿瘤分类

生存能量代谢调节控制权

逃避生长抑制

自给自足的生长信号

逃避免疫系统的追捕

无限的复制潜能

诱导血管生成

抵抗细胞程序性死亡

营造利用生长的炎症环

基因组不稳定和突变

激活侵袭与转移

肿瘤设计学(第二版)

每一种能力都可能突破人体内部的防御机制，而这10种能力不同形式的组合变换构成了癌细胞基因类型的浩繁目录。

　　肿瘤维持着高度增殖、疯狂蔓延、掠夺营养并且不受控制的状态，以一种独特又令人恐惧的方式摧毁宿主。

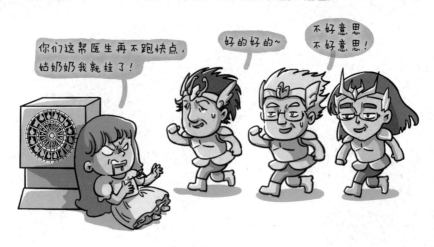

　　而这种混乱、泥泞、狂躁、原始……只是极速极度扩张所造成的表象，肿瘤内部的逻辑繁杂却清晰，蛰伏推进与突击的谋划有条不紊，甚至……异乎寻常的"漂亮"。

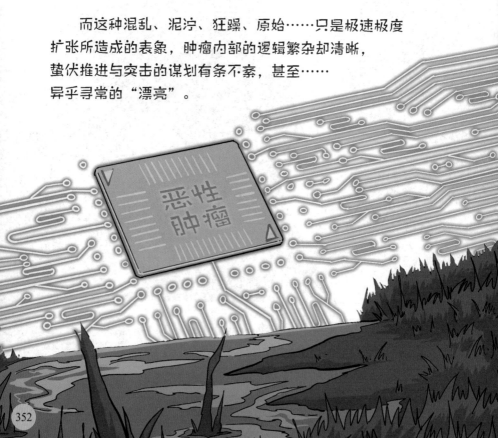

2003年4月，耗资30亿美元，历时13年的"人类基因组计划"取得了阶段性的进展。

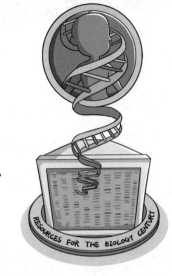

这个与曼哈顿原子弹计划、阿波罗登月计划并称为20世纪人类自然科学史上三大科学计划的项目，使得以A、T、C、G这4种碱基谱写的"生命天书"显现出了规律的文法。

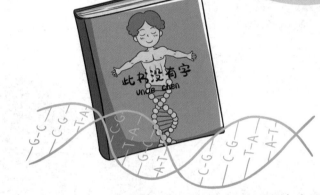

与此同时，对人类癌细胞的基因组测序工作也在同步进行。癌细胞有别于正常细胞的"异常"，在于积累的基因突变释放出了癌细胞的特殊能力。

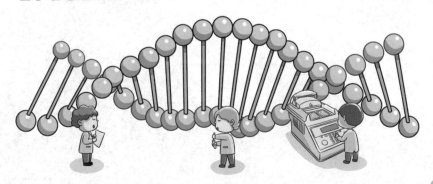

单个基因的突变可能引起整个信号转导通路，甚至基因网络的共振。核心的基因组成通路的和弦，浅浅地演奏着宁静的乐章，愈演愈烈，推向致命的安魂曲。

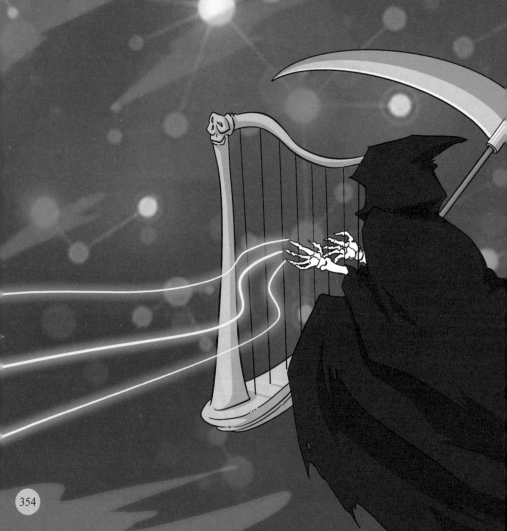

2000年8月，美国加利福尼亚州斯坦福大学遗传与病理学家查尔斯·佩鲁隐隐听到了一声和弦音。通过对乳腺肿瘤组织基因表达谱的分析，佩鲁赫然发现，乳腺癌在分子生物学层面上竟然能被区分出多个截然不同的内在亚型——它们拥有不同的癌症行为规律。

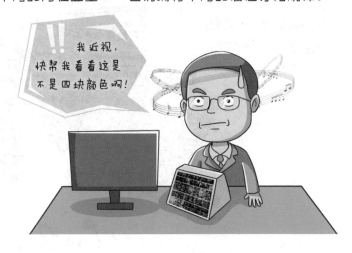

2006年6月，此时已转移阵地到北卡罗莱那州教堂山大学莱恩伯格综合癌症中心的佩鲁与肿瘤学家丽莎·凯利利用免疫组化的技术检测了乳腺肿瘤内在亚型中特征性指标的表达，定义了乳腺癌的数个亚型。

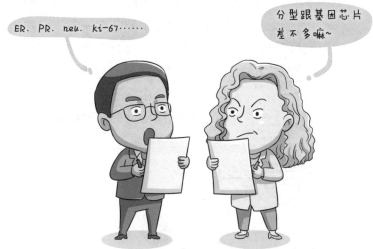

　　研究数据呈现出惊人的稳定性，腔面A型、腔面B型、Her-2过表达型、基底样型或者三阴性型……或低回婉转、或跌宕起伏、或铿锵嘹亮……不同亚型的乳腺癌遵循着各自的旋律与节奏推进乐章，自然病程与预后迥然相异。

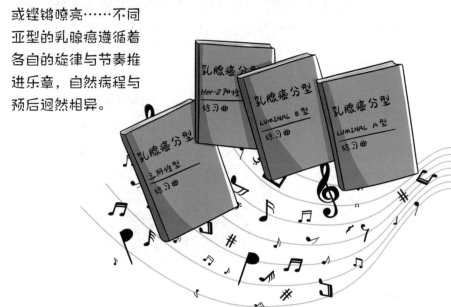

　　从一个基因到另一个基因，星火燎原般地铺展开，呈现出了一幅由基因信号转导通路所编织的画卷。尽管这可能只是癌症生物学的冰山一角，但却也意味着，人类对于癌症的了解终于超越了对于癌症的干预——这将是一个由分子生物学与多组学大数据所驱动的精准医学时代。

2021年夏秋，圣加仑早期乳腺癌国际专家共识、《中国抗癌协会乳腺癌诊疗指南与规范》、美国国家综合癌症网络乳腺癌临床实践指南先后迎来了内容更新，治疗策略兵锋直指乳腺癌发生、生长、侵袭与转移的驱动性因素——那些核心基因所处的关键通路。

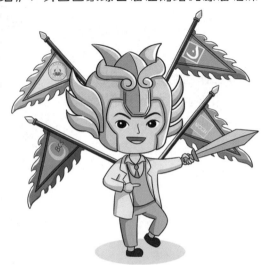

雌激素受体相关信号通路与*Her-2*过表达信号通路，相互交错犁定了当今乳腺癌全身辅助治疗的格局。

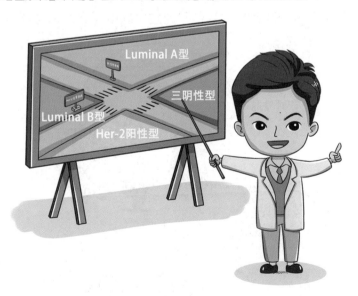

雌激素主要在卵巢合成，但其分泌却受到下丘脑与垂体的调控制约。绝经后女性雌激素主要来源于雄激素在芳香化酶作用下的转化。

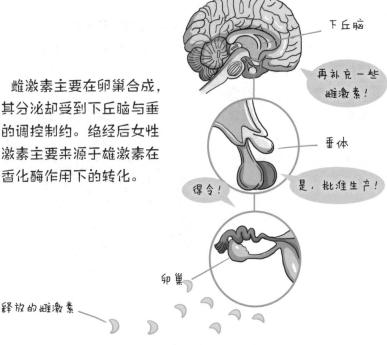

激素依赖性乳腺癌可以从雌激素与雌激素受体结合后所产生的一系列晦涩的转录调控中获得无穷的增殖能量。

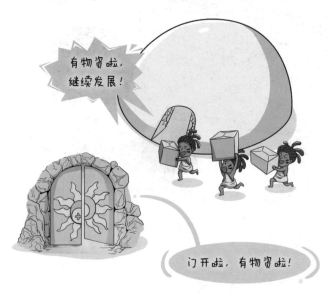

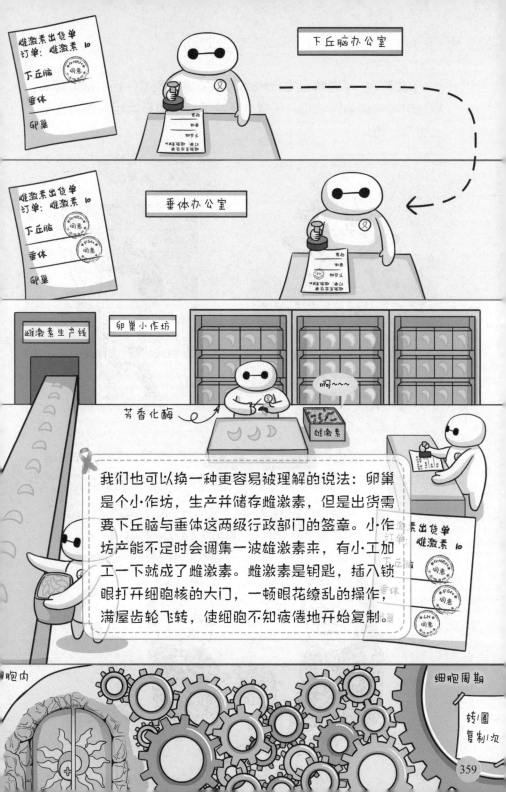

我们也可以换一种更容易被理解的说法：卵巢是个小·作坊，生产并储存雌激素，但是出货需要下丘脑与垂体这两级行政部门的签章。小·作坊产能不足时会调集一波雄激素来，有小·工加工一下就成了雌激素。雌激素是钥匙，插入锁眼打开细胞核的大门，一顿眼花缭乱的操作，满屋齿轮飞转，使细胞不知疲倦地开始复制。

1896年，从苏格兰高地牧羊人那里得到灵感，通过摘除卵巢来治疗乳腺癌的比特森，无意中打响了雌激素受体相关信号通路上的第一枪。

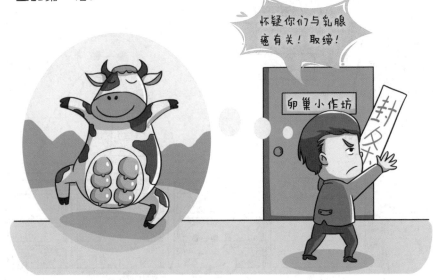

当然，要阻止小作坊出货，并不一定需要像比特森那样决绝地取缔小作坊，还有一个委婉些的方案：私刻萝卜章。

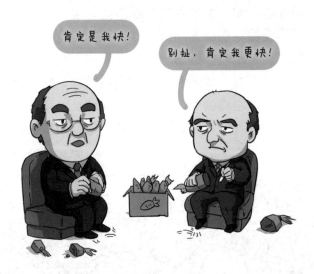

其实早在1955年11月，后来被誉为"神经内分泌学之父"，当时仍任职于伦敦国王学院丹麦山校区莫兹利医院的生理学家杰弗里·哈里斯就已发表了他深思熟虑后的猜想：垂体激素的释放受到来自下丘脑所分泌的激素调控。

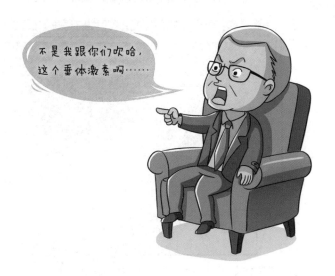

位于美国休斯顿的贝勒医学院里，生物学家罗歇·吉耶曼与安德鲁·沙利被这个猜想深深吸引，沉溺于探索下丘脑所释放的激素。

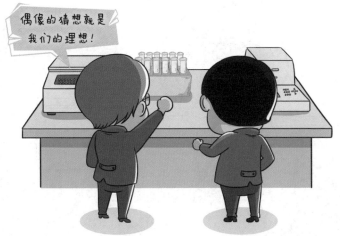

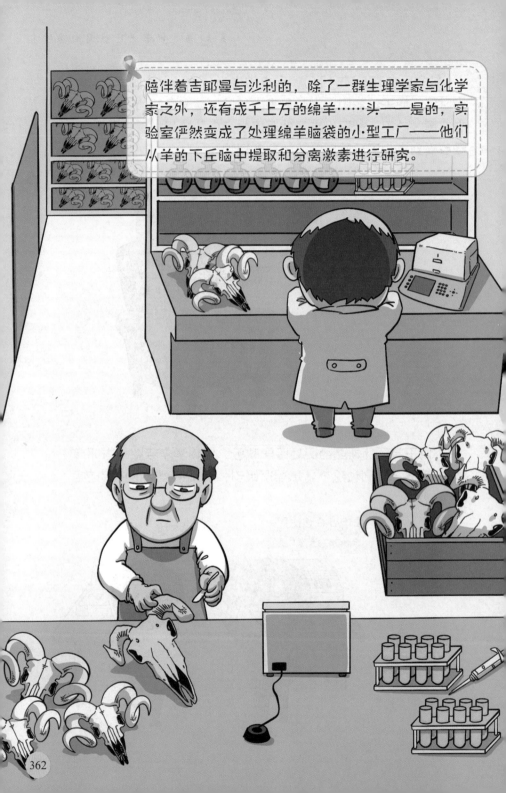

陪伴着吉耶曼与沙利的，除了一群生理学家与化学家之外，还有成千上万的绵羊……头——是的，实验室俨然变成了处理绵羊脑袋的小型工厂——他们从羊的下丘脑中提取和分离激素进行研究。

362

然而，吉耶曼与沙利都是个性鲜明并且雄心勃勃的人，始终无法进入默契的合作状态。1962年，沙利接受了新奥尔良退伍军人医院的邀请，到那里成立了自己的实验室，并且与吉耶曼的实验室开始了旷日持久的对标竞争。

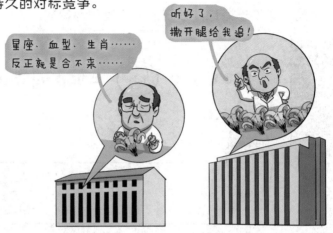

尽管沙利自立门户后的研究轨迹与吉耶曼几乎一致，但为了避免重复，沙利刻意地放弃了绵羊而选择了猪作为研究材料的来源。相比于绵羊，从猪脑袋里获取下丘脑增加了技术难度，但幸运的是，有一家肉类加工厂为沙利免费地提供了100万头猪的下丘脑，节省了巨量的材料费。

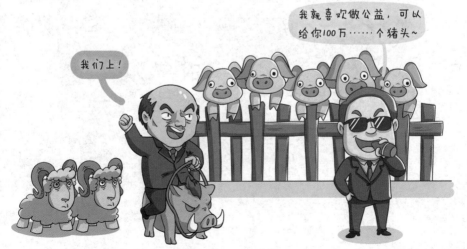

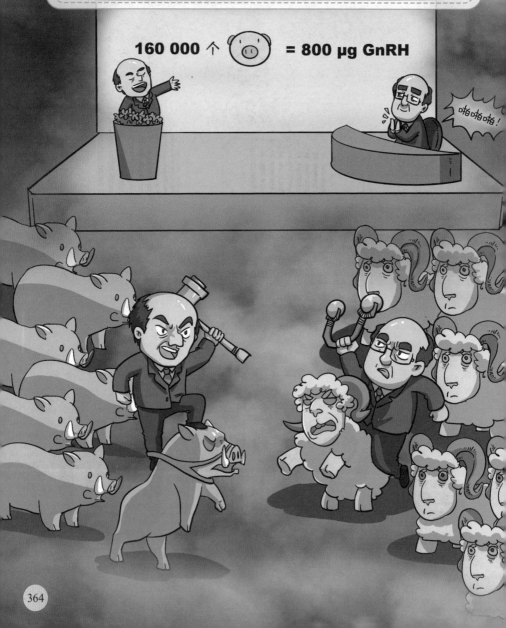

1971年6月，在旧金山举行的内分泌学会会议中，沙利分享了他的研究进展——从16万个猪下丘脑中，成功分离出了800微克的促性腺激素释放激素，并且确定了它的完整结构。这是沙利的"巅峰时刻"，巧合的是，老对手吉耶曼恰是这场会议的主席，毫不迟疑地向沙利表示了诚挚的祝贺。

160 000 个 = 800 µg GnRH

促性腺激素释放激素（GnRH）就是下丘脑的一级行政公章，调节垂体促性腺激素的合成与释放——卵泡刺激素（FSH）与黄体生成素（LH），垂体的二级行政公章，调控卵巢这个小作坊的运作。

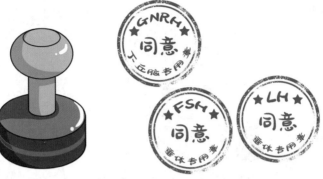

从1972年到1978年，沙利开发了GnRH激动剂与拮抗剂的类似物——萝卜章们的研发轨迹如同当年沃波尔的他莫昔芬，最初针对避孕方向的研发布局最终脱颖而出的是更有潜力的抗肿瘤活性。

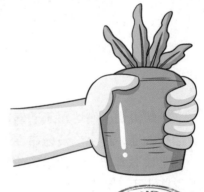

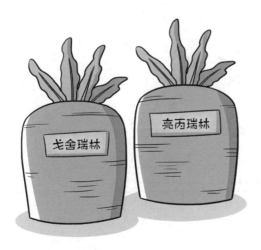

亮丙瑞林与戈舍瑞林，这两个照着一级行政公章私刻的萝卜章，分别在1985年与1990年上市。

萝卜章占据了一级行政公章的位置，又全无行政效能，也起到了阻止卵巢这个小作坊出货雌激素的作用。

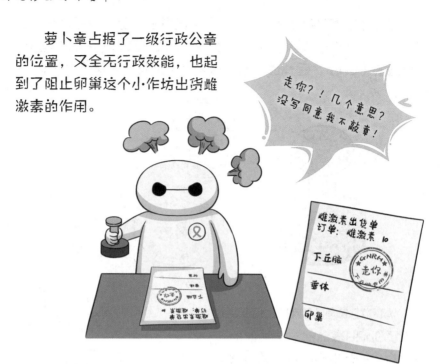

如果说小作坊是雌激素受体相关信号转导通路上的第一战略目标的话，那么广泛分布在人体多个脏器，尤其是脂肪组织内，能将雄激素转化为雌激素将就着用的小工，就是第二战略目标。这些小工，叫芳香化酶。

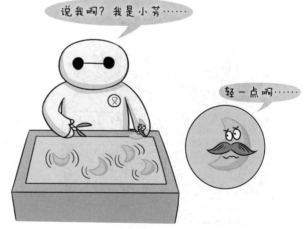

1974年，德克萨斯大学西南医学中心的生物化学家彭蒂·希泰里与宾夕法尼亚州立医学院内分泌专家理查德·桑滕的一次偶然会面让芳香化酶抑制剂进入了乳腺癌候选药物的列表。

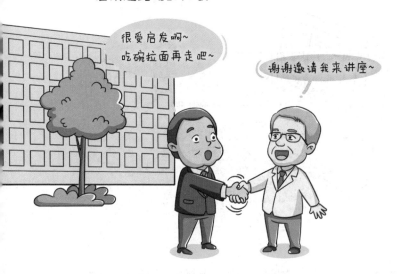

然而第一代芳香化酶抑制剂——氨鲁米特，以及后续研发的第二代芳香化酶抑制剂——法曲唑，都被同时代研发却一骑绝尘奔向上市的他莫昔芬呛得灰头土脸。

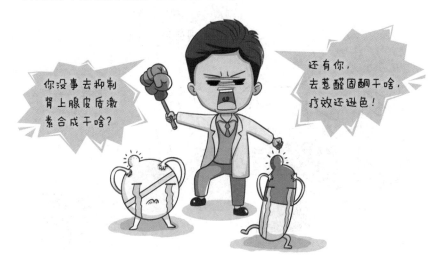

　　尽管如此，芳香化酶抑制剂还是显露出了它的巨大潜力，诸多制药巨头纷纷下场参与药物研发的竞赛。来曲唑、阿那曲唑、依西美坦——脱颖而出的这3个第三代芳香化酶抑制剂的体内活性是第一、二代的成百乃至上万倍。

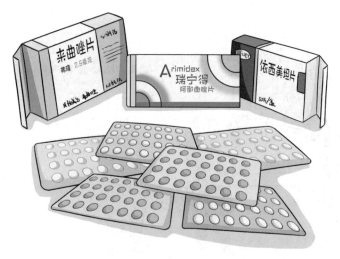

　　芳香化酶抑制剂所"抑制"的，当然就是那些能将雄激素转化为雌激素的小工，让小仓库已无货可出的绝经后女性进一步雌激素"耗竭"，阻断雌激素受体相关信号通路。

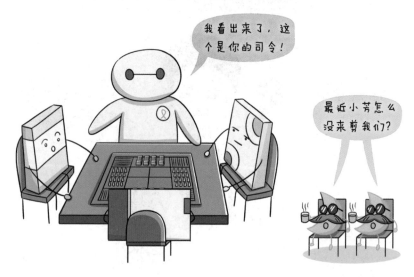

20世纪70年代，由沃波尔一力主张推进的他莫昔芬，所针对的则是这条通路上的第三个战略目标——雌激素受体，这是与雌激素这把钥匙所匹配的锁。他莫昔芬是仿制的钥匙，与雌激素竞争抢占锁眼，阻止潘多拉魔盒的开启。

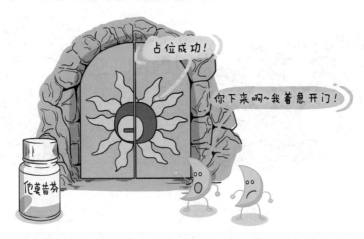

与他莫昔芬相比，氟维司群则显得更为决绝。同样作为一把仿制的钥匙，氟维司群比他莫昔芬仿真度更高。更为关键的是，氟维司群完全是奔着与雌激素受体这把锁同归于尽去的，两者一旦结合，轰的一声就一起去了——不仅让雌激素这把真正的钥匙无用武之地，更减少了锁的数量。

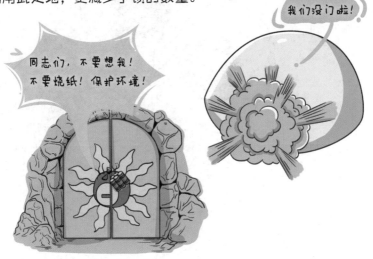

雌激素受体相关信号通路的最后一个战略目标，是潘多拉魔盒开启后，在飞转着的齿轮系统中，直接拨弄着细胞生息往复不知疲倦地复制的那两枚齿轮——细胞周期蛋白依赖性激酶4与6，即CDK4与CDK6。

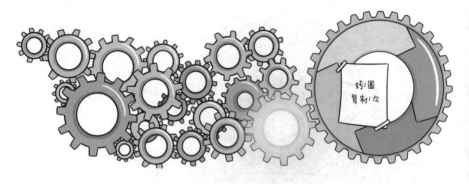

细胞的复制依靠的是细胞分裂，这是细胞维系繁衍而与生俱来的能力，但癌细胞的分裂更为频繁且不受控制。细胞分裂需要经过一个"细胞周期"，在这个周期中存在有很多组齿轮构成的"检查点"——它们驱动并调节着整个复制过程中每一步的快与慢、动与停。

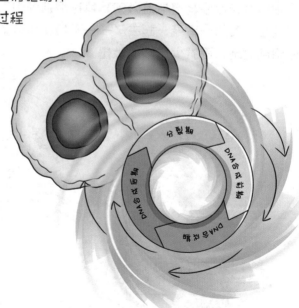

在这些齿轮组中，细胞周期蛋白类似于变速器齿轮，不同的档位有相应的后续齿轮——也就是细胞周期蛋白依赖性激酶（CDK）相匹配。1991年，有三组科研人员在完全不同的实验环境中都发现了D型细胞周期蛋白，而与之相匹配的齿轮CDK4与CDK6也相继在1992年与1994年被鉴定了出来。

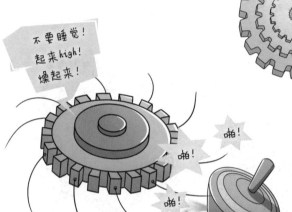

D型细胞周期蛋白

CDK4

CDK6

不要睡觉！起来high！燥起来！

啪！ 啪！ 啪！

1995年，强有力的证据表明，这组联动齿轮的过度活跃，将鞭笞细胞不断从休眠状态进入复制状态，疯狂生长，逐渐繁殖失控……

也就在同一年，位于美国密西根安娜堡的派克-戴维斯实验室与美国奥尼克斯制药公司达成协作，由生物化学家戴夫·弗莱与化学家彼得·图古德领衔研发CDK4的特异性抑制剂——代号：PD-0332991。

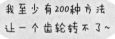

我至少有200种方法让一个齿轮转不了~

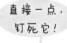

直接一点，钉死它！

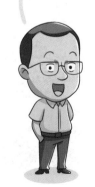
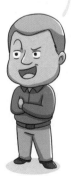

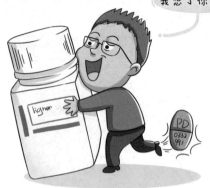

然而在2000年，安娜堡这所实验室所在的公司被制药巨头辉瑞公司收购，他们看中的是降脂药物立普妥，但并不认为PD-0332991会有任何的前途。

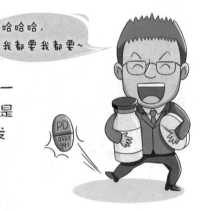

而在2003年，辉瑞针对另一制药巨头——法玛西亚的收购更是彻底葬送了PD-0332991的研发前景。

来自法玛西亚的诸多临床前期抗癌化合物一次性地注入到了辉瑞公司的新药研发管线中，所有这些化合物都在争夺稀缺的临床阶段研发资源。

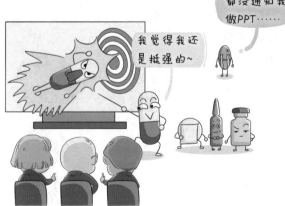

关于PD-0332991的一切都
被迫挂断，大部分针对细胞周期
抗癌药物研发的努力
都在降温、冻结，研
发人员的热情同样被
消磨殆尽。

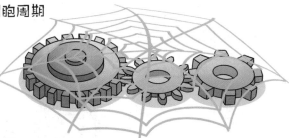

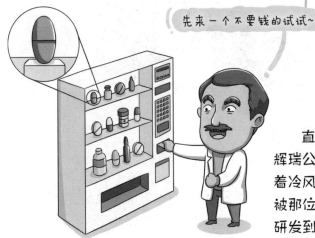

先来一个不要钱的试试~

直到2007年5月，正在
辉瑞公司仓库无菌品柜里吹
着冷风的PD-0332991终于
被那位曾一路推动赫赛汀从
研发到上市的斯雷门看上。

哎呦，不错哦~

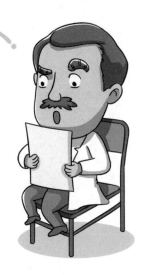

斯雷门尝试将PD-0332991
应用于大量的乳腺癌细胞系中，惊
讶地发现雌激素受体阳性的细胞系
竟然对这种药物极为敏感。

373

同样大感惊讶但更为兴奋的，是辉瑞公司——他们迅速备足了人力、物力与财力，赞助了已命名为哌柏西利的PD-0332991后续的Ⅱ期临床研究。

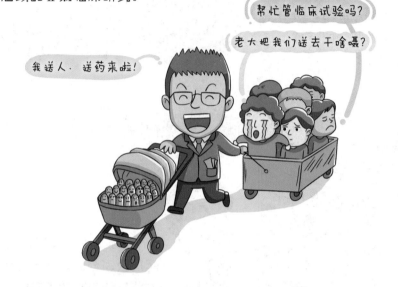

2014年4月，在加利福尼亚圣地亚哥举行的一次癌症会议上，同样来自加利福尼亚大学洛杉矶分校的肿瘤学家理查德·芬恩分享了Ⅱ期临床研究的结果。

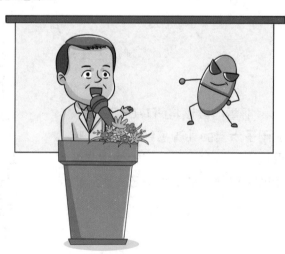

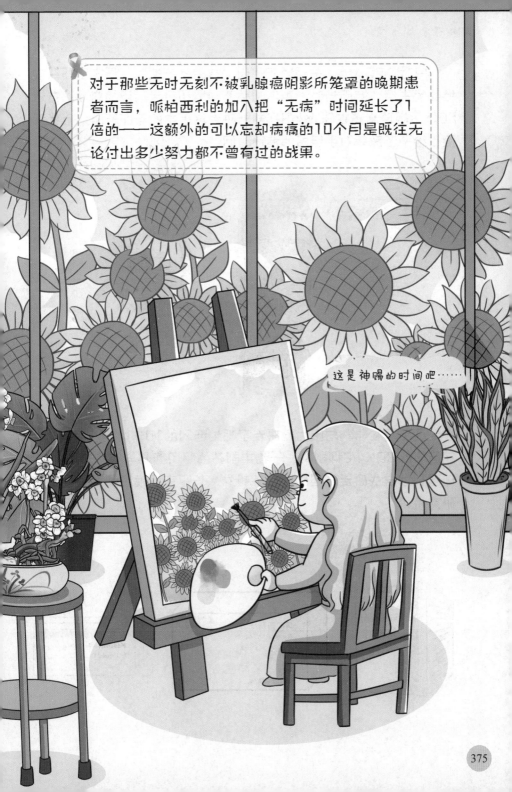

对于那些无时无刻不被乳腺癌阴影所笼罩的晚期患者而言，哌柏西利的加入把"无病"时间延长了1倍的——这额外的可以忘却病痛的10个月是既往无论付出多少努力都不曾有过的战果。

这是神赐的时间吧……

同时，FDA也认定哌柏西利为"突破性疗法"，提高了新药审批的优先级。然而当时，距离哌柏西利最初研发项目的启动已有近20年，辉瑞制药在CDK4/6抑制剂研发过程中的若即若离、犹犹豫豫也给予了竞争对手足够的追逐时间。

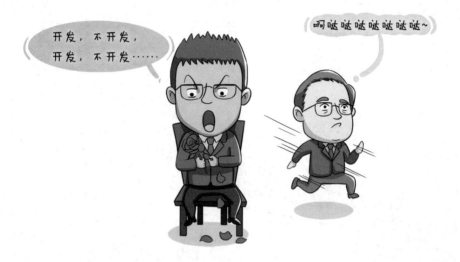

几乎是在弗莱与图古德研发了哌柏西利的10年之后，另两家制药巨头的CDK4/6抑制剂——礼来制药的阿贝西利与诺华制药的瑞博西利才完成研发，但却都只争朝夕、长驱直入推进到了Ⅲ期临床研究阶段。

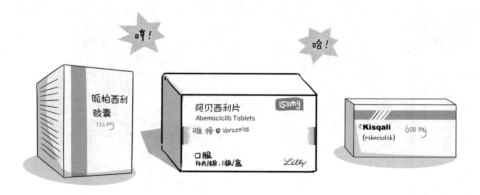

PALOMA系列临床试验、MONARCH系列临床试验、MONALEESA系列临床试验……这是3款CDK4/6抑制剂鼎足竞技的舞台，并且自2013年起轮番在全球各乳腺专业领域学术论坛中刷屏。2015年，FDA以快速审批程序批准哌柏西利上市；2017年，阿贝西利与瑞博西利也获批上市，与哌柏西利分庭抗礼。

CDK4/6抑制剂就像是横亘在CDK4/6与D型细胞周期蛋白这个齿轮组间的铆钉，阻止齿轮联动，恢复细胞周期的正常调控，让疯狂轮回繁衍的肿瘤细胞不再狂躁，逐渐沉眠、消亡。

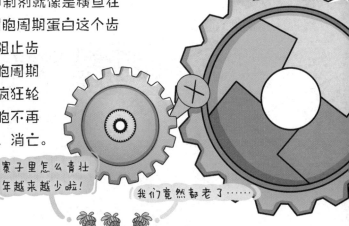

寨子里怎么青壮年越来越少啦！

我们竟然都老了……

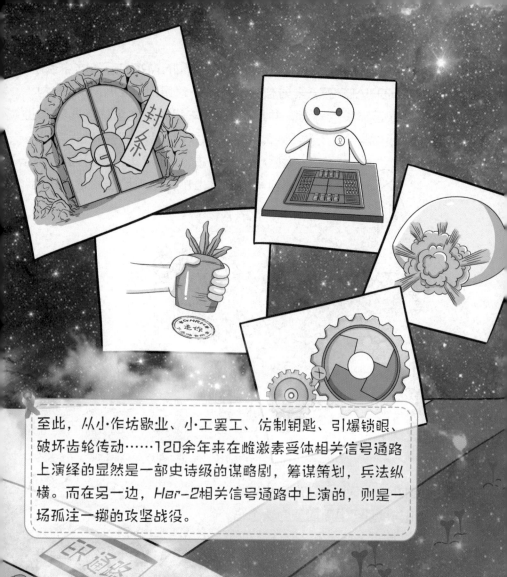

至此，从小·作坊歇业、小·工罢工、仿制钥匙、引爆锁眼、破坏齿轮传动……120余年来在雌激素受体相关信号通路上演绎的显然是一部史诗级的谋略剧，筹谋策划，兵法纵横。而在另一边，Her-2相关信号通路中上演的，则是一场孤注一掷的攻坚战役。

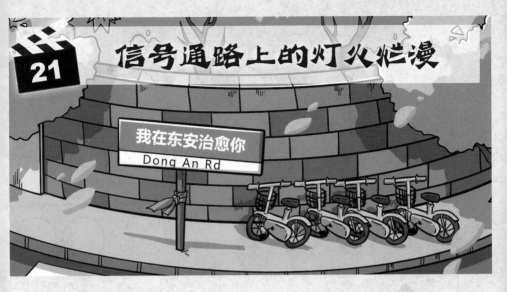

21 信号通路上的灯火烂漫

我在东安治愈你
Dong An Rd

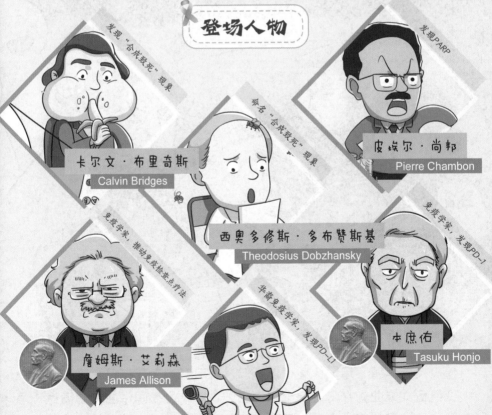

登场人物

发现"合成致死"现象
卡尔文·布里奇斯
Calvin Bridges

命名"合成致死"现象
西奥多修斯·多布赞斯基
Theodosius Dobzhansky

发现PARP
皮埃尔·尚邦
Pierre Chambon

免疫学家,推动免疫检查点疗法
詹姆斯·艾莉森
James Allison

华裔免疫学家,发现PD-L1
陈列平
Chen Lieping

免疫学家,发现PD-1
本庶佑
Tasuku Honjo

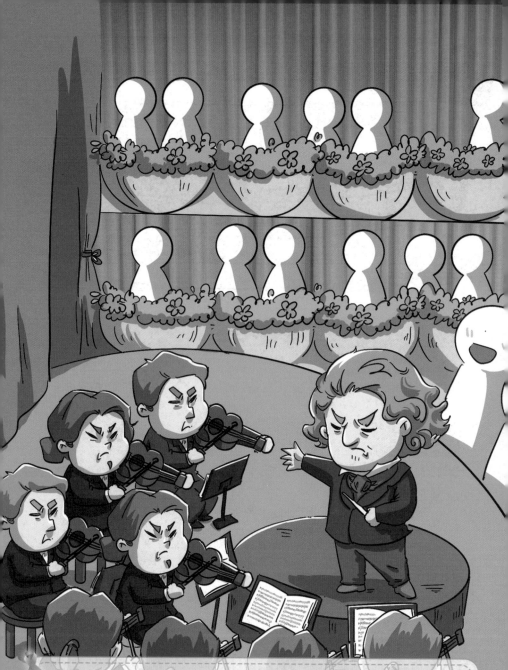

是"命"，是"运"，是"命运"。1808年12月22日，《c小·调第五交响曲》在奥地利维也纳剧院首演，由德国作曲家路德维希·凡·贝多芬亲自担当指挥。这部也被称为《命运》的交响曲，满溢着驾驭自己命运的决心，以及对抗厄运的决绝。

　　古埃及、古波斯、古希腊、古中国……"命运之神"终于敲开了人类世界的大门，乳腺癌的阴影从万古长夜中显露了出来，嘴角扬起一抹讥讽。

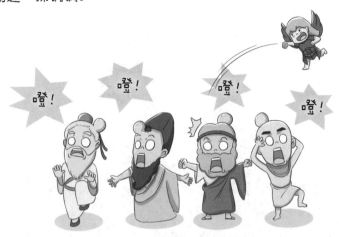

　　忍受着厄运在身体里四处蔓延直至生命的凋零，无尽、阴暗、绝望……冷酷而威严的影调贯穿了人类抗击乳腺癌的第一乐章。而忽然间，两个强烈的和弦阻截住了厄运的愚弄，瞬间沉寂之后响起的嘹亮号角声中，豪斯泰德祭出了以根治为名的刀锋。

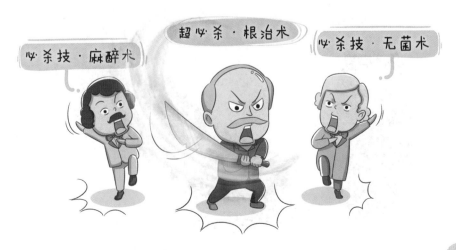

　　《命运》的第二乐章，遭遇重创的厄运永无休止地在各个调性上蛰伏着，随时窥测着卷土重来的时机。音区频繁交换，音调低抑而不稳定，根治的信念被无法扑灭的余烬所动摇。人类穷尽自然界中的万物试图重新主宰自身的命运，蒽环类药物与紫杉类药物携手抵御厄运的反扑，希望与绝望共生绞杀。

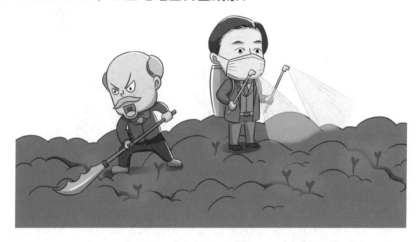

　　《命运》的第三乐章，厄运隐匿在大提琴与低音提琴的音调中，躁动不安。人类寻索着乳腺癌的阿喀琉斯之踵。

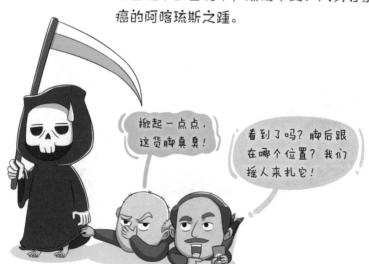

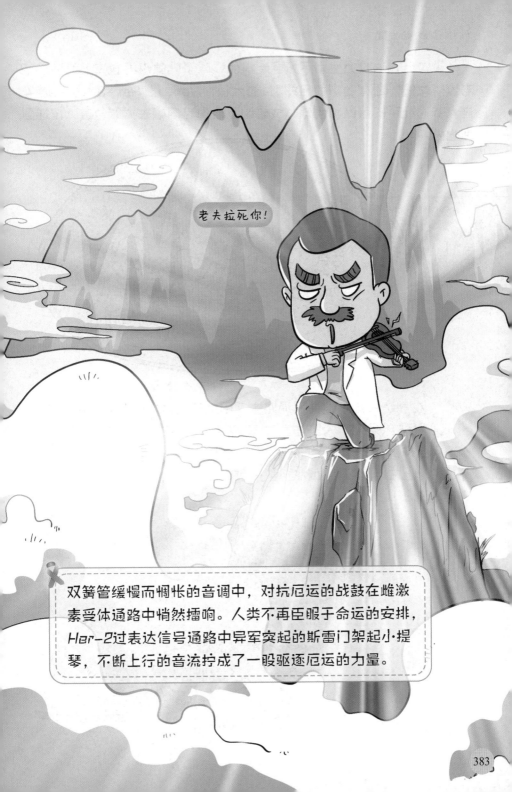

双簧管缓慢而惆怅的音调中，对抗厄运的战鼓在雌激素受体通路中悄然擂响。人类不再臣服于命运的安排，Her-2过表达信号通路中异军突起的斯雷门架起小·提琴，不断上行的音流拧成了一股驱逐厄运的力量。

事实上在这股力量之下瑟瑟发抖的，除了乳腺癌细胞膜上的*Her-2*老大爷之外，还有他家的另外3位老大爷：*Her-1*、*Her-3*，与*Her-4*。老大爷们几乎都可以独立地，或者相互合作着用脚去夹取包裹，传递到细胞内。

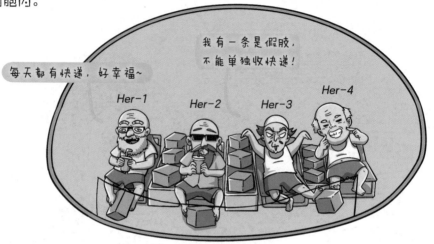

在*Her-2*过表达信号通路中，围绕着这些在细胞膜外晃荡着双脚的老大爷们，人类与乳腺癌短兵相接。在细胞膜外，1998年9月上市的曲妥珠单抗专攻*Her-2*老大爷晃荡走位的双脚，2012年6月上市的帕妥珠单抗专注于妨碍*Her-2*老大爷与其他老大爷们的合作。

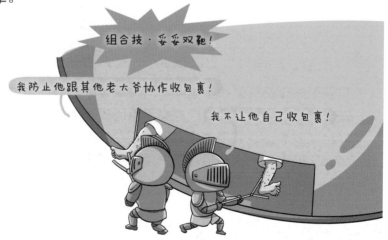

　　在这场旷日持久的征伐中，现代药物研发的能力也被千锤百炼到了一个新的层次。得益于对癌症起源与进展更深层次的了解、新型科研技术方法的综合应用，以及十余年来针对癌症关键靶点的成功作战经验，一批新型的小分子酪氨酸激酶抑制剂从拥挤的临床试验管线中脱颖而出。

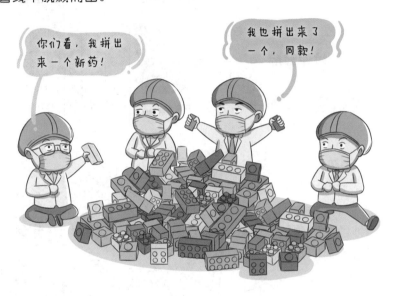

　　酪氨酸激酶可以为特定的蛋白质挂上一个磷酸盐标签，就像是一个控制开关——可以打开或者关闭一些信号通路，协调细胞正常的生理功能。

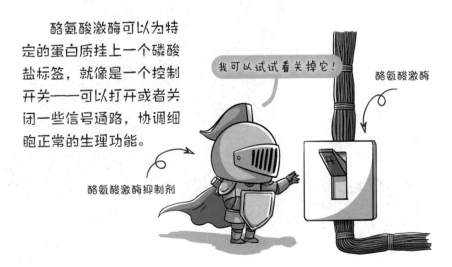

2007年3月上市的拉帕替尼以Her-1与Her-2老大爷为主要骚扰目标；而来那替尼，以及拥有着"国货之光"头衔的吡咯替尼分别在2017年7月与2018年8月上市，它们所针对的，是除Her-3之外的所有老大爷们。

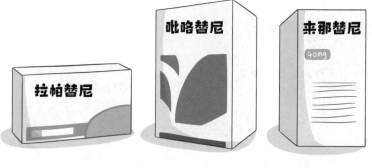

披甲上阵的酪氨酸激酶抑制剂涌入细胞膜内，频繁地骚扰老大爷们，与细胞膜外的单克隆抗体们里外呼应，协同作战。

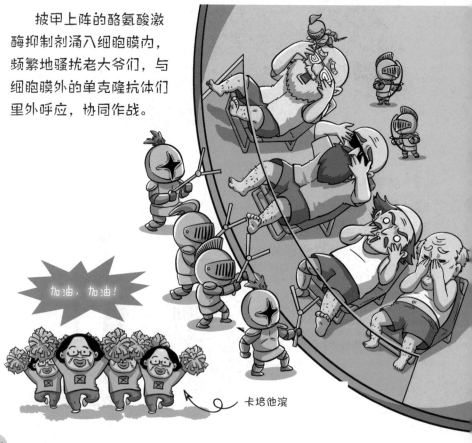

加油，加油！

卡培他滨

除此之外，在2013年2月上市的抗体药物偶联物（ADC）T-DM1更以进阶版"魔法子弹"的姿态登场。有精准、有打击……埃尔利希当年在动荡车厢里构想的"魔法子弹"越来越接近现实。

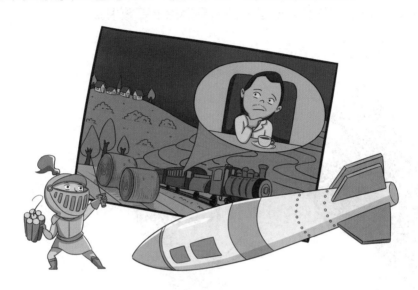

以赫赛汀偶联一个名为美坦新的化疗药物——这个重装版赫赛汀通过单抗成分定位并且束缚住Her-2老大爷的脚，同时向门内抛入重型炸弹，造成巨大且更为精准的破坏。

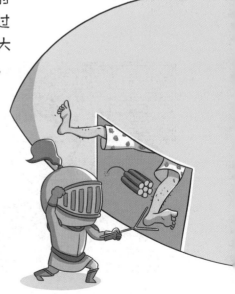

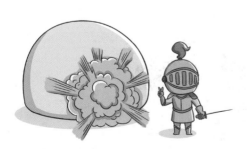

　　找到关键性的靶点，迎头痛击，凶猛而悍戾的Her-2阳性型乳腺癌，以及皮糙而肉厚的激素受体阳性型乳腺癌都被强有力的坚定旋律所吞没。昔日君主般不可一世的厄运衣衫褴褛地化解着人类的反抗，曾经沸反盈天的信号通路上万籁俱寂。

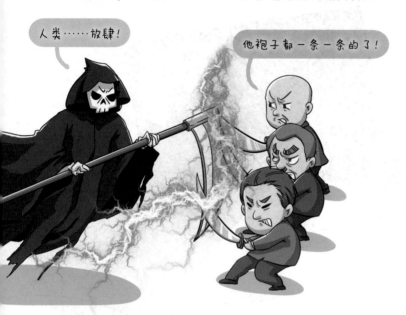

　　而在这两条信号通路之外，那些迷雾笼罩下的还没有被发现关键性靶点的区域，被随意地赋予了一个很笼统的名称：三阴性乳腺癌。

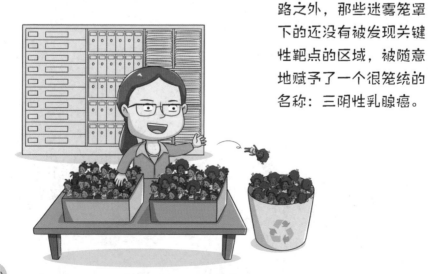

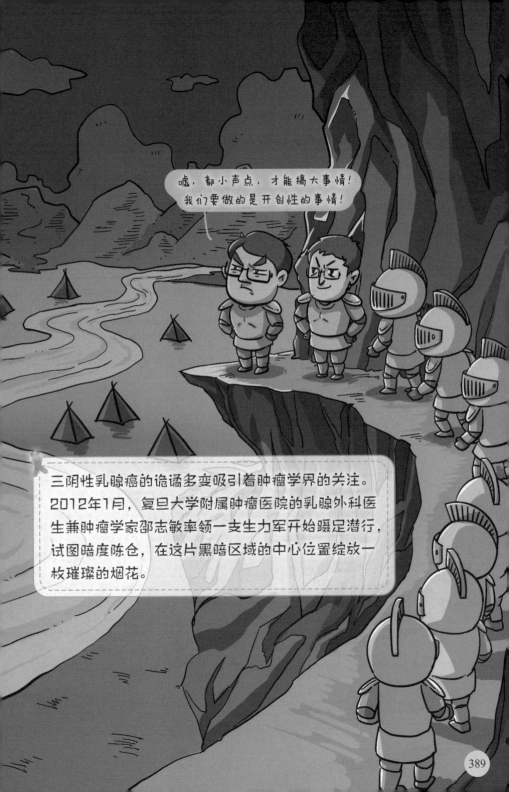

389

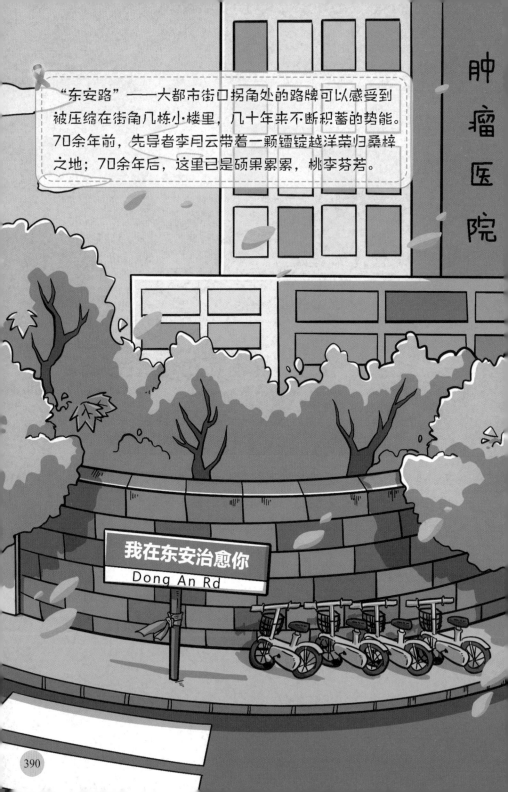

"东安路"——大都市街口拐角处的路牌可以感受到被压缩在街角几栋小楼里，几十年来不断积蓄的势能。70余年前，先导者李月云带着一颗镭锭越洋荣归桑梓之地；70余年后，这里已是硕果累累，桃李芬芳。

肿瘤医院

我在东安治愈你
Dong An Rd

1985年，邵志敏从上海医科大学毕业时，背后是地表最强的后盾——已传承先导者衣钵、被誉为"东方神手"的肿瘤外科领军人沈镇宙，而眼前，则是乳腺肿瘤领域的一汪蓝海。1990年8月，在沈镇宙的支持下，邵志敏踏上了赴美研修的旅程。

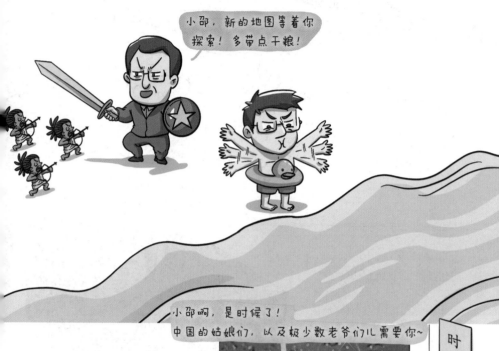

1995年7月，邵志敏归国开始探索蓝海，布局整个学科未来的发展。中国上海东安路肿瘤医院角落里的3层小楼、美国加州大学洛杉矶分校校园里的医学中心……归国后的5年间，邵志敏穿梭于中美两地搬运着技术与理念，为破茧蝶变而蓄势。

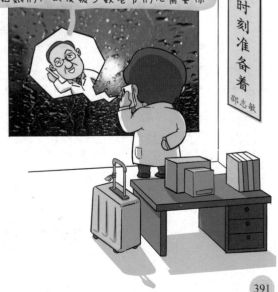

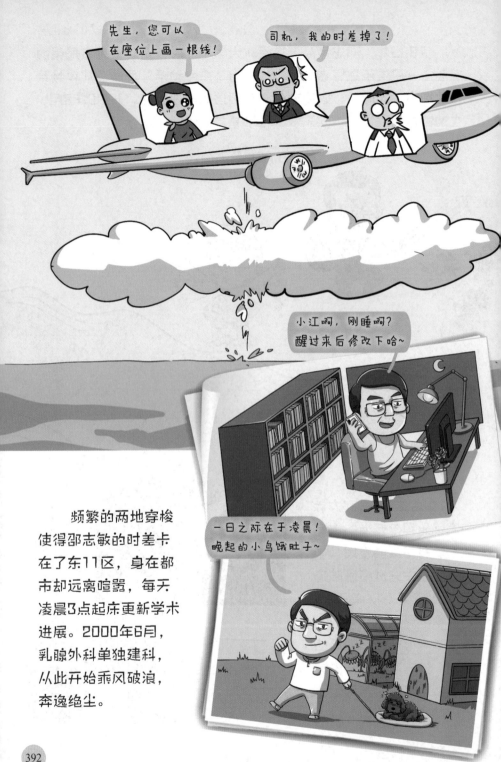

频繁的两地穿梭使得邵志敏的时差卡在了东11区，身在都市却远离喧嚣，每天凌晨3点起床更新学术进展。2000年6月，乳腺外科单独建科，从此开始乘风破浪，奔逸绝尘。

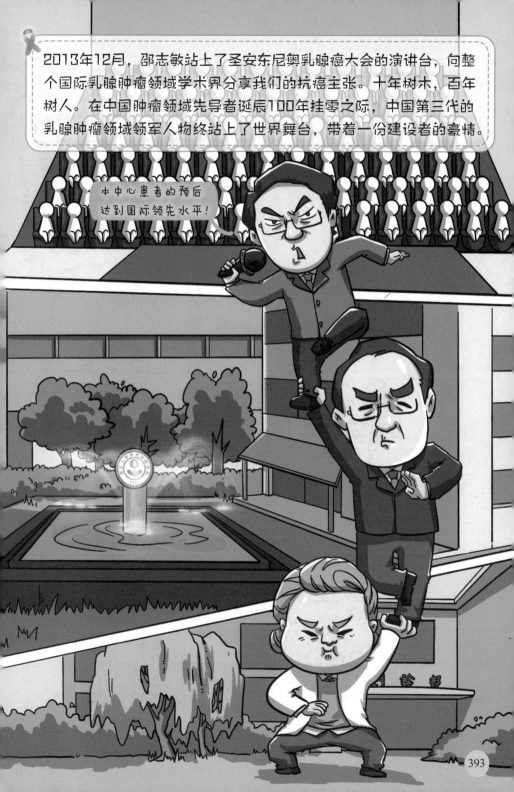

2013年12月，邵志敏站上了圣安东尼奥乳腺癌大会的演讲台，向整个国际乳腺肿瘤领域学术界分享我们的抗癌主张。十年树木，百年树人。在中国肿瘤领域先导者诞辰100年挂零之际，中国第三代的乳腺肿瘤领域领军人物终站上了世界舞台，带着一份建设者的豪情。

本中心患者的预后达到国际领先水平！

之后的数年里，邵志敏与国内乳腺领域的另两位领军人物——中国医科院肿瘤医院的肿瘤学家徐兵河、解放军总医院第五医学中心的肿瘤学家江泽飞一起多次加入圣加仑国际乳腺癌会议的国际专家团。

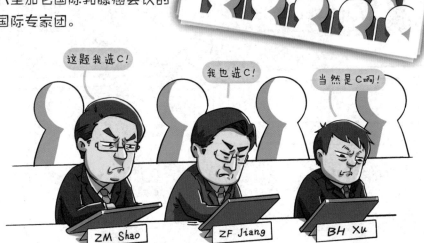

在座无虚席的会场中，主席台上的专家团指点着下一版本的抗癌策略。

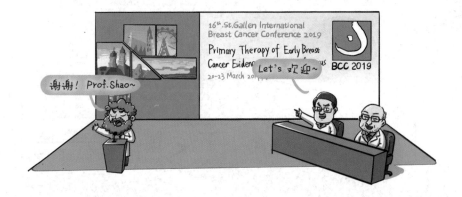

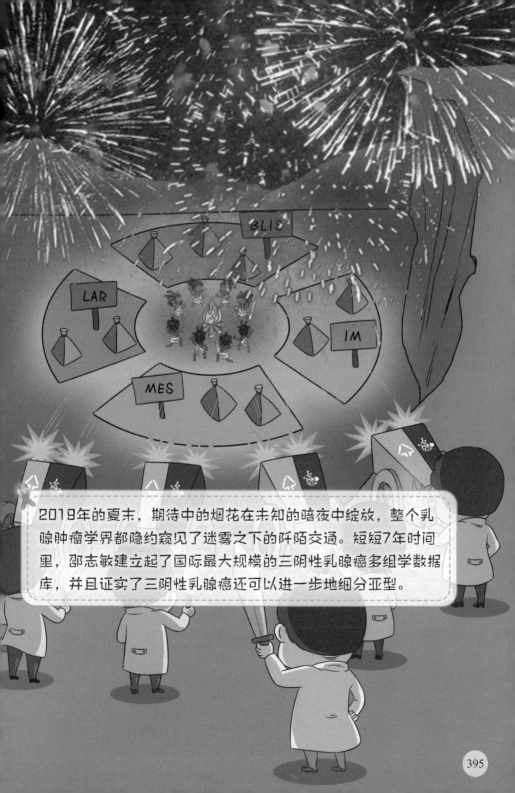

2019年的夏末，期待中的烟花在未知的暗夜中绽放，整个乳腺肿瘤学界都隐约窥见了迷雾之下的阡陌交通。短短7年时间里，邵志敏建立起了国际最大规模的三阴性乳腺癌多组学数据库，并且证实了三阴性乳腺癌还可以进一步地细分亚型。

在眼花缭乱的基因图谱中蕴藏着多个目前正处于临床前研究或临床试验阶段的核心基因或蛋白质，而其中最为抢眼的，则是两个已被验证并且有潜力可能改变三阴性乳腺癌未来治疗格局的靶点——多聚腺苷二磷酸核糖聚合酶（PARP）与程序性细胞死亡受体-1（PD-1）。

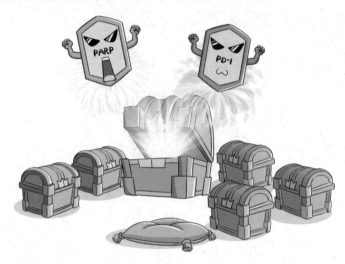

1922年，纽约哥伦比亚大学边远角落的蝇房里。与当年的摩根一样吃着香蕉养着果蝇的遗传学家卡尔文·布里奇斯发现了一个神秘的现象：具有特定的两个基因同时突变时，果蝇不能存活；而这两个基因单独发生突变时却不会给果蝇造成伤害。

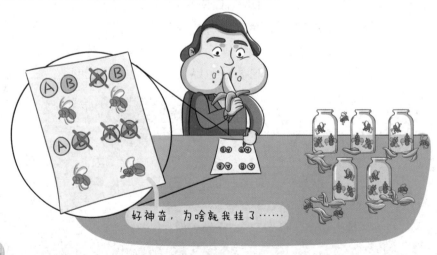

好神奇，为啥就我挂了……

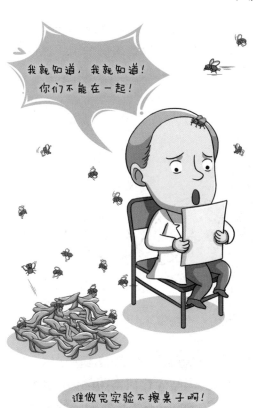

我就知道，我就知道！
你们不能在一起！

谁做完实验不擦桌子啊！

都开花啦！快长蘑菇啦！

PARP

24年后，同一座蝇房里同样吃着香蕉养着果蝇的遗传学家西奥多修斯·多布赞斯基观察到了类似的现象，并正式提出了"合成致死"的理念。而此时，距离乳腺癌版本"合成致死"故事的上演，还有整整60年。

1963年，法国东部边境斯特拉斯堡市的一个实验室里，细胞与分子生物学家皮埃尔·尚邦在研究RNA聚合酶时无意中发现了一种具有DNA聚合活性的酶——PARP，然而这朵科研主路旁意外发现的小·野花并未获得尚邦的关注，很快被抛诸脑后。

直到8年之后，小野花的生物学功能才逐渐被挖掘出来——它在DNA单链断裂修复及维持基因组稳定中发挥着关键作用。然而蹊跷的是，阻断PARP的功能并没有显著影响损伤DNA的修复，这就说明DNA损伤还有其他的修复方式。

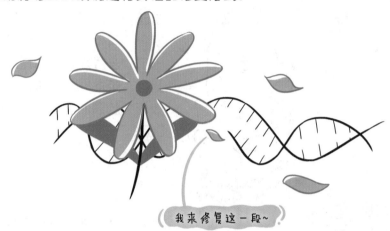

我来修复这一段~

1995年，拥有DNA双链断裂修复功能的*BRCA1/2*基因被成功克隆。10年后，英国谢菲尔德大学医学院癌症研究所的分子生物学家托马斯·赫勒代与英国癌症研究所的分子生物学家阿伦·阿什沃斯一同演绎了PARP与*BRCA1/2*这对黄金搭档之间"合成致死"的故事。

必杀技·合成致死

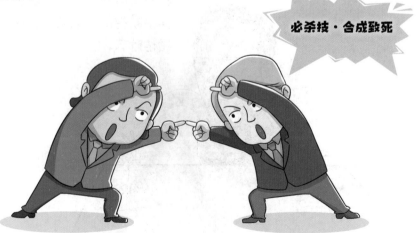

几乎所有的人体细胞都拥有两个基因副本，它们分别来自父母双方的基因，相互盘绕层叠成双螺旋结构。

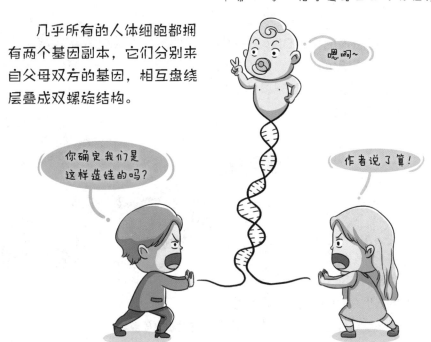

这是一种鬼斧神工却又与生俱来的双保险模式——一旦细胞意外失去1个重要的基因，另一个副本将是绝好的替补及修复用的模板。

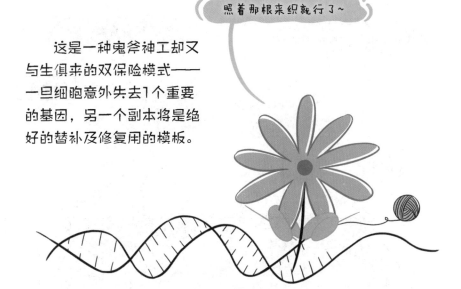

有些恐怖的是，DNA——作为生命最底层的逻辑，每天却会有数以万计的单链断裂事件发生在每个个体内……

而万幸的是，人体针对细胞DNA损伤的维修组同样存在着另一种双保险模式：以PARP为首的DNA单链断裂修复组，以及以BRCA1/2为首的DNA双链断裂修复组，两者协同工作保障基因组的稳定性。

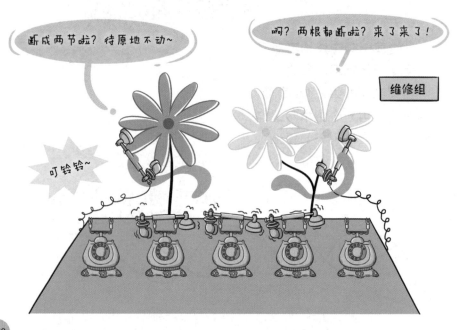

PARP可以及时识别并且修复这些单链断裂；而一部分还没来得及修复的单链断裂在细胞复制后可能会形成双链断裂，这时BRCA1/2会及时补救。但是，万一BRCA1/2已经存在有致病突变呢？

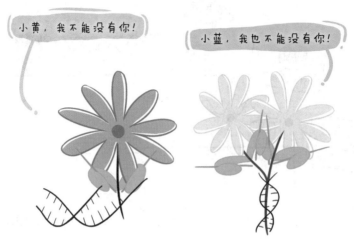

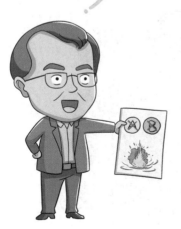

1997年，美国西雅图弗雷德·哈金森癌症研究中心的生物学家史蒂芬·弗兰德大胆预言："合成致死"的理念可以用于抗癌药物的研发——找到合适的配对基因进行封杀，可以对特定的肿瘤造成精准打击。赫勒代与阿什沃斯分别在自己实验室里培养着的乳腺癌细胞中实现了这一则预言。

当BRCA1/2发生致病突变时就会失去双链断裂修复的功能，如果这时趁火打劫，想方设法阻断PARP的功能，那么细胞将基本上失去DNA损伤的修复功能，铺天盖地的断裂DNA将导致细胞的土崩瓦解。

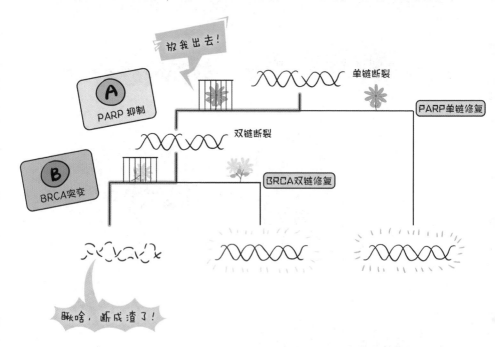

2013年，"合成致死"的故事让阿斯利康制药备受鼓舞，宛若醍醐灌顶，立刻从垃圾桶里捡起了前一年刚宣布不会再继续深入研发的PARP抑制剂——奥拉帕利。

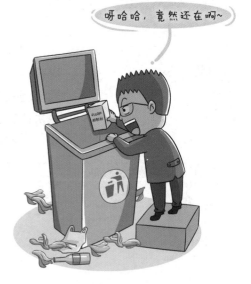

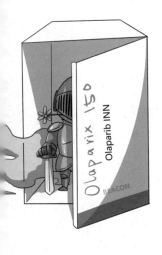

这个曾经在数个单病种全人群研究中屡战屡败的弃子，在BRCA1/2致病突变人群这个特殊战场中，带着"合成致死"的光环横扫千军，所向披靡。

OlympiA研究、OlympiAD研究……迅速展开的研究铺就着大道通往拥有更高BRCA1/2突变率的三阴性乳腺癌战区。2018年1月，奥拉帕利获批可用于治疗携带BRCA致病突变的Her-2阴性转移性乳腺癌，尔后又在2022年3月获批辅助治疗的适应证。

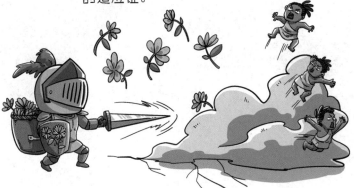

针对三阴性乳腺癌另一个潜在治疗靶点——PD-1的免疫检查点抑制剂同样也是从垃圾桶里捡回来的。

我还是可以再抢救一下的……

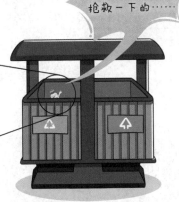

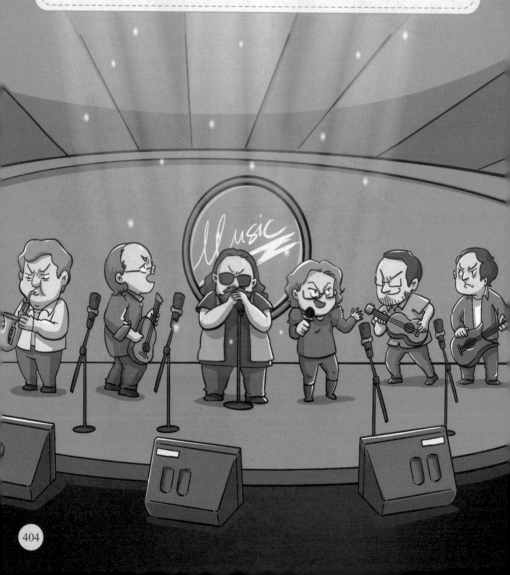

2018年的芝加哥，一个温热的夏日傍晚，M.D.安德森癌症中心的免疫学家詹姆斯·艾利森在结束了一天的学术会议之后，率领着他的乐队在当地一家顶级的蓝调酒吧里进行了一场演出。舞台上的艾利森吹奏着蓝调口琴，陶醉在深情与振奋的氛围中。

艾利森给他的乐队起名叫做"检查点"，3个多月后，他也因为在免疫检查点及其抗癌潜能方面的拓荒成果被授予诺贝尔生理或医学奖。同时同领域获奖的，还有日本京都大学的免疫学家本庶佑。

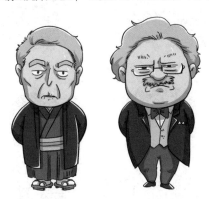

1992年，本庶佑的研究生——石田靖雅在一次实验中分离出了PD-1，但并未引起课题组的重视，甚至石田靖雅本人也在第二年就离开了课题组前往哈佛大学深造。直到7年后，本庶佑无意中发现PD-1具有免疫抑制功能，于是开始推动PD-1在自身免疫性疾病领域中的研究。

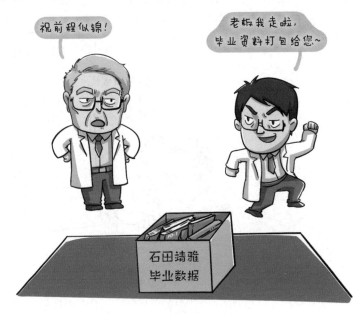

1999年，耶鲁大学肿瘤中心的华裔免疫学家陈列平发现了另一个重要的T细胞功能调节因子，很快被证实是PD-1的配体并正式命名为PD-L1。

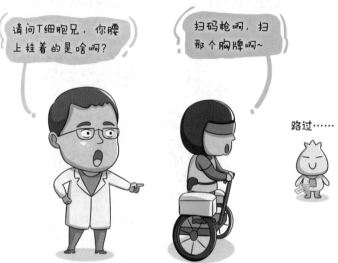

3年之后，一份解释肿瘤细胞如何利用PD-1/PD-L1这一对免疫检查点躲避人体免疫细胞抓捕的报告为整个肿瘤医学界打开了新的抗癌思路。

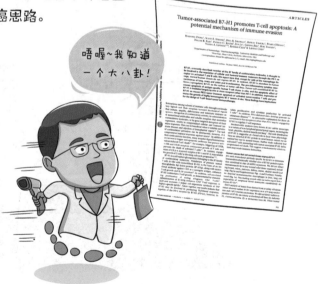

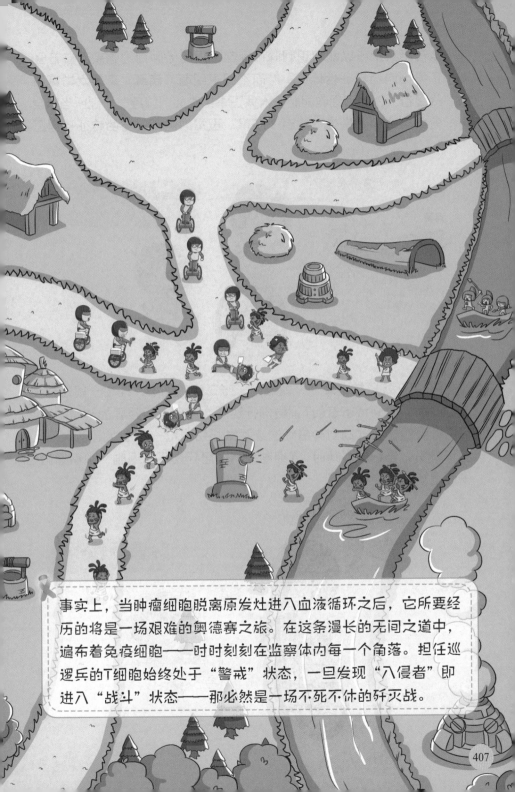

事实上，当肿瘤细胞脱离原发灶进入血液循环之后，它所要经历的将是一场艰难的奥德赛之旅。在这条漫长的无间之道中，遍布着免疫细胞——时时刻刻在监察体内每一个角落。担任巡逻兵的T细胞始终处于"警戒"状态，一旦发现"入侵者"即进入"战斗"状态——那必然是一场不死不休的歼灭战。

免疫系统之所以能够识别肿瘤细胞，是因为肿瘤细胞表面有着区别于正常细胞的特征性标记。然而不同于细菌、病毒、真菌之类真正的"入侵者"，肿瘤细胞起源于人体正常细胞的"堕落"，理所当然会有部分或多或少"携带"或者"获得"正常细胞所具有的特征性标记。

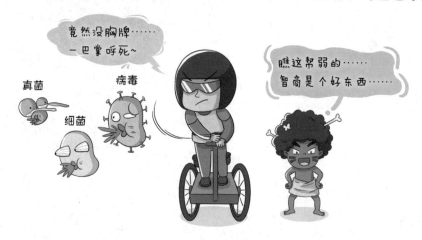

PD-L1就是其中之一，就像是一张二维码胸卡，挂在一部分肿瘤细胞胸前。时刻戒备着的T细胞例行巡逻中看到面目怪异的肿瘤细胞时，好奇心会驱使它移动到肿瘤细胞旁并举起扫码枪——也就是PD-1确认目标身份。当扫码成功时，T细胞即判定目标为正常细胞，肿瘤细胞也借此成功"逃逸"。

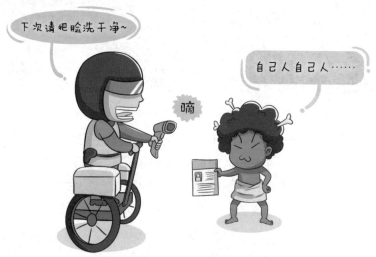

　　针对这样的逃逸模式，本庶佑想到的破解方法，是没收T细胞手里PD-1这把扫码枪。试想一下，面对得意洋洋举起PD-L1二维码胸卡的肿瘤细胞，如果T细胞不得不掏出的是另一把不同的扫码枪，那么一场歼灭战势必会随着"哔"的一声迅速展开。

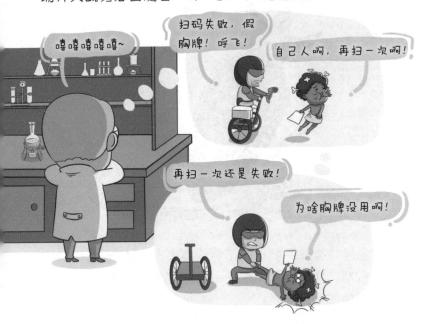

　　尽管这样的抗癌理论听起来顺理成章，但本庶佑访遍日本药企寻求合作开发免疫检查点PD-1的抑制剂，却均遭拒绝。无奈之下，本庶佑将目光投向海外，2005年与美国美达雷克斯制药达成合作。一年之后，纳武利尤单抗提交新药申请，进入临床赛道。

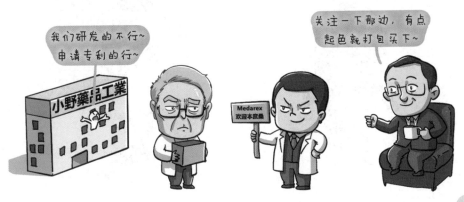

2010年，此时成功收购美达雷克斯制药的施贵宝制药公布了纳武利尤单抗I期临床试验的结果，惊艳的报告犹如向整个肿瘤医学界投入了的一颗重磅炸弹。

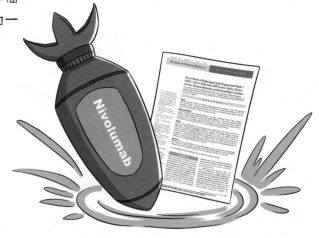

被重磅炸弹炸开的，除了肿瘤免疫治疗的大门，还有默沙东制药决策层的下巴——他们好像也有PD-1抑制剂——帕博利珠单抗！

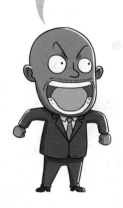

快！冻结公司所有垃圾桶！

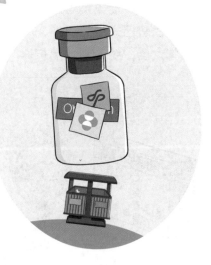

　　这个由荷兰欧加农制药开发却整公司打包
并购给先灵葆雅制药，又被自己兼并而得来的
PD-1抑制剂，此时似乎正被随意地搁置在垃
圾桶里而且即将被"贱卖"……

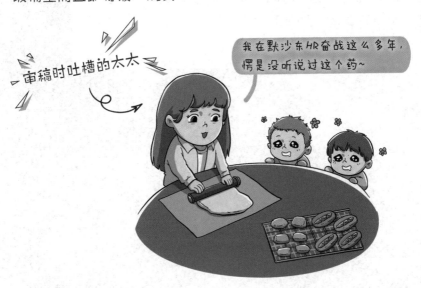

审稿时吐槽的太太

我在默沙东HR奋战这么多年，
愣是没听说过这个药~

　　默沙东制药迅速捡回帕博利珠单抗，于2010年12月提交新药
申请，瞪着纳武利尤单抗的背影奋起直追。运气加身的帕博利珠单
抗最终竟然成功实现了弯道超车，率先在2021年7月26日获批用
于三阴性乳腺癌。

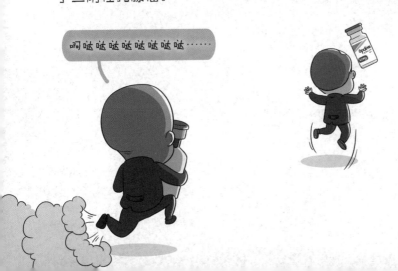

啊哒哒哒哒哒哒哒哒……

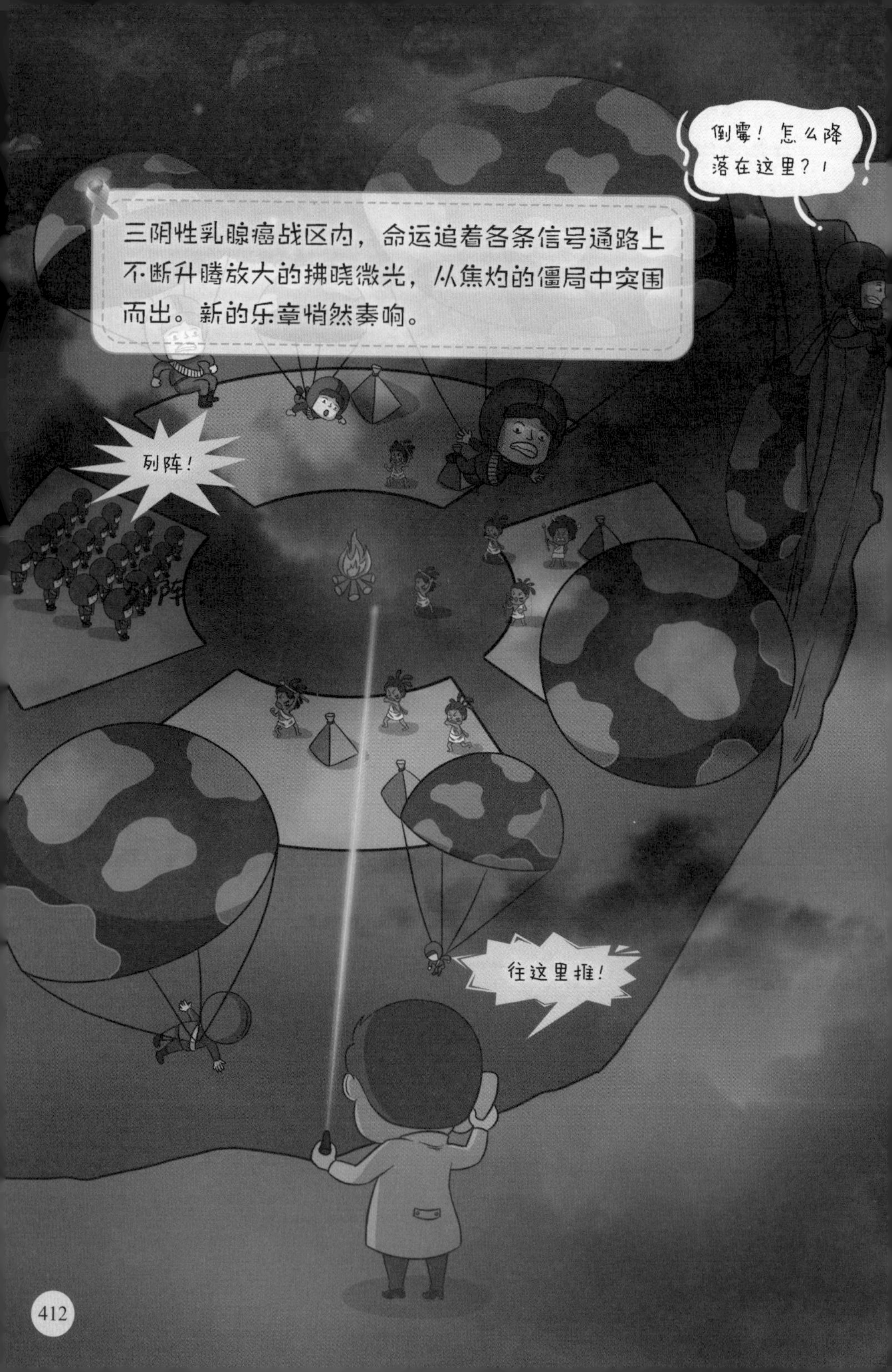
三阴性乳腺癌战区内，命运追着各条信号通路上不断升腾放大的拂晓微光，从焦灼的僵局中突围而出。新的乐章悄然奏响。
倒霉！怎么降落在这里？！
列阵！
往这里推！

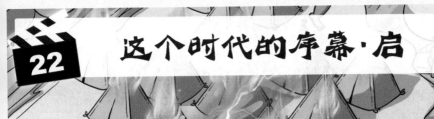

登场人物

1906年，史密斯的女儿莉奥诺拉将父亲从埃及小贩手里收购的《埃德温·史密斯纸草文稿》捐赠给了纽约历史协会。当时的她并不曾料想到，她的慷慨之举拉开了一个漫长故事的序幕。而她的父亲，无意中成为了这个故事开端的"叙述者"。

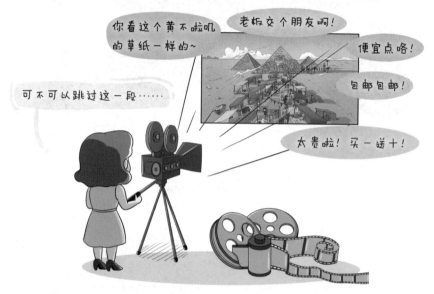

筹备了2年，创作了3年，从海量的文献、书籍乃至于古籍中寻找乳腺癌相关认知迭代的纹理脉络，将这长达4600年来对抗乳腺癌的战争浓缩在一个波澜壮阔的故事里——这样的故事，值得一个华丽的结尾。

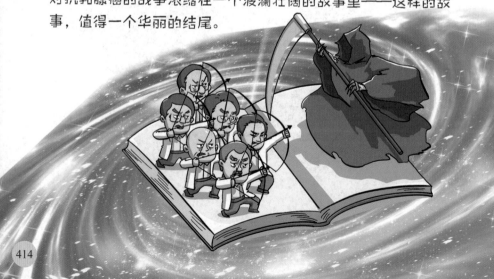

然而写到这里时，发现在号角吹响、斗志昂扬，即将进入一个新的乐章时突然给这个故事一个结尾，会显得相当不合时宜。所以，我还是会留着这个故事的结尾，希望在未来的某时当这个故事再度更新之时，我能以一个胜利者的姿态去画上一个句号。

癌症，犹如一记重锤，可以瞬间将我们——乃至身边的人都震出原有的生活轨迹，甚至渗透进往后余生中的每个细节，消耗、吞噬其中的一切。

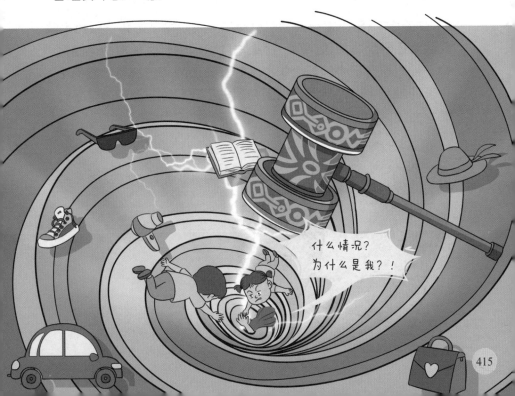

作为肿瘤科的医生，我们所需要做的，是竭尽全力将所有的混乱扶正，将癌症驱逐出我们的身体，同时也将我们精神上的束缚彻底净化，回归原先的轨迹，奔向自己憧憬的未来。

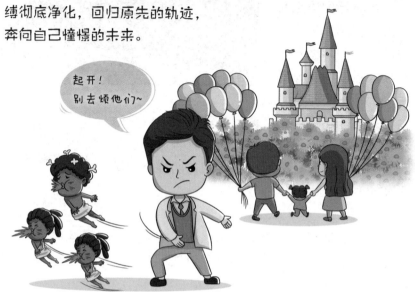

2020年2月，复旦大学附属肿瘤医院发布了最新一版的本院乳腺癌患者生存报告，从一个个与欧美国家发达城市齐平的数据中，我们看到了中国百余年来征服乳腺癌的辉煌战果。我们可以告诉乳腺癌患者，他们可以回归到忘了我们这些曾经助过患者一臂之力的医生的正常生活，只要大家一起努力。

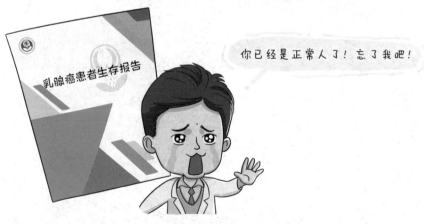

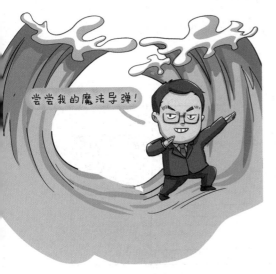

同样极速跟上节奏，跻身进入世界第一梯队逐浪前行的，还有新时代崛起的创新型药企。在生机勃勃的实验室里，一批科学精英也在书写着自己的传奇故事。

原研ADC药物维迪西妥单抗、原研酪氨酸激酶抑制剂吡咯替尼、原研CDK4/6抑制剂达尔西利……都能代表目前人类抗癌武器的高端战力。而后方，是覆盖更多通路与靶点的研发管线上，摩肩接踵等待着临床验证的新药。

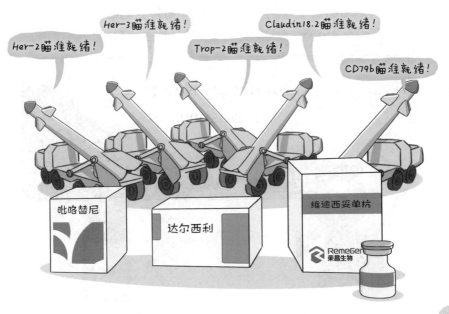

2022年6月6日，在芝加哥召开的美国临床肿瘤学年会中，纽约纪念斯隆-凯瑟琳癌症中心的肿瘤学家沙努·莫迪分享了DESTINY-Breast04临床试验的研究结果。

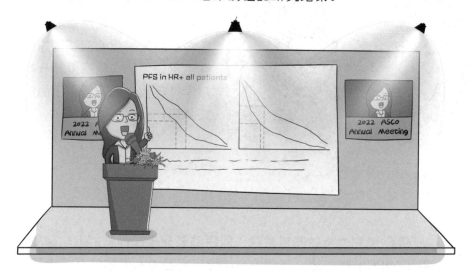

"我们的历史，并非我们的命运"——当莫迪以这个名言作为演讲的开篇时，与会者们已经意识到，在临床试验取名也日益文艺化的当下，这个以"命运"为名的临床试验，试图以DS-8201这个新一代的抗体药物偶联物去粉碎厄运的纠缠。

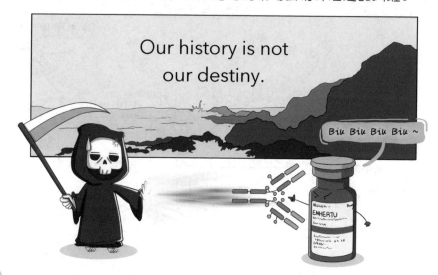

DS-8201，由阿斯利康制药与第一三共制药联合开发与推广，以赫赛汀偶联化疗药物德鲁替康的ADC类药物——类似于T-DM1的结构但更加稳固，并且携带更大量的抗肿瘤成分。

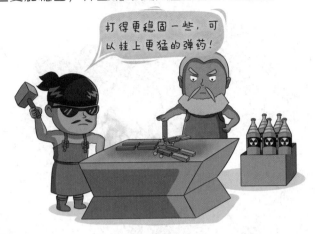

不同于赫赛汀等靶向治疗药物只针对Her-2过表达的乳腺癌才有效，只要存在有Her-2的表达，哪怕是低表达，DS-8201照样可以给予沉重的，甚至是致命的打击。

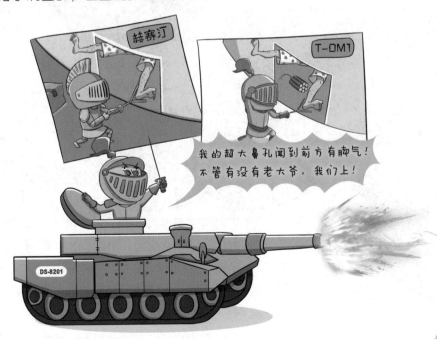

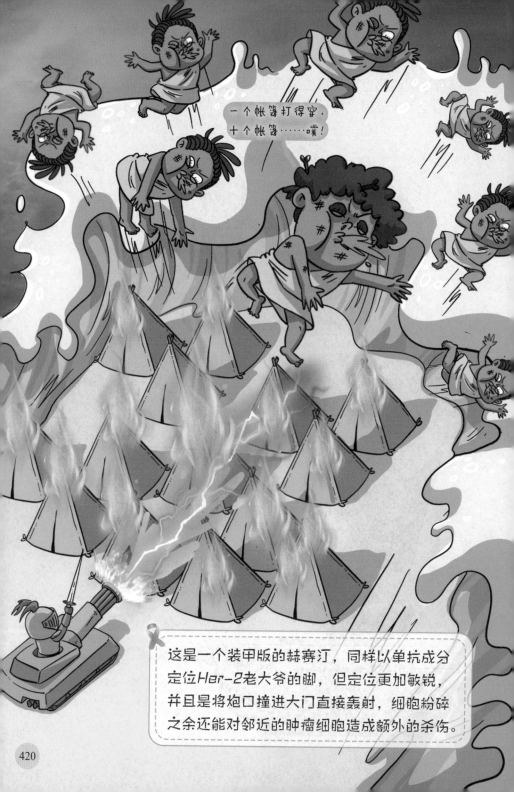

这是一个装甲版的赫赛汀，同样以单抗成分定位Her-2老大爷的脚，但定位更加敏锐，并且是将炮口撞进大门直接轰射，细胞粉碎之余还能对邻近的肿瘤细胞造成额外的杀伤。

在莫迪的分享结束后，大会现场爆发出经久不息的掌声，甚至有参会者主动站起身持续地鼓掌——这种情景在专业领域会议，在以冷静睿智为特征的医者中是极为少见的。辉煌明亮的主题，排山倒海的气势，这是这个时代的序幕，是《命运》进入了第四乐章。

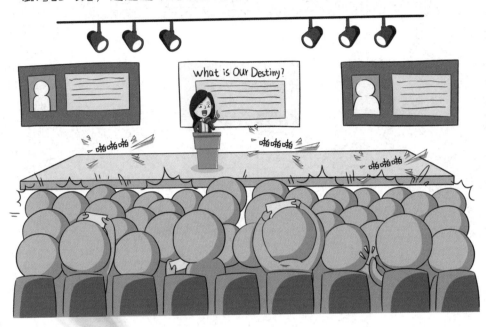

在一阵高过一阵的掌声中，似乎宣泄着长达4 600年来人类抗击乳腺癌过程中各种复杂的情绪与执念，有茫然、有忌惮、有恐惧、有祈祷、有疯狂、有傲慢、有执着、有凛然、有稳重、有振奋……确实，她们的命运，是我们的历史；而我们的历史，并非我们的命运。

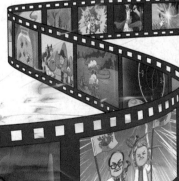

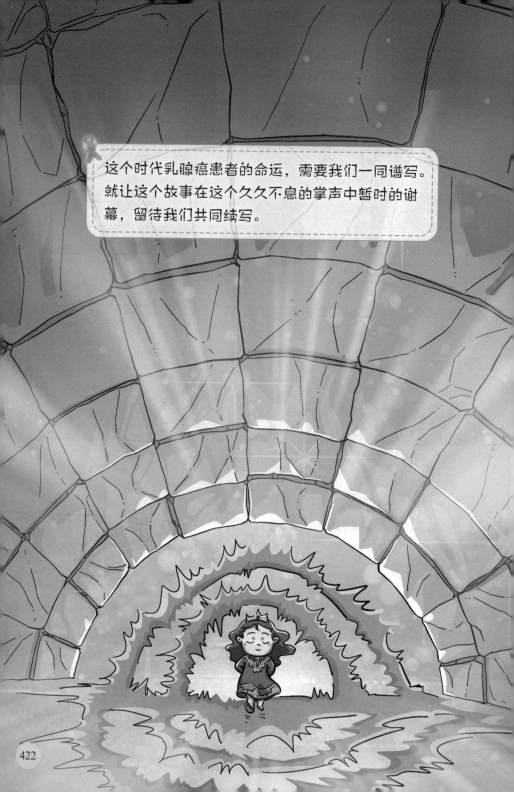

这个时代乳腺癌患者的命运，需要我们一同谱写。就让这个故事在这个久久不息的掌声中暂时的谢幕，留待我们共同续写。

后　记

阿托莎，古波斯帝国皇后——史上第一位留下姓名的乳腺癌患者，其实也隐喻着乳腺癌在所有癌症中的"女王"地位。

作为天天与"女王"打交道的肿瘤外科医生，我们要时刻保持儒雅而谦和，卓然而专业，可靠而可信，甚至是佛道一体天人合一的风姿，但每日周而复始的手术室之外的临床沟通常常将我们脸上自信的微笑磋磨成"尬笑"……

这个时代老老少少大大小小的"女王们"早已不会满足于医生只告诉她们需要做些什么，而是更希望知道为什么要这样，需要在理解的基础上被说服。在医患沟通中我们需要循环往复地解释各种临床问题，例如乳腺增生为什么不需要特别的处理、乳腺筛查为什么需要钼靶联合超声、为什么很多结节可以不用处理、为什么要做穿刺、为什么还可以保乳、为什么乳腺癌需要术后辅助治疗、为什么需要用这个药物……

为了降低"尬笑"的频率，我想到的捷径，是"科普"与"宣教"——乳腺健康科普领域的"三部曲"。

第一部："是什么"。

2017年10月，我出版了第一部科普作品，也是国内首部单病种领域科普漫画作品——《若初，早安！——漫话乳腺健康》。在其中，所有乳腺健康相关的内容都被蜻蜓点水般地梳理了一遍。

第二部："为什么"。

《若初，早安！——漫话乳腺健康》可以作为了解乳腺健康知识的启蒙读物。出版后不久，我就开始筹备《阿托莎的处方笺》，我希望这会是进阶级的科普读物。这部作品的着力点是科学素养，而突破口是医学人文。从这部作品中，我们可以了解到古今中外肿瘤医学发展的大致脉络，了解人类在文明发展的进程中对于乳腺癌本质认知的逐步深入，也包括每一种观念、每一项检查、每一种疗法、每一个药物的前世今生，让读者学会用科学的方法去思考健康问题。

第三部："怎么做"——这是下一步延续创作的方向。

当然，科学发展的轨迹总是盘旋式的，作品中的观点也都基于当下对于肿瘤医学的理解，我也会定期对出版的作品在内容上进行版本更新，确保为读者提供的是最前沿的科普资讯。疏漏之处，可以在我的个人微信公众号中留言，欢迎批评指正。

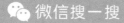

微信搜一搜

若初早安

2022.11.19 @ 上海

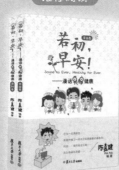

推荐阅读

乳腺健康领域首选科普读物之一

· 2018年 上海市优秀科普图书
· 2019年 新时代健康科普作品图书类优秀奖
· 2020年 上海科普教育创新奖科普成果奖
· 2021年 中国抗癌协会科技奖科普奖
· 2022年 上海市科学技术奖科普奖

致　谢

　　在漫长却紧凑的这几年时间里，有很多需要感谢的人。

　　首先必须是我的太太。在作品创作过程中，为了始终确保高质量，资料的收集整理、文字撰写、漫画草图设计、图文排版，甚至是封面的设计都由我一人完成。即便我尽可能地把这样庞大的工作量挤压在家人全都入睡后的每个深夜，但创作灵感爆发的时间点实在无法掌控……是智慧与美貌并存的太太始终默默扛起时常会一不小心从我肩膀上"丝溜"滑下来的责任。也感谢心灵手巧的太太密集输出的精准投喂，每晚准时出炉的各种花式面包也让我不得不感叹一个人竟然可以将面粉如此这般地揉扁搓圆玩弄于股掌之间。深夜12点之后属于创作时间，我的脑细胞在冲锋陷阵，我的脂肪细胞舒爽地哼哼唧唧。

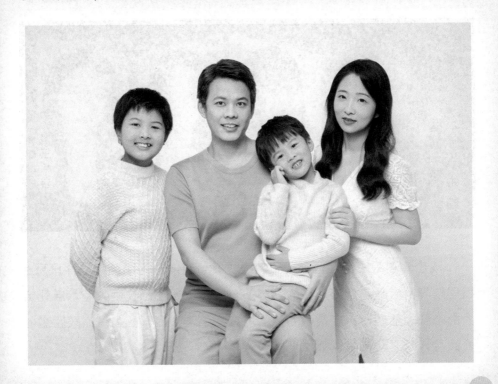

同样必须感谢的是我的大大。作为这部科普作品的第一审稿人，大大发挥的作用远超预期，在审稿过程中对作品散漫奔逸的语法问题作出了诸多建设性的指正与修改。对了，顺便感谢大大的语文老师，我终于理解当初挟"作家"之名指导大大写的作文为什么会被要求重写……

还需要感谢我的小小。尽管作为乐高搭建大师的小小时常以帮忙找零件的方式把我从心如止水的心境中扯回来，但捏一把小小超Q弹的大腿肉肉也总能提供与糖和咖啡因一个等级的动力和满足感。

然后，我需要感谢并且隆重介绍江南大学设计学院数字媒体艺术系朱莉老师以及她的团队。我和朱莉老师在科普内容创作领域的合作已有近7年，朱老师的团队每每都能将我精心绘制却时常被大大嗤之以鼻的漫画手稿化腐朽为神奇，只有努力过的人才会知道天赋是有多重要。

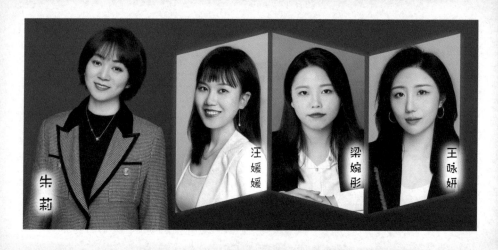

我也需要感谢我的导师吴炅教授把我领进肿瘤医学的殿堂并且悉心指导培养。会随身携带尺子的乳腺外科医生总是比患者更关心术后乳房的形态及生活质量，在儒雅内敛的外表之下偶尔侧漏的霸气以及四溢的人文关怀给了我创作这部作品的灵感。

　　这部作品的顺利完成也仰赖他人的工作成果，尤其需要推荐的是由悉达多·穆克吉教授编撰，并由李虎老师主持翻译的《众病之王——癌症传》，这部著名的医学人文作品为我提供了大量医学历史线索资料，缩短了资料收集的时间，这对于我这样的临床一线外科医生而言着实重要。同样的，也感谢复旦大学图书馆医科馆所提供的完善的文献检索服务。

　　当然还需要感谢在作品创作过程中不断关心着作品进展的亲朋与好友们，尤其是一些患者朋友的关注与支持，让我不自觉有了一份厚重的使命感。

　　作品的顺利出版得到了上海市抗癌协会肿瘤预防与筛查专业委员会、徐汇区科普创新项目，以及上海市健康科普人才能力提升专项的全力支持，在此表示真挚的感谢。除此之外需要声明的是，没有任何个人、社会团体或企业以任何形式参与作品内容的筹备与创作过程中，作品中的叙述、介绍以及观点均基于我的所学所识以及所感所思，不会存在个人或团体利益关系的影响。

2022.11.20 @ 上海

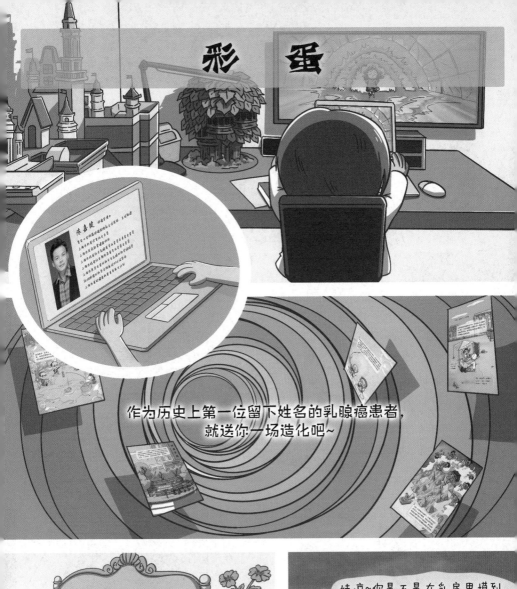

彩　蛋

作为历史上第一位留下姓名的乳腺癌患者，
就送你一场造化吧~

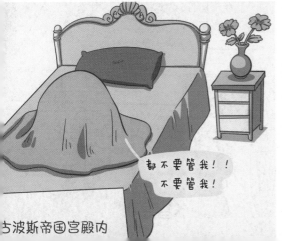

都不要管我！！
不要管我！

古波斯帝国宫殿内

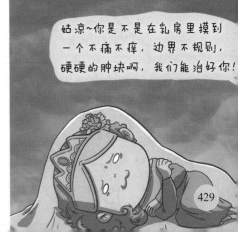

姑凉~你是不是在乳房里摸到
一个不痛不痒，边界不规则，
硬硬的肿块啊，我们能治好你！

429

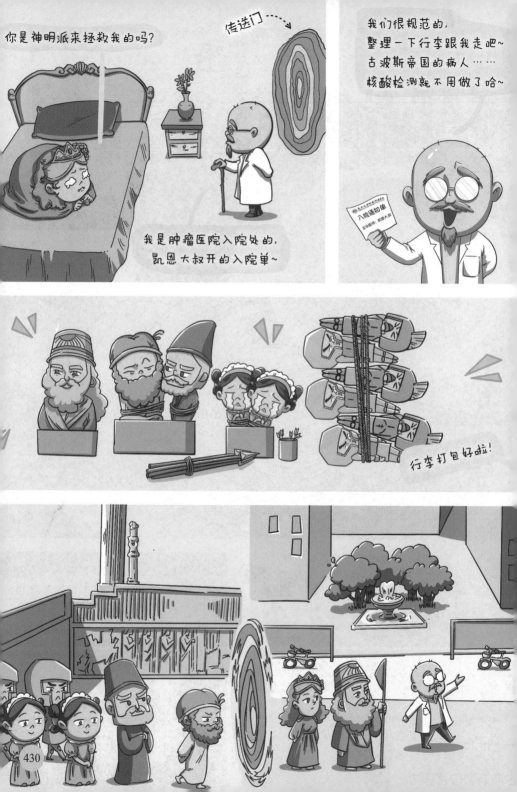

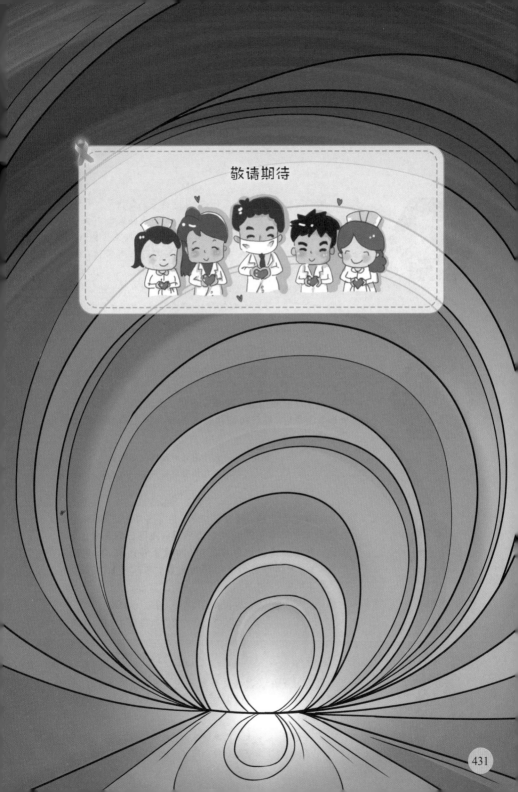

敬请期待

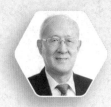

陈医生一如既往地采用诙谐幽默的漫画与精炼简洁的文字相结合的形式来进行医学科普，而这次的视野更宽广，格局更宏大。推荐给每一位乳腺癌患者，这是一本修心指南；也推荐给每一位健康女性，这是一份来自未来的健康处方。

——**沈镇宙** 复旦大学附属肿瘤医院终身教授

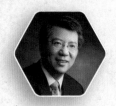

近二三十年来，乳腺癌的治疗理念、方式乃至药物都有了翻天覆地的进展，而这种难以向非专业人士讲解的进展，却被陈医生以这样的方式完美诠释。陈医生是一名优秀的外科医生，奋战在抗癌战役最前线，他所讲述的这个波澜壮阔的故事值得每一位读者细细品味。

——**邵志敏** 复旦大学附属肿瘤医院乳腺外科主任
　　　　复旦大学肿瘤研究所所长、乳腺癌研究所所长

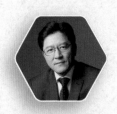

毫无疑问，在医学科普中最为重要的，是对于医学人文的科普，这也是陈医生这部新作所处的境界。尽管作品中的内容多围绕乳腺癌展开，但也是人类发展史中医学进步的缩影，因此读者并不限于女性，建议广大适龄人群，包括中小学生，都可以将这部作品作为医学科学的首选启蒙读物。

——**吴炅** 复旦大学附属肿瘤医院副院长
　　　　中国抗癌协会乳腺癌专业委员会主任委员

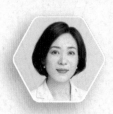

"有时是治愈，经常是帮助，总是去安慰。"作为医生，我们需要帮助患者摆脱疾病的纠缠，找到回归正常生活的道路。在这部漫画科普作品中，陈医生讲述了乳腺癌的前世与今生，可以作为所有乳腺癌患者的必读书目，知己知彼，若初早安！

——**殷咏梅** 江苏省人民医院妇幼分院副院长
　　　　CSCO 患者教育专家委员会候任主任委员

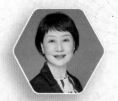

陈医生是我认识的最会画漫画、最会讲故事的乳腺外科医生。每个现代女性都需要了解乳腺癌，陈医生的科普有趣、有料，不容错过。

——**郑莹** 复旦大学附属肿瘤医院肿瘤防治部主任
　　　　上海市抗癌协会癌症预防与筛查专委会主任委员

有趣的图和文带着我们去了解从古至今那些为乳腺健康而作的努力，也会由古及今地激发面对癌症的更多勇气，凝聚战胜困难的更久信心，带来拥抱健康的更大动力。这不正是"两癌筛查"实事项目所需的加持？! 谢谢你，陈医生！

——**王剑璋** 上海市妇女联合会副主席

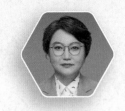

在科学研究中，我们需要始终坚持勇于创新、严谨求实、敢为人先、协同共勇的精神，在医学健康科普领域中其实也一样。陈医生的这部作品找准了医学人文为科普着力点，这是相当明智的，对于提高民众健康素养有着重要的意义。

——**孙斌** 中国女医师协会副会长、上海市女医师协会名誉会长

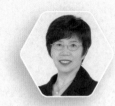

解读乳腺癌发病及其防治的科普读物已经不少，但这部科普漫画仍让人欲罢不能。我从中看到了人类长达4 600年的乳房保卫战中的科学和人性之光，看到了陈医生们的坚持和医学的进步，也明白了护卫乳房就是守护我们人类得以生存繁衍的生命线。

——**江世亮** 上海市科普作家协会副理事长

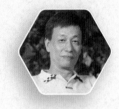

这是陈医生继《若初，早安！》后的第二部科普作品，从医学人文这个崭新的视角围绕着乳腺癌将一个近5 000年的故事娓娓道来。想了解乳腺癌预防、筛查、各种治疗手段的前世与今生，这部作品不容错过。推荐给所有人作为医学启蒙读物。

——**胡歌** 著名青年演员、乳腺癌防治爱心大使

乳腺癌发病率已居全球第一，随着医学技术和治疗手段的更迭，乳腺癌逐渐成为可防可控的"慢病"。这本书用有趣生动的漫画来展现乳腺癌诊疗的演进，让乳腺癌不只是医患关注的话题，也能让大众通俗易懂。希望这本书能成为大家一提到乳腺癌就会第一时间想到的科普书。

——**王磊** 阿斯利康全球执行副总裁、国际业务及中国总裁

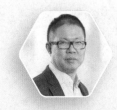
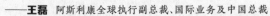

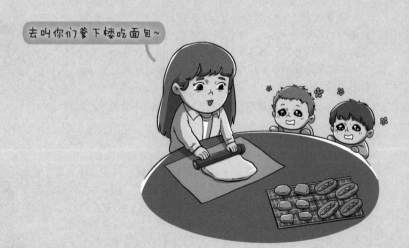

图书在版编目(CIP)数据

阿托莎的处方笺:乳腺癌的历史与命运/陈嘉健编著. —上海:复旦大学出版社,2023.2
ISBN 978-7-309-16457-2

Ⅰ.①阿… Ⅱ.①陈… Ⅲ.①乳腺癌-康复-指南 Ⅳ.①R730.9-62

中国版本图书馆 CIP 数据核字(2022)第 194545 号

阿托莎的处方笺:乳腺癌的历史与命运
陈嘉健 编著
责任编辑/魏 岚 肖 芬

复旦大学出版社有限公司出版发行
上海市国权路 579 号 邮编:200433
网址:fupnet@ fudanpress.com http://www.fudanpress.com
门市零售:86-21-65102580 团体订购:86-21-65104505
出版部电话:86-21-65642845
上海丽佳制版印刷有限公司

开本 890×1240 1/32 印张 14 字数 290 千
2023 年 2 月第 1 版
2023 年 2 月第 1 版第 1 次印刷

ISBN 978-7-309-16457-2/R·1979
定价:98.00 元